	ステム (stem)	読み	出現章	創薬化学での定義	
29	-glitazone	-グリタゾン	10章	チアゾリジオン系PPARγ作動薬	
30	-amivir	-アミビル	11章	ノイラミニダーゼ阻害薬（抗インフルエンザウイルス薬）	ザナミビル、オセルタミビル、ペラミビル、ラニナミビル
31	cef-	セフ-	11章	セファロスポリン系抗生物質	セファゾリン、セファレキシン、セフォチアム、セフロキシム、セフォタキシム、セフメノキシム、セフィキシム、セフジニル、セフメノキシム
32	-cillin	-シリン	11章	ペニシリン系抗生物質	オキサシリン、クロキサシリン、アンピシリン、メチシリン、アズロシリン、ピペラシリン、バカンピシリン、レナンピシリン、アモキシシリン
33	-navir	-ナビル	11章	HIVプロテアーゼ阻害薬	サキナビル、インジナビル、リトナビル、ネルフィナビル、チプラナビル、ダルナビル、ロピナビル、ホスアンプレナビル、アタザナビル
34	-oxacin/ -floxacin	-オキサシン/ -フロキサシン	11章	ナリジクス酸系抗菌薬	シノキサシン、ノルフロキサシン、オフロキサシン、シプロフロキサシン、レボフロキサシン、スパルフロキサシン
35	sulf-	スルフ-	11章	スルファミド系抗菌薬	スルファジアジン、スルファメトキサゾール、スルフィソキサゾール
36	-vir	-ビル	11章	抗ウイルス薬に使われる共通のステム	アシクロビル、ザナミビル、オセルタミビル、ネルフィナビル、リトナビル
37	-mycin	-マイシン	11章, 12章	*Streptomyces*属の細菌が産生する抗生物質	ブレオマイシン、マイトマイシン、クリンダマイシン、エリスロマイシン、ホスホマイシン、ジョサマイシン、ストレプトマイシン、バンコマイシン
38	-abine/ -arabine/ -citabine	-アビン/ -アラビン/ -シタビン	12章	アラビノフラノース型またはシタラビン・アザシチジン型抗腫瘍薬（抗ウイルス薬）	フダラビン、ネララビン、シタラビン、ゲムシタビン、カペシタビン、エノシタビン
39	-platin	-プラチン	12章	抗腫瘍性白金製剤	シスプラチン、カルボプラチン、ネダプラチン、オキサリプラチン、ミリプラチン
40	-rubicin	-ルビシン	12章	ダウノルビシン系抗悪性腫瘍抗生物質	ドキソルビシン、ダウノルビシン
41	-tinib	-チニブ	12章	チロシンキナーゼ阻害薬（分子標的薬／抗がん薬）	イマチニブ、ダサチニブ、ニロチニブ、ゲフィチニブ、エルロチニブ、ラパチニブ、スニチニブ、クリゾチニブ
42	-mustin	-ムスチン	12章	β-クロロエチルアミノ系抗悪性腫瘍薬	ニムスチン、ラムスチン、エストラムスチン
43	-mab	-マブ	12章, 13章	モノクローナル抗体	トラスツズマブ、セツキシマブ、ベバシズマブ、リツキシマブ、イブリツモマブ、モガムリズマブ、インフリキシマブ、アダリムマブ、トシリズマブ
44	-trexate	-トレキサート	12章, 13章	葉酸誘導体	メトトレキサート
45	-imod	-イモド	13章	免疫調整薬	フィンゴリモド、イミキモド、イグラチモド
46	-rolimus	-ロリムス	13章	ラパマイシン系免疫抑制薬	タクロリムス、エベロリムス、テムシロリムス
47	(-)dopa(-)	(-)ドパ(-)	14章	ドパミン受容体作動薬またはドパミン誘導体	ドパミン、レボドパ、メチルドパ
48	-peridone	-ペリドン	14章	リスペリドン系抗精神病薬	リスペリドン、ドンペリドン
49	-pin/-pine	-ピン	14章	三環系抗うつ薬	クロザピン、オランザピン、クエチアピン
50	-stigmine	-スチグミン	14章	アセチルコリンエステラーゼ阻害薬	リバスチグミン、ネオスチグミン
51	(-)barb(-)	(-)バルブ(-)		バルビツール酸類似構造をもつ睡眠薬	フェノバルビタール、ペントバルビタール、アモバルビタール、バルビタール
52	-astine	-アスチン		抗ヒスタミン薬	クレマスチン、アゼラスチン、エバスチン
53	-azoline	-アゾリン		アンタゾリン系抗ヒスタミン薬または局所血管収縮薬	ナファゾリン、オキシメタゾリン、トラマゾリン
54	-azolam	-アゾラム		ジアゼパム類似構造をもつ催眠鎮静薬	トリアゾラム、エスタゾラム、ハロキサゾラム、オキサゾラム、クロキサゾラム、アルプラゾラム、フルタゾラム
55	-conazole	-コナゾール		ミコナゾール系抗真菌薬	ミコナゾール、フルコナゾール、ケトコナゾール
56	-dipine	-ジピン		ニフェジピン系カルシウム拮抗薬	ニフェジピン、ニソルジピン、ニトレンジピン
57	-caine	-カイン		局所麻酔薬	プロカイン、リドカイン、ジブカイン、メピバカイン、オキシブプロカイン、テトラカイン
58	-calci-	-カルシ-		ビタミンD誘導体／類縁体	コレカルシフェロール、エルゴカルシフェロール、アルファカルシドール
59	-prost(-)	-プロスト(-)		プロスタグランジン誘導体	アルプロスタジル、ジノプロスト、リマプロスト

ベーシック
創薬化学

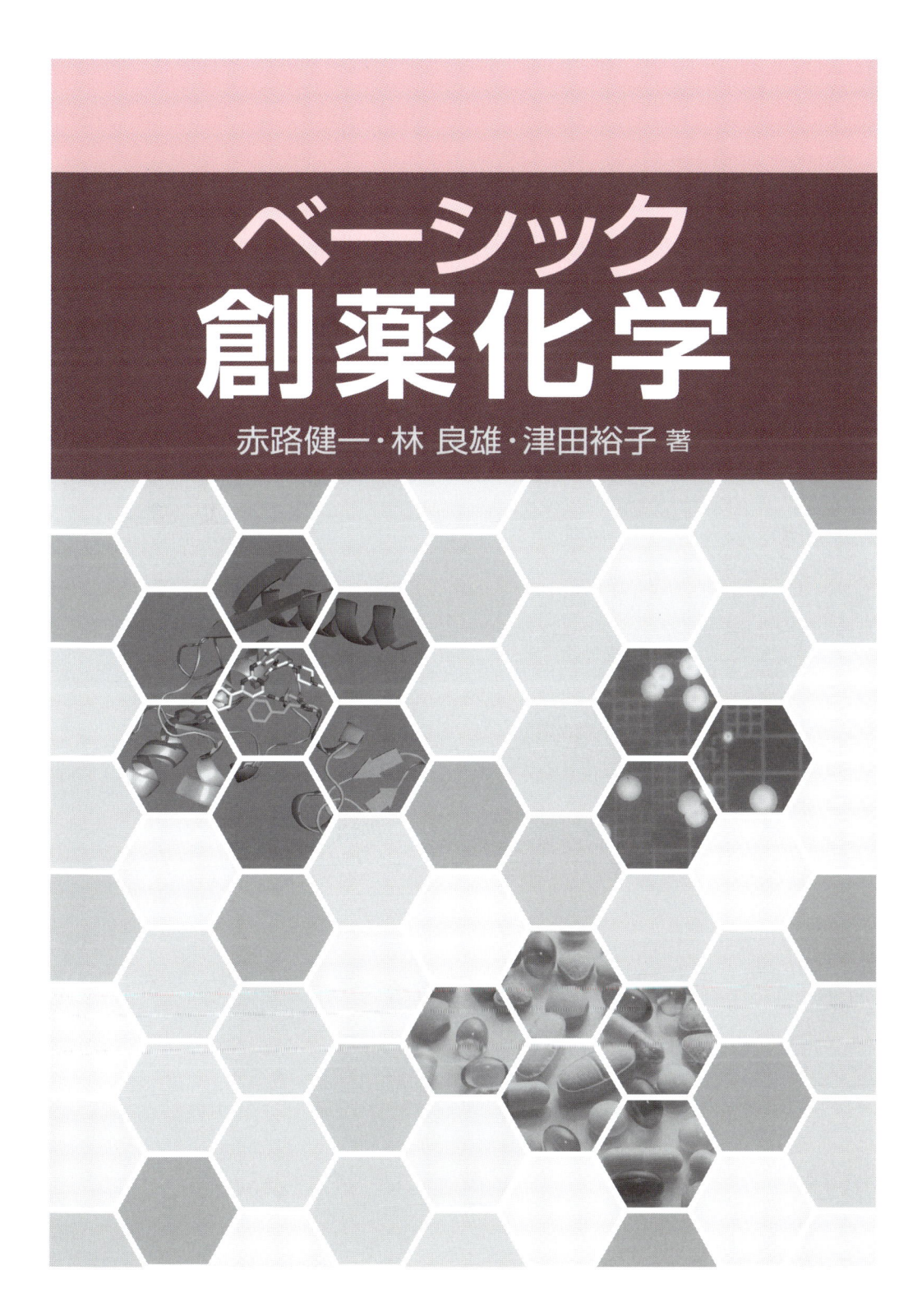

赤路健一・林 良雄・津田裕子 著

化学同人

はじめに

　多くの薬は，数千年にわたる長い時間をかけた偶然の発見をもとに，自然界から見つけられてきた有機化合物であった．抗生物質の発見などを契機とする新しい創薬研究の歴史がはじまったのは，20世紀の半ば以降である．20世紀以降の物理学，化学，生物学，医学の飛躍的な進展に伴い，ようやく論理的に薬を設計できるようになった．薬の作用標的となるタンパク質や核酸との相互作用を原子のレベルで解析できるようになり，合理的な構造変換が可能になってきたためである．それでも，それまでにない新しい構造をもった薬の開発には「偶然」が大きな契機となることも多い．しかし，その「偶然」を「必然」に変えるためには，化合物を構造のレベルで理解し，相互作用を解析することがきわめて重要である．

　本書では，化合物の構造とその標的との相互作用の推測と検証にもとづいて行われた薬の開発過程を描写することを目的とした．このため，疾患に対する医薬品の網羅的記述よりも，いくつかの疾患の治療薬開発を例にとって，薬とその標的生体分子との相互作用を考慮しつつ進められた構造変換の過程を説明している．さらに，実際に解析されたタンパク質の構造や薬との複合体構造の解析をできるだけ取り入れるように努めた．有機化合物である薬が，生体成分を化合物として認識し，相互作用しているイメージを膨らませてもらいたい．本書を通して，薬が生みだされてきた過程を知り，疾患に対する薬の開発に興味をもっていただければと思う．ただ，半期の講義用テキストという制限もあり，めでたく開発が成功した最終化合物の合成法や薬理評価については，ほとんど触れる余裕がなかった．ぜひそれぞれの専門書に読み進んでいただければと思う．

　執筆は，第1章-5章，第7, 8, 10, 11章を赤路が，第6, 12, 13章を林が，第9章，第14章を津田が担当した．また，本書のタンパク質構造の表記については，京都府立医科大学の照屋健太准教授にたいへんご助力いただいた．深く感謝申し上げる．

　本書の出版は，化学同人の椿井文子氏の熱心なご尽力がなければ実現しなかった．心より感謝申し上げる．

2014年3月

赤路　健一
林　　良雄
津田　裕子

CONTENTS

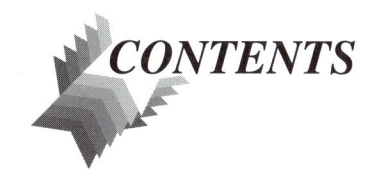

PART I　医薬品開発の概要

第1章　医薬品開発のしくみ　3

- 1.1　薬の発見と開発 …………………… 3
- 1.2　創薬研究と医薬品開発 …………… 5
  - 1.2.1　テーマ設定　6
  - 1.2.2　薬の体内での動きと作用部位　7
  - 1.2.3　探索研究　9
- 1.2.4　非臨床試験　10
- 1.2.5　臨床試験　12
- 1.2.6　市販後調査　13
- 1.2.7　薬　害　14

COLUMN　ブロックバスター　8／特許とジェネリック医薬品　13

第2章　医薬品の標的となる生体分子　17

- 2.1　核　酸 ……………………………… 17
- 2.2　タンパク質 ………………………… 18
  - 2.2.1　酵素　18
- 2.2.2　受容体　23
- 2.2.3　膜貫通タンパク質（膜輸送体）　28

COLUMN　SPring-8　30

第3章　医薬品の構造　31

- 3.1　ファーマコフィア ………………… 31
- 3.2　医薬品の立体化学 ………………… 33
- 3.3　生物学的等価性 …………………… 34
  - 3.3.1　化学的等価性　34
- 3.3.2　医薬品における等価置換の例　35
- 3.4　構造活性相関 ……………………… 36
- 3.5　リピンスキ則 ……………………… 38

COLUMN　医薬品の名称　37

第4章　ゲノム創薬とバイオ医薬品　39

- 4.1　ゲノム創薬 ………………………… 39
  - 4.1.1　ゲノム創薬　39
- 4.1.2　疾患関連遺伝子　40
- 4.2　バイオ医薬品 ……………………… 41

COLUMN　遺伝子治療　42

PART II 医薬品開発の実際

第5章 交感神経作動薬　45

- 5.1 交感神経受容体とそのリガンド‥45
- 5.2 βブロッカー（β_1遮断薬）‥‥‥‥47
  - 5.2.1 虚血性心疾患　47
  - 5.2.2 βブロッカー（β_1遮断薬）の開発　47
- 5.2.3 リガンド結合によるβ_1アドレナリン受容体の構造変化　50
- 5.3 β_2受容体作動薬‥‥‥‥‥‥‥52
  - 5.3.1 β_2受容体と気管支喘息　52
  - 5.3.2 β_2受容体選択的刺激薬　52

COLUMN 喘息とアレルギー　51

第6章 抗炎症薬　55

- 6.1 気管支喘息‥‥‥‥‥‥‥‥‥55
- 6.2 オータコイド関連抗炎症薬‥‥‥56
  - 6.2.1 トロンボキサンA_2の作用を抑制する薬　57
  - 6.2.2 ロイコトリエン受容体拮抗薬　59
- 6.3 ステロイド性抗炎症薬‥‥‥‥‥61
  - 6.3.1 経口ステロイド剤に関する構造活性相関研究　62
  - 6.3.2 外用（経皮）抗炎症薬の開発　63
  - 6.3.3 ステロイド性吸入喘息薬の開発　65
- 6.4 非ステロイド性抗炎症薬‥‥‥‥66
  - 6.4.1 酸性抗炎症薬　66
  - 6.4.2 コキシブ系抗炎症薬　69

COLUMN ピリン系と非ピリン系解熱鎮痛薬　69

第7章 抗潰瘍薬　71

- 7.1 潰瘍‥‥‥‥‥‥‥‥‥‥‥‥71
- 7.2 H_2受容体拮抗薬シメチジンの開発‥‥‥‥‥‥‥‥‥‥‥‥‥‥72
  - 7.2.1 最初のH_2受容体拮抗薬――ブリマミド　72
  - 7.2.2 シメチジンの開発　74
  - 7.2.3 シメチジンに続くH_2受容体拮抗薬　76
- 7.3 プロトンポンプ阻害薬オメプラゾールの開発‥‥‥‥‥‥‥‥‥78
  - 7.3.1 オメプラゾールの開発　78
  - 7.3.2 H^+/K^+-ATPアーゼプロトンポンプ　79
  - 7.3.3 PPIの作用機序　80
  - 7.3.4 オメプラゾールに続くPPI　81

COLUMN 家庭の常備薬「タカジアスターゼ」　82

第8章 降圧薬　83

- 8.1 高血圧 ………………………………… 83
  - 8.1.1 高血圧と降圧薬　83
  - 8.1.2 レニン-アンジオテンシン-アルドステロン系　84
- 8.2 ACE阻害薬 …………………………… 85
  - 8.2.1 カプトプリルとエナラプリルの開発　85
  - 8.2.2 カプトプリルに続く阻害薬──テモカプリルの開発　89
  - 8.2.3 ACEとの相互作用解析　90
- 8.3 アンジオテンシンⅡ受容体拮抗薬 ……………………………………… 92
  - 8.3.1 ロサルタンの開発　92
  - 8.3.2 ロサルタンに続くARB　94
- 8.4 直接的レニン阻害薬アリスキレンの開発 ……………………………… 95

COLUMN 日本人と脳卒中　98

第9章 高脂血症治療薬　99

- 9.1 脂質異常症 …………………………… 99
- 9.2 コレステロール産生のメカニズムとその阻害 ………………………… 101
- 9.3 スタチン系薬剤以外の抗高脂血症治療薬 ……………………………… 102
- 9.4 HMG-CoA還元酵素阻害薬の開発 …………………………………… 102
  - 9.4.1 コレステロール生合成経路とHMG-CoA還元酵素阻害薬　102
  - 9.4.2 プラバスタチンとロバスタチン，シンバスタチンの開発　103
  - 9.4.3 HMG-CoA還元酵素の構造と基質認識機構　105
  - 9.4.4 プラバスタチンとシンバスタチンに続くHMG-CoA還元酵素阻害薬と酵素結合様式　106

第10章 糖尿病治療薬　109

- 10.1 抗糖尿病薬 …………………………… 109
  - 10.1.1 糖尿病　109
  - 10.1.2 インスリン分泌低下および抵抗性の改善薬　111
- 10.2 インクレチン関連薬 ……………… 113
  - 10.2.1 GLP-1受容体作動薬　114
  - 10.2.2 ジペプチジルペプチダーゼ-4阻害薬　115

COLUMN 糖尿病の診断　110／αグリコシダーゼ阻害薬と糖質制限ダイエット　120

第11章 感染症治療薬　121

- 11.1 感染症と薬 …………………………… 121
- 11.2 抗菌薬 ………………………………… 121
  - 11.2.1 細菌感染症治療薬開発のはじまり──サルバルサンからサルファ剤へ　122
  - 11.2.2 βラクタム系抗生物質　123
  - 11.2.3 キノロンとニューキノロン　132
- 11.3 抗ウイルス薬 ……………………… 133
  - 11.3.1 抗インフルエンザ薬　134
  - 11.3.2 抗エイズ薬　137

COLUMN 感染症の分類　138

第12章 抗がん剤　141

- 12.1 がんと抗がん剤 ………………… 141
- 12.2 抗がん化学療法剤 ……………… 142
  - 12.2.1 アルキル化剤　142
  - 12.2.2 白金製剤　143
  - 12.2.3 代謝拮抗薬　145
  - 12.2.4 トポイソメラーゼ阻害薬　147
  - 12.2.5 微小管阻害薬　150
  - 12.2.6 抗腫瘍性抗生物質　152
- 12.3 分子標的薬 ……………………… 152
  - 12.3.1 シグナル伝達とキナーゼ阻害薬　153
  - 12.3.2 抗体医薬を利用した抗がん剤　158

COLUMN ホルモン療法薬　159

第13章 免疫系に作用する薬剤　163

- 13.1 免疫と免疫抑制薬 ……………… 163
- 13.2 カルシニューリン阻害薬 ……… 164
- 13.3 抗体医薬 ………………………… 165
  - 13.3.1 抗体の構造と抗体医薬品　166
  - 13.3.2 免疫系を標的とする抗体医薬品　167
- 13.4 スフィンゴシン 1-リン酸受容体調節薬 ……………………………… 169
- 13.5 非特異的免疫抑制薬 …………… 171

COLUMN 抗体医薬品の名称　168

第14章 中枢系に作用する薬剤　175

- 14.1 認知症治療薬 …………………… 175
  - 14.1.1 アルツハイマー病とコリン作動神経　175
  - 14.1.2 アセチルコリン系神経賦活薬　177
  - 14.1.3 グルタミン酸受容体を標的とした治療薬　179
- 14.2 統合失調症治療薬 ……………… 180
  - 14.2.1 クロルプロマジンの発見と展開　181
  - 14.2.2 ハロペリドールの発見　182
  - 14.2.3 定型抗精神病薬　183
  - 14.2.4 神経伝達機序にもとづく新たな抗精神病薬の開発　184

COLUMN 期待されるアルツハイマー病治療薬　180

索　引　187

PART I 医薬品開発の概要

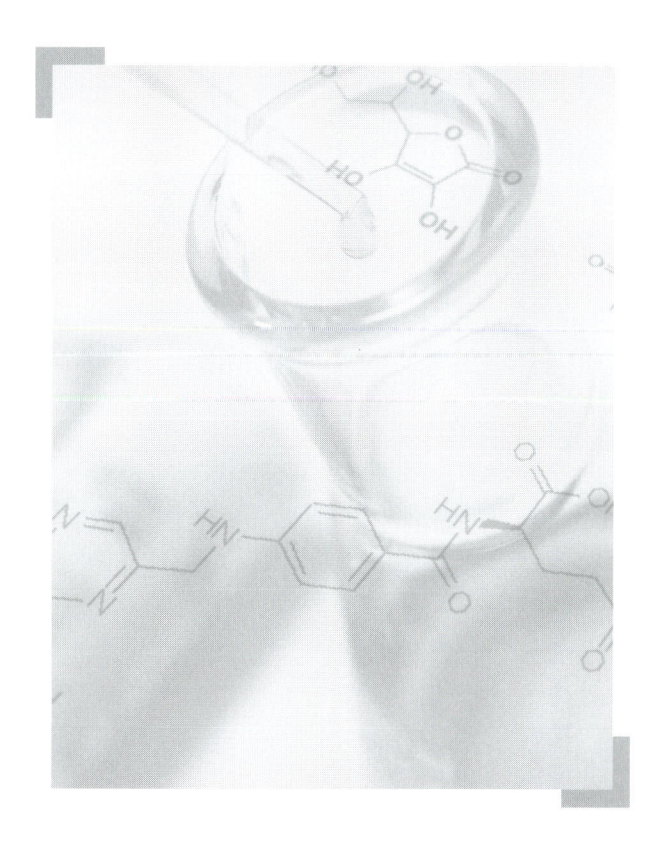

第1章 医薬品開発のしくみ

1.1 薬の発見と開発

　紀元前の昔から，病気の予防と治療には洋の東西を問わず，天然物(おもに薬草)が使われてきた．その長い経験をもとに，帝政ローマではディオスコリデスによってマテリア・メディカ*が著され，中国では紀元2～6世紀にかけ神農本草経*が集大成された．大航海時代になると，世界各地の薬草がヨーロッパにもち込まれるようになった．産業革命によって，これら薬草の有効成分を抽出する技術開発が可能となるとともに，19世紀における有機化学の進歩がさまざまな化合物の単離を可能にした．その結果，薬理作用が知られていた植物から，多くの植物塩基成分(アルカロイド)が単離されるようになった(表1-1および図1-1)．また，19世紀における染色産業をはじめとする化学工業の発展とともに製薬産業も興り始め，19世紀も終わりに近い1899年には，アスピリンが最初の合成医薬品としてバイエル社から発売された．

　20世紀になると有機化学や生化学といった学問が飛躍的に発展し，多くの画期的な新薬が開発されるようになった．20世紀前半における最も重大

マテリア・メディカ
日本語では「薬物誌」．600ほどの植物についての記述がある．皇帝ネロの時代にディオスコリデスが書いて以来，途絶えることなく流布しイスラム圏の薬草を含めた改訂版も作成された．

神農本草経
後漢から三国のころに成立した中国の本草書．365種の薬物を上品・中品・下品の三品に分類した．上品は基本的に無毒の養命薬，中品は毒にも薬にもなり，下品は基本的に毒で長期服用が不可能としている．

● 表1-1　代表的アルカロイドの作用

アルカロイド	起源	作用
モルヒネ	アヘン	鎮痛(オピオイド)
エメチン	吐根	催吐
キニーネ	キナ	抗マラリア
カフェイン	コーヒー	覚醒・利尿
コルヒチン	イヌサフラン	抗痛風
コニイン	ドクニンジン	神経毒
アトロピン	ベラドンナ	抗コリン作用
コデイン	アヘン	鎮痛・鎮咳(オピオイド)
パパベリン	アヘン	平滑筋弛緩

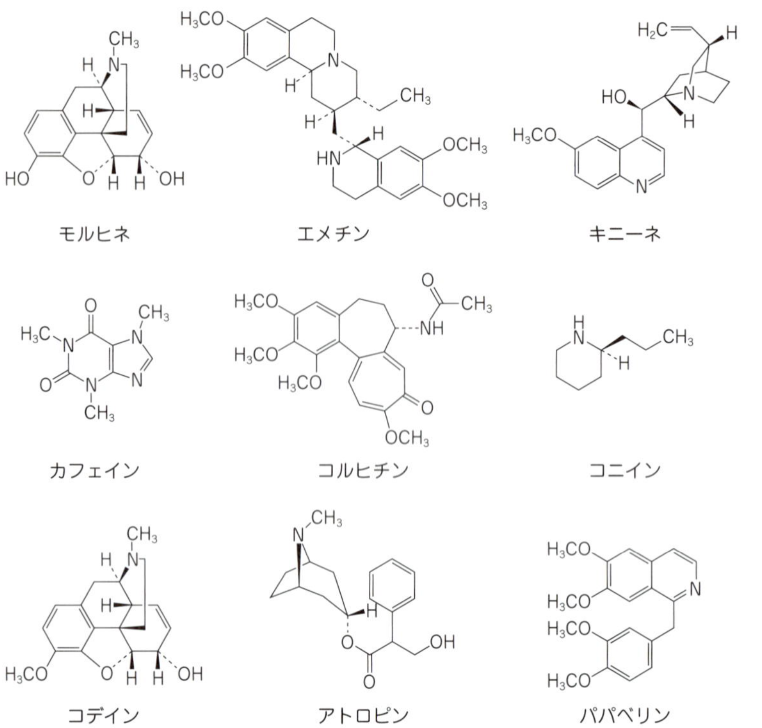

モルヒネ　　　エメチン　　　キニーネ

カフェイン　　コルヒチン　　コニイン

コデイン　　　アトロピン　　パパベリン

● 図 1-1　代表的なアルカロイドの構造

ジェームス・ワイト・ブラック
(1924〜2010年)
スコットランドの薬理学者．イギリス ICI（現アストラゼネカ）でアドレナリン β 受容体遮断薬プロプラノロールを発明．その後イギリスのスミスクライン＆フレンチラボラトリーズで初のヒスタミン H_2 受容体遮断薬シメチジンの開発に成功した．1988年ノーベル生理学・医学賞受賞．

な疾病であった細菌感染症は，1930年代のスルホンアミドの登場と続く抗生物質の発見および合成抗菌薬の開発によって治療可能となり，感染症による死亡率は劇的に減少した（第11章）．20世紀初頭に提唱された薬物の受け皿としての受容体概念を拠り所に，ジェームス・ワイト・ブラック*らはアドレナリン β 受容体遮断薬（プロプラノロール）を発明した（第5章）．さらに引き続いて，イギリスの製薬企業（スミスクライン＆フレンチラボラトリーズ）で初のヒスタミン H_2 受容体遮断薬（シメチジン）の開発にも成功した（第7章）．シメチジンは，それまで外科的治療の対象であった消化器潰瘍を外来でも可能な薬物治療に切り替えさせた画期的な薬物であり，薬物の標的分子を想定・特定し，それに選択的な低分子阻害薬を開発するという新しい創薬研究を象徴する薬物となった．

20世紀後半には，酵素の分子構造とその作用機序が原子レベルで解明されるようになり，疾患にかかわる酵素の阻害薬を治療薬として論理的に設計・評価できるようになった．この手法は，降圧薬（第8章）や糖尿病治療薬（第9章），抗ウイルス薬（第11章）などの新薬開発に大きく寄与し，画期的抗がん剤として開発が進められている低分子型分子標的薬の創製（第12章）にも必要不可欠な研究手法となっている．一方，20世紀後半から現在に至る分子生物学の進歩，とくに遺伝子組換え技術や細胞融合，トランスジェ

ニックマウスの開発などは新しい生物製剤や分子標的薬の開発の基盤となり，抗がん作用や抗リウマチ作用を示す抗体医薬（第13章）などの開発に大きく寄与している．

本書ではこのような歴史的背景を踏まえ，20世紀以降の薬物開発がどのように進められてきたか，とくに薬の種（シーズ）となる化合物がどのように開発されてきたかについて概説する．

1.2　創薬研究と医薬品開発（創薬の流れ）

現在行われている薬の研究開発過程は，新薬の候補化合物発見を目標とする創薬研究と，薬としての用途を開発する医薬品開発研究，の二つに大きく分けられる．新薬の市場投入（上市）までに行われるのが，探索研究，非臨床開発研究，臨床研究の3段階で，開発薬の国への申請が認められ販売が開始された後に行われるのが市販後調査[*]である（図1-2）．探索研究は開発候補化合物となる有望な生理活性化合物を見つけだすもので，メディシナルケミストリーあるいは医薬品化学とよばれる研究はおもにこの段階を対象とする．非臨床開発および臨床研究は，新薬候補化合物が開発目的の薬理作用を示しヒトの治療薬として使えるかどうかを検証する．

探索研究開始から新薬の上市までには通常10〜15年の期間が必要とされ，おびただしい数の化合物が合成・評価される．医薬品開発の成功確率は約10,000分の1といわれており，医薬品開発に必要な経費も数百億円にのぼる．すでに有効な薬がある疾患の後続薬にはより高い有効性や安全性が求められるため，臨床試験が大規模化し多額の開発費が必要になる．また，後述する薬害問題などを教訓として薬の安全性に対する審査が厳格化されたこともあり，新薬の開発には以前にもまして長い年月と多額の費用が必要になりつつある．このため，画期的新薬を少しでも早く効率的に開発できる新しい創薬手法がつねに開発されており，**iPS細胞**[*]（人工多能性幹細胞，induced pluripotent stem cells）などを利用する新しい研究手法の応用なども検討されている．この節では，新薬開発の流れの概略について順を追って説明する．

市販後調査
医師，薬剤師，製薬企業，患者らがそれぞれの立場から薬をより使いやすく安全性の高いものにする（育薬）ための基盤となる調査（p.13参照）．

iPS細胞
体細胞へ数種類の遺伝子を導入することで多様な細胞に分化できる分化万能性と自己複製能をもたせた細胞．2006年に京都大学・山中伸弥教授の研究グループがマウス線維芽細胞から作製した．拒絶反応のない移植用組織や臓器の作製が可能になると期待されている．山中教授は2012年のノーベル生理学・医学賞を受賞．

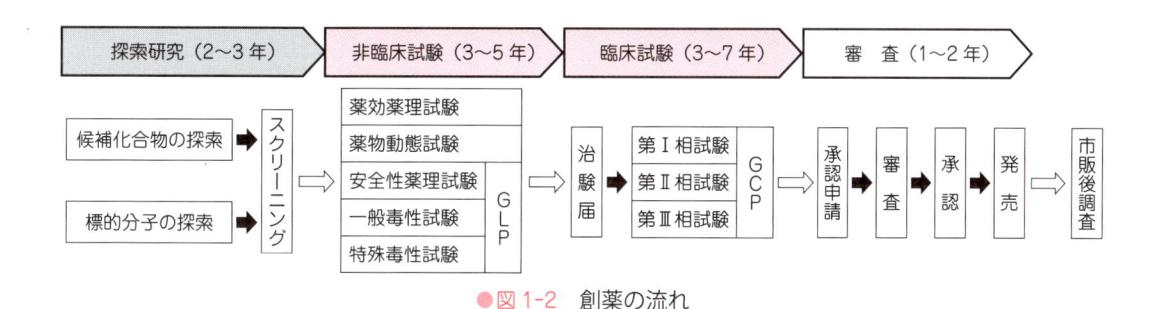

●図1-2　創薬の流れ

1.2.1 テーマの設定

医薬品の開発にあたっては，まずどのような疾患を対象とする医薬品を開発するかを決めなければならない．医療ニーズ（患者数，既存薬の有無，医療現場の要請など）を知り，そのニーズと開発企業の強み（競争力）のマッチングにもとづいてテーマ設定が行われる．その際，ヒューマンサイエンス振興財団が日本の医師を対象に実施した病気治療の満足度と薬物治療の貢献度に関するアンケート調査などが一つの参考となる（図1-3）．図1-3は，縦軸

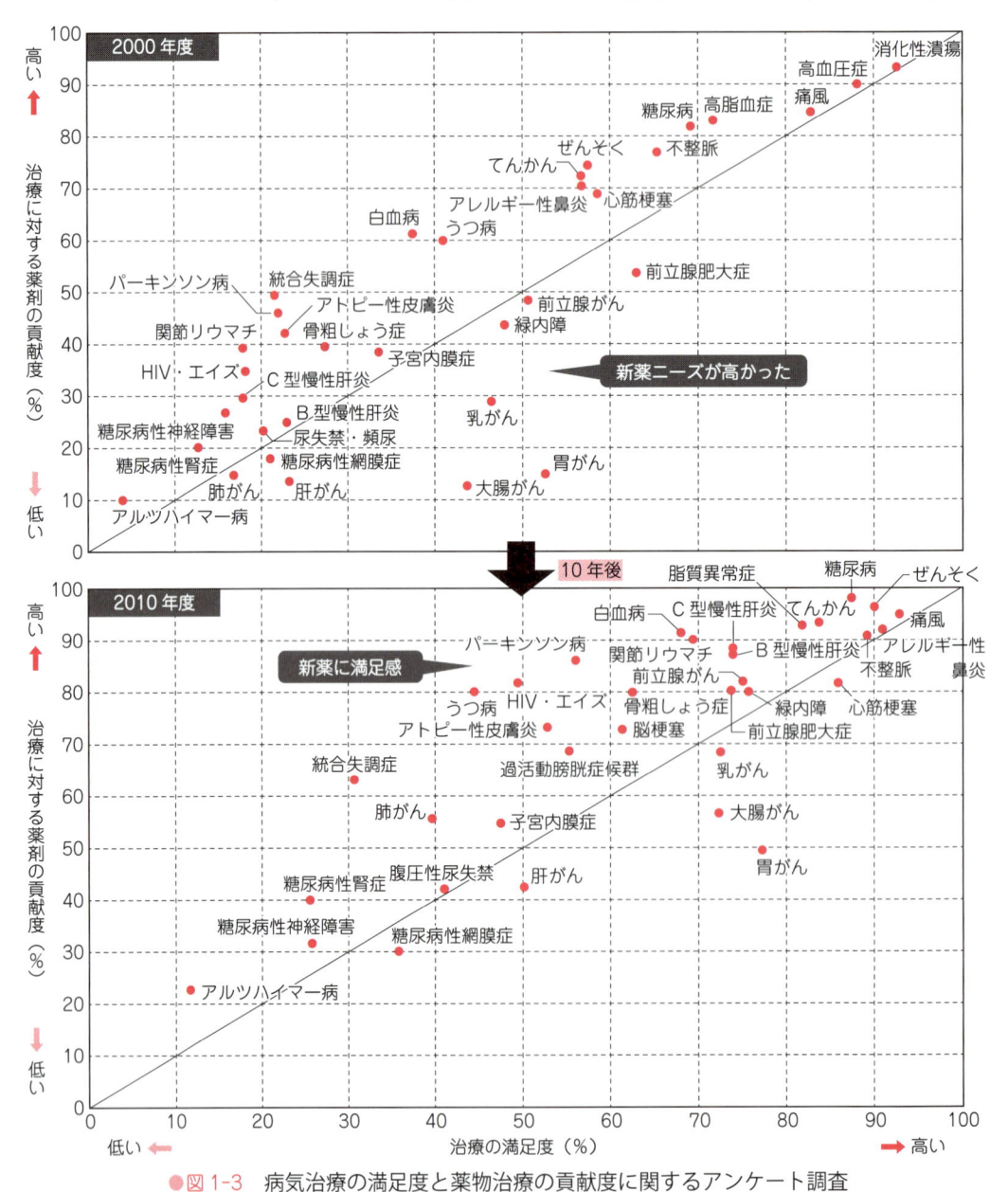

● 図1-3　病気治療の満足度と薬物治療の貢献度に関するアンケート調査

ヒューマンサイエンス財団発行の『国内基盤技術調査報告書』を元にした，週刊ダイヤモンド2012年4月28日・5月5日合併特大号「クスリ激変！最新薬でここまで治る」，p.31より引用．

を薬剤の貢献度，横軸を治療の満足度として対象疾患について得られたアンケート結果をプロットしたものである．このグラフの右上にある疾患ほど，薬剤貢献度と医療満足度が高いことを示している．2000 年のデータを見てみると，高血圧症(第 8 章)や高脂血症(第 9 章)などの生活習慣病や消化性潰瘍(第 7 章)，喘息(第 5 章，第 6 章)などの疾患に対する薬物治療貢献度は高く，治療満足度も高かった．多くの製薬企業がこれら生活習慣病関連疾患を重点疾患領域として精力的に新薬開発に取り組んだ結果であり，本書の各論ではその開発過程を概説する．一方で，多くのがんや関節リウマチ，糖尿病の三大合併症(腎症，網膜症，神経障害)，認知症やエイズなどの疾患領域は，医薬品の貢献度が低く，治療満足度も低い分野として残されていた．

　図 1-3 の左下の領域に集まるこのような疾患に対する新薬開発の高いニーズは，unmet medical need(未充足の医療ニーズ)とよばれる(コラム：ブロックバスター)．2000 年度の調査では，この領域に含まれていたいくつかのがんや関節リウマチ，エイズなどは，10 年後の 2010 年には薬物治療に対する高い満足度が得られるようになり，右上の領域に移動した．エイズの原因ウイルス HIV-1 の増殖に必須となる酵素プロテアーゼの阻害薬開発(第 11 章)，抗炎症作用を示す生物製剤(第 6 章)やがん特異的分子標的薬(第 12 章)の開発により治療法が大きく変化したためである．糖尿病に対しても新しい作用機序にもとづくプロテアーゼ阻害薬が開発され医薬品貢献度向上に大きく寄与した(第 10 章)が，残念ながら糖尿病合併症は依然として左下の領域にとどまっている．また，もっとも治療貢献度が低く治療満足度の低い疾患として，アルツハイマー病が残されている(第 14 章)．

1.2.2　薬の体内での動きと作用部位

　薬が作用するためには，薬物が作用部位に到達し標的分子と相互作用することによって生体応答を引き起こし，作用発現が終わればすみやかに消失することが必要である．標的分子との相互作用を可能にする化合物の構造設計をメディシナルケミストリーが担当し，薬物の**吸収**(absorption)・**分布**(distribution)・**代謝**(metabolism)・**排泄**(excretion)*については医薬品開発の非臨床試験段階で検討される(図 1-2)．ここでは，経口投与された薬物の投与から排泄までのあらましを述べる(図 1-4)．

　経口投与された薬剤は消化器中で崩壊し，放出・溶解された薬物はおもに小腸上部から吸収される．腸管内での各種酵素の作用による分解反応を免れた薬物が腸管を通過し，循環血流に乗って体内をめぐる．この過程で薬物は，肝臓その他の臓器におけるシトクロム P450 酵素などによる酸化(ヒドロキシ基の導入や脱アルキル化など)，エステルやアミドなどの加水分解，グルクロン酸やグルタチオンなどとの抱合反応を受ける．これらの代謝反応で生成する修飾体は元の未変化体よりも水溶性が高く，排泄されやすくな

ADME
吸収(absorption)・分布(distribution)・代謝(metabolism)・排泄(excretion)をまとめて ADME と表現されることがある．また，毒性(toxicity)を加えて ADMET といわれることもある．

COLUMN ブロックバスター

世界中で問題となっている生活習慣病やそれまで unmet medical need であった疾患に対する効果的な新薬が開発されると，多くの患者に使われる大型医薬品になる．年間売上高が10億ドル（1000億円）以上になるこのような医薬品はブロックバスターとよばれる．一例として，アメリカにおける2013年度第1四半期における売り上げベスト20の薬剤を示す（表①）．2013年度のリストには，抗潰瘍薬（プロトンポンプ阻害薬）や高脂血症薬（スタチン），中枢作用薬（抗うつ薬や抗精神病薬）などと並んで2年前（2011年度）にはなかった分子標的抗がん薬や抗リウマチ薬，新しい作用機序にもとづく糖尿病治療薬（DPP-4阻害薬）などが入っている．逆に2年前にはトップであった高脂血症治療薬リピトールや13位であった糖尿病治療は大きく順位を下げている．リピトールは一時年間1兆円を売り上げる超大型医薬品であったが，特許切れに伴い同じ効果をもった安価な後発医薬品（ジェネリック医薬品，p.13コラム）が登場したこともその理由の一つである．

表① ブロックバスター（2013年第1四半期）

順位	商品名	企業	作用	売上（千ドル）
1	Abilify	Otsuka	抗精神病	1,526,228
2	Nexium	AstraZeneca	抗胃潰瘍	1,458,964
3	Cymbalta	Eli Lilly	抗うつ	1,296,843
4	Crestor	AstraZeneca	高脂血症	1,295,760
5	Advair Diskus	GlaxoSmithKline	抗喘息	1,277,171
6	Humira	Abbot	抗リウマチ	1,217,353
7	Enbrel	Amgen	抗リウマチ	1,075,249
8	Remicade	Centocor	抗リウマチ	969,058
9	Copaxone	Teva	免疫調節	926,021
10	Neulasta	Amgen	白血球増殖	859,062
11	Rituxan	Genentech	抗がん	794,464
12	Spiriva	Boehringer Ingelheim	抗慢性気管支炎	726,057
13	Atripla	Gilead	抗エイズ	723,408
14	Januvia	Merck	糖尿病薬	701,126
15	OxyContin	Purdue	鎮痛	652,536
16	Avastin	Genentech	抗がん	640,823
17	Lantus Solostar	Sanofi-Aventis	インスリン製剤	637,157
18	Lantus	Sanofi-Aventis	インスリン製剤	592,333
19	Lyrica	Pfizer	疼痛緩和	553,016
20	Diovan	Novartis	降圧	538,141

出典：Drugs.com の Top 100 Drugs for Q1 2013 by Sales
(http://www.drugs.com/stats/top100/2013/q1/sales) を引用．

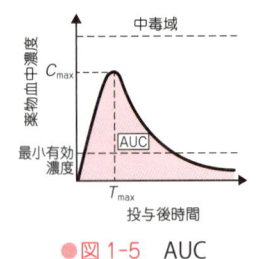

●図1-5 AUC

る．体内を循環している薬物のうち，これらの反応を免れて作用部位に到達した薬物のみが標的分子との相互作用を起こす．

投与された薬物（製剤）が，どれだけ全身循環血中に到達し作用するかという指標が，生物学的利用能（**バイオアベイラビリティ**，bioavailability；BA）である．バイオアベイラビリティは，生物学的利用率と生物学的利用速度で表される．体循環血液中に入った薬物量を，薬物血中濃度の時間経過で表したグラフ曲線（薬物血中濃度／時間曲線）を図1-5に示した．経口投与された

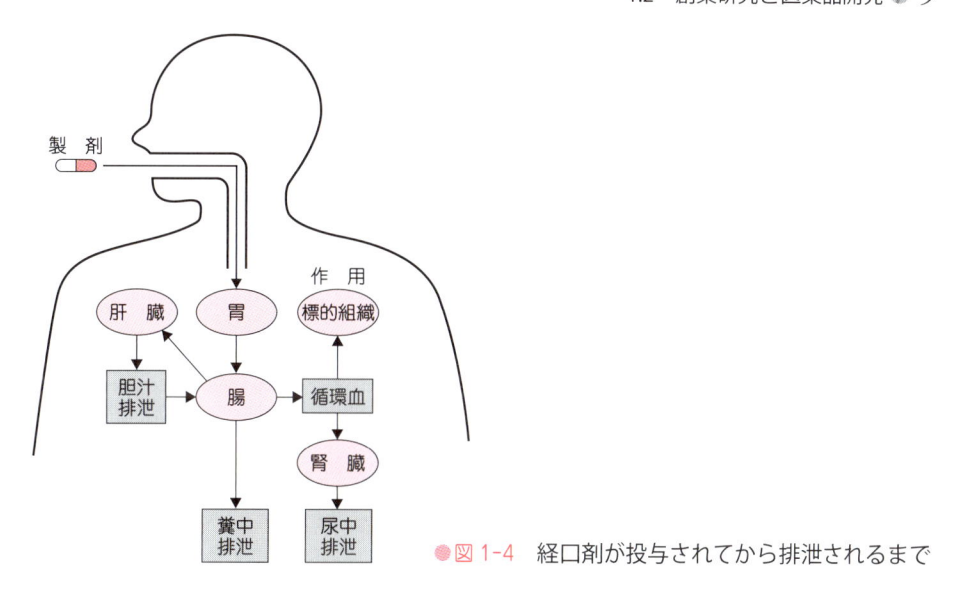

●図1-4　経口剤が投与されてから排泄されるまで

薬物は，最高血中濃度到達時間(T_{max})で最高血中濃度(C_{max})に達し，そのあとは低下するという山形の曲線を示す．この曲線の下側面積(薬物血中濃度/時間曲線下面積，area under the blood concentration time curve；AUC)が生物学的利用率(体循環液中に到達した割合，extent of bioavailability)の指標となる．製剤から薬物が吸収されて体循環血液中へ到達する速度は生物学的利用速度(rate of bioavailability)とよばれ，上記 T_{max} が指標として利用される．

1.2.3　探索研究(リード化合物の創製)

　開発薬物のテーマが定まると，薬理作用を示す化合物(ヒット化合物)を探し，そのなかから薬として開発が可能と思われる構造をもったリード化合物を見つけなければならない．そのためにはまず，薬物標的を用いる評価系(スクリーニング系)をつくる必要がある．この評価系には，培養細胞や摘出臓器，あるいは受容体や酵素そのものを用いる *in vitro*(試験管内)試験と，実験動物を用いる *in vivo*(生体内)試験の2種類がある．

　初期スクリーニングでは，できるだけ効率よくヒット化合物を見つけだすため，多くの化合物を比較的簡便に評価できる *in vitro* 試験が用いられる．最近ではロボットアッセイやデータ処理のシステム化によるハイスループットスクリーニング(high-throughput screening；HTS)法の進展により，数万化合物を一度に評価できるようになってきた．しかし，この方法で得られる化合物のなかには，偽陽性を示す化合物や明らかに発がん性が予測される構造をもった化合物なども含まれる．このような化合物を実際に薬理作用の確認に用いる候補化合物から除くため，*in silico* スクリーニングとよばれる方法が応用できる．*In silico* とは「コンピュータ(シリコンチップ)のなかで」

の意味であり，バーチャルスクリーニングともよばれる．この方法では，あらかじめコンピュータに入力された薬物候補化合物の構造情報やタンパク質構造情報を利用してドッキング(結合)シミュレーションを行い，その化学的相互作用エネルギーを評価する．その結果によって化合物間での順位づけを行うことで，活性の見込まれる化合物(ヒット化合物)を適当な数だけ選定(スクリーニング)することが可能になる．

In vitro 試験で行えるのは標的分子との相互作用評価であり，得られたヒット化合物が実際に生体内の標的分子に到達できるかどうかは評価できない．先に述べたように，経口投与された薬物は小腸上部で吸収され，組織に分布し，小腸や肝臓中の酵素により代謝され，排泄される．これらの過程における薬物濃度と速度過程は**薬物動態**(ファーマコキネティクス，pharmacokinetics；PK)とよばれ，薬物の物性がこの過程に大きく影響する．たとえば，経口投与される薬物は上部小腸に到達するまでに溶解していなければならないが，薬物がイオン性をもつ化合物であれば，溶液の pH によってその溶解性は大きく異なる．薬物は胃(pH2 未満)から循環血流(pH7.4)までの環境をめぐるので，この pH 範囲で溶解しない薬物は吸収がかなり低くなる．*In vivo* 試験はこれら体内動態を含めた評価になるため，*in vitro* 試験では高い活性を示した化合物でも，*in vivo* 試験ではほとんど活性を示さないことがある．

これらの試験で期待した作用を示すヒット化合物が得られると，その構造を少しずつ変換しながら目的とする活性と選択性をあげることが次のステップとなる．このリード化合物探索ステップでは，活性発現に必要な構造要素(ファーマコフォア)を想定し，標的分子との相互作用がより強くなるように構造を変換していく．このとき，酵素や受容体などの標的分子との複合体構造を解析できれば，論理的かつすみやかに構造変換をすることができる．標的分子が可溶性酵素の場合には，ヒット化合物と酵素との複合体結晶のX線構造解析によって構造情報を得ることが構造最適化の前提となりつつある．類似タンパク質の構造がわかっている場合には，コンピュータモデリングや分子化学計算による構造最適化法が用いられることも多い．

1.2.4 非臨床試験

探索研究により有効性が期待できるリード化合物が得られると，次にこの候補化合物が示す薬効特性(プロファイル)を動物やヒトで調べる開発研究が行われる．開発研究は，動物を用いる非臨床段階とヒトを対象とする臨床段階とに分けられる．非臨床試験は"ヒトに投与したときの有効性や安全性，投与量などに関する情報"を動物実験などで得ることが目的である．非臨床段階での試験には，薬効薬理試験，薬物動態試験，安全性薬理試験，一般毒性試験，特殊毒性試験がある(図1-2)．

薬効薬理試験では，ヒトにおいて期待される効果(薬効)をだすためにどのくらいの投与量が必要か，どのような投与法を用いるか，などについて調べる．また，既存の治療薬との差別化についても調べられる．薬物動態試験では，薬物の吸収，分布，代謝，排泄などの体内での動きを動物で調べる．あわせて，ヒトの肝ミクロソームを用いた試験を行えば，候補化合物のヒトでの代謝されやすさをある程度見積もることができる．安全性薬理試験では，副作用となりそうな薬理作用について動物で試験し，ヒトでの副作用の予測と対策に役立てる．

毒性試験には一般毒性試験と特殊毒性試験がある．一般毒性試験は毒性兆候全般を調べる試験で，単回投与(急性)毒性試験，反復投与(亜急性，慢性)毒性試験が行われる．単回投与毒性試験では，毒性現象の性質，強度，発現までの時間が評価され，致死量が見積もられる．また，反復投与毒性試験によって投与時の危険度も見積もられる．特殊毒性試験には遺伝毒性(変異原性)試験，生殖発生毒性試験，がん原性試験，局所刺激試験などがあり，特定の臓器や機能に及ぼす影響が調べられる．

遺伝毒性(変異原性)試験では遺伝に関する4項目(バクテリアの遺伝的変異，哺乳類の細胞での染色体異常，真核細胞系での遺伝的変異，生体における遺伝的損傷)が調べられる．生殖発生毒性試験では，交配行動・受精能力への影響・催奇形性・発育への影響といった生殖のすべての局面にわたる薬物の影響が評価される．がん原性試験は，変異原性陽性の薬物やその化学構造から発がん性が疑われる薬物などについて行われる．局所刺激試験では，薬物に暴露された部位における物理化学的・機械的・生物学的変化を調べる．

非臨床試験ではおもにマウスやラットのようなげっ歯類を用いて薬の安全性や有効性，薬物動態の評価を行う．しかし，動物の薬物に対する応答はさまざまな点でヒトとは異なり，動物種間でも同一ではない．このため，ヒトの細胞や組織の利用，ヒトに近い特性の動物モデルの開発が進められている．また，臨床試験に入る前に微量の被検物質をヒトに投与して薬物動態を調べる探索的臨床試験(マイクロドーズ試験*)も試みられようとしている．

以上の各種試験は新薬の有効性や安全性にかかわる試験で，そのデータの信頼性がとくに問われる．このため，一定の実施基準(good practice；GP)に従って実施した試験結果が必要とされる．非臨床試験におけるこの基準は，**GLP**(good laboratory practice，医薬品の安全性に関する非臨床実験の実施の基準)とよばれる．なお，次に述べる臨床試験に対しては**GCP**(good clinical practice，医薬品の臨床試験の実施の基準)，医薬品の製造に対しては**GMP**(good manufacturing practice，医薬品および医薬部外品の製造管理および品質管理規則)がそれぞれ定められている．その他，医薬品市販後の基準(good post-marketing study practice；GPSP，good vigilance practice；GVP，good quality practice；GQP)を含めて，医薬品の開発プロセスにか

マイクロドーズ試験
法的規制を受けないごく微量の標識体を用いた代謝産物の構造決定を高感度放射性同位体元素測定法によって行う試験やPET(positron emission topography，陽電子放射断層撮影)を利用して薬物分布定量を行う試験．

● 表 1-2　医薬品の開発過程と市販後における各種規範

開発段階	規範	適　用
非臨床試験	GLP	安全性薬理試験，毒性試験
臨床試験	GCP	臨床試験
製造販売(市販後)	GMP	製造および品質管理
	GQP	市販後の品質管理
	GVP	市販後の安全管理
	GPSP	市販後の再審査，再評価

かわる基準を表1-2にまとめた．1990年には日米EU医薬品規制調和国際会議(International Conference on Harmonization of Technical Requirements for Registration of Pharmaceuticals for Human Use；ICH)が発足し，各地域の規制当局(日本では厚生労働省)による新薬承認審査基準を国際的に統一・標準化し，新薬の研究開発を促進しようとする試みが進められている．

1.2.5　臨床試験

臨床試験はヒトを対象として行われる試験で，医薬品の薬効と安全性を保証するとともに薬の投与条件(投与経路や量)や使用上の注意点などを決めるために行われる．臨床試験は，第Ⅰ相試験(phase Ⅰ)，第Ⅱ相試験(phase Ⅱ)，第Ⅲ相試験(phase Ⅲ)，第Ⅳ相試験(phase Ⅳ)に分類される．第Ⅰ～Ⅲ相試験は治験とよばれ，「新薬の承認を取得することを目的とするための臨床試験」と定義されている．

第Ⅰ相試験は開発化合物の安全性を評価する試験で，通常は健康なボランティアが被験者として選ばれる．この試験では，動物試験で得られた薬理作用や薬物動態プロファイルがヒトに外挿できるかどうかが調べられる．単回投与試験によって副作用の兆候がでるまで投与量が段階的に増量され，試験薬剤の安全域が確認されたのち，反復投与による安全性や薬物動態が調べられる．第Ⅱ相試験で試験薬剤をはじめて患者に投与し，治療のための至適投与量や用法(1日の投与回数など)を検証する．用量と薬効および有害反応との関係を明らかにし，開発薬物の安全域を判定する(p.8，図1-5)．これら検討結果をもとに開発を継続するかどうかが決められ，市販製剤が決定される．第Ⅲ相試験も患者を対象として行われ，開発薬物が対照薬と比較して有意な効果をもつかどうかが検証される．対照薬にはプラセボ(偽薬)を用いる場合と同じ薬効領域の既存薬を用いる場合とがある．この検証では，どの患者にどちらの薬剤が使われたのかが試験終了まで医師にも患者にもわからない〝二重盲検法〟と〝無作為化〟という手法がとられる．こうして得られたデータの統計解析によって対照薬よりも優位であると判定されてはじめて開発薬剤の有効性が認められる．

COLUMN　特許とジェネリック医薬品

　特許とは知的財産権（intellectual property）の一つで，それまで知られていなかった新しくかつ利用価値の高い発明を行ったものに与えられる最大 20 年間の独占権である．医薬品の開発には長い開発期間と膨大な開発費用が必要になる．製薬企業はその投資に見合う利益を獲得するためにも，特許を取得することがぜひとも必要になる．

　特許は新規性のあるものに与えられるので，特許を取得する前に研究成果を発表（口頭あるいは論文）してしまうと，研究成果は公知の事実となり特許性がなくなる．また，新規性の判定基準には二通りがある．先に出願したものを発明者として認める「先願主義」と，出願の時期に関係なく発明した時期によって発明者を決める「先発明主義」の二つである．「先発明主義」をとっていたのはアメリカだけであったが，2003 年から「先願主義」への移行期に入っている．

　めでたく特許を取り新薬が上市されたあと，特許期間中に投資を回収したうえでどれだけ利益をだせるか，の判断も重要になる．特許期間が過ぎると，間髪を入れずジェネリック医薬品（後発品．化合物の一般名 generic name でよばれることからジェネリックといわれる）が発売されるからである．ジェネリック医薬品は先発新薬と同じ成分を使っているため，新薬との同等性と品質保証によって製造販売承認が得られる．このため薬価も安く設定でき，新薬からの切り替えが起こることが多い．

1.2.6　市販後調査（育薬研究）

　非臨床試験および臨床試験の結果を厚生労働省に報告し審査を受け，製造承認が得られてはじめて開発薬物を新薬として販売できる．しかし，治験は併用薬の禁止や肝・腎機能疾患者の除外などの限定された条件下で行われ，そのデータ数（被験者数）も多くて 1000 程度と数が限られる．このため，さまざまな疾患条件，病歴，併用治療，併用薬服用などの状況下で新薬が用いられる市販後の臨床現場では，治験からは予期できない重篤な副作用が発生する可能性がある．したがって，医薬品の承認後の一定期間，製薬企業は市販後医薬品の安全性（副作用の防止）と有効性を調査し，再審査を受けなければならない．これを**市販後調査**（post-marketing surveillance；PMS）あるいは第IV相試験*とよぶ．市販後調査は次の三つの制度から成り立っている．

① **再審査制度**：新薬を発売した企業が，発売後 6 年以内に有効性，副作用などの安全性について調査し，再審査を申請する制度．
② **再評価制度**：再審査を受けた後 5 年たった時点で，もう一度薬としての妥当性を見直し，以後 5 年ごとに繰り返す．この調査で有効性がないと判断された場合は，承認の取り消しや承認事項の変更も行われる．
③ **副作用報告制度**：薬を使用した病院，販売した薬局，情報をキャッチした製薬企業から副作用情報が報告される制度．その結果に基づいて医薬品の添付文書に書かれている「使用上の注意」の追加や改訂が行われる．

第IV相試験
このような市販後の臨床試験による情報の蓄積プロセスは薬の成長および成熟にかかわるため育薬とよばれる．

1.2.7 薬害

最後に，医薬品の研究開発規範と密接に関連する薬害について述べる．現在の医薬品開発過程におけるもっとも重要な部分は，候補化合物の安全性の保証である．しかし過去には安全性の保障が不十分なまま販売が開始され，副作用が引き起こされた例がある．とくに，副作用が報告されたにもかかわらず，適切な対応がとられずに使用が続けられると，薬害が拡大される．日本で起こった代表的薬害の原因薬剤には，以下のようなものがある．

(a) サリドマイド

サリドマイドはドイツで開発された睡眠薬で，動物実験では致死量が測定されない安全な精神安定剤として1957年に発売された．"つわり"にもよく効くとして妊婦にも投与されたが，発売後急速に奇形児出産が増えた．ドイツの医師がサリドマイドとの関連を疑って警告を行ったため，ただちに製品回収措置が取られたが，すでに発売後4年が経過していた．全世界での被害者は5000人を超えるとされている．アメリカでは1960年に販売許可申請が出されたが，FDA（食品医薬品局）の審査官が審査継続としたため治験段階で数名の被害者をだしただけだった．一方，日本ではドイツの薬害情報が届いたあとも販売が続けられ，製品出荷が中止されたのは欧州での回収から約半年遅れで，一部の製剤はその後も市中で販売された．サリドマイド薬害を契機として，現在では医薬品開発段階で細胞や動物を使った生殖発生毒性試験が実施されるようになり，危険性の有無がある程度予測できるようになった．

サリドマイドは不斉炭素*を1個もつため，エナンチオマーが存在する（図1-6）．エナンチオマーそれぞれの作用を調べた結果，R体が薬効を示し催奇形性を示すのはS体であるとされた．しかし，R体のみを投与しても体内で異性化が起こり，一部がS体に変換されてしまう．現在では，不斉炭素を含む化合物を新薬として開発する場合，代謝物を含めた光学異性体の有効性と安全性を個別に試験しなければならない．サリドマイドは妊婦には投与できないが，ハンセン氏病の合併症である皮膚症状の改善効果があることも知られている．このため，一部の国ではハンセン氏病関連疾患の治療薬として認められている（日本でも2008年に多発性骨髄腫に対して再承認された）．

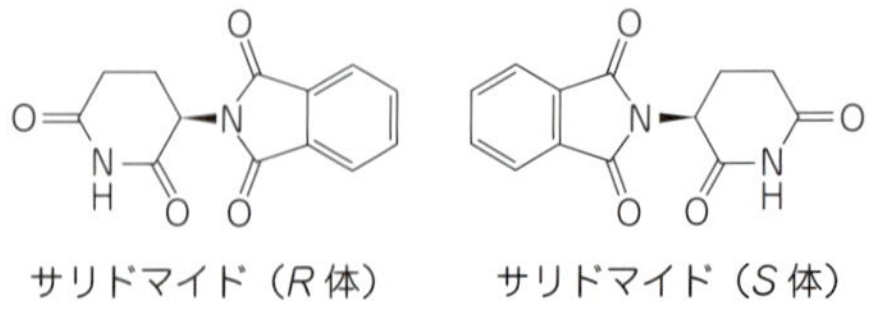

不斉炭素
四つの異なる原子または基と結合している炭素原子．分子のキラリティー（立体異性）を生じさせるもととなる．

サリドマイド（R体）　　サリドマイド（S体）

●図1-6　サリドマイドのエナンチオマー

(b) キノホルム

キノホルムは1899年にスイスのバーゼル化学工業(チバガイギーを経て現在ノバルティス)で開発された強い殺菌力をもつ「ぬり薬」である．アメーバ赤痢にも有効であると報告されたが，神経毒性を示唆する症例がでたため劇薬指定された．その後日本では劇薬指定が取り消され，1960年代以降家庭でも整腸剤などとして使われるようになり使用量が増加した．一方，1950年代から70年にかけて日本で亜急性脊髄視神経神経症(subacute myelo-optico-neuropathy；SMON, スモン)と名づけられた原因不明の「奇妙なしびれ病」が見られるようになった．当初はその発症過程や地域性からウイルス感染が疑われたが，スモン患者に特有に見られた緑便や緑毛舌，尿中の緑色沈殿(結晶)が疾患原因解明の糸口となった．

1970年東京大学薬学部の田村善蔵らが尿の緑色結晶からキノホルムと3価の鉄イオンとのキレート化合物を検出したことにより，キノホルムの関与が強く示唆された．ただちに疫学調査が行われ，同年キノホルム剤販売中止措置が取られた．これによりスモン患者発生数は激減し1971年以降はゼロとなった．後日の検証により，病院間におけるキノホルム使用量とスモン患者数に有意な正の相関が認められ，これが当初疑われた局地的伝染性の原因とされている．キノホルムや上記サリドマイドなどの薬害事件を教訓として薬剤の治験基準が強化され，内外の有害情報の報告や収集，副作用情報発信などがなされるようになった．

(c) ソリブジン

ソリブジン薬害は1993年に日本で起きた薬の飲み合わせによる薬害である．ソリブジンは帯状疱疹に著効を示す抗ウイルス新薬として発売されたが，発売開始後わずか40日間で15名の死亡者がでた．後の調査で，ソリブジンの第Ⅱ相臨床試験でも3名の死者をだしていたことがわかった．また，この薬害で亡くなられた18名の患者は，いずれも抗がん剤であるフルオロウラシル(5-fluorouracil；5-FU)製剤を服用していた．ソリブジンを経口投与すると，その代謝過程で抗ウイルス作用をもたない代謝産物ブロモビニルウラシル(bromovinyl uracil；BVU)が血中および肝中に生成する(図1-7)．この代謝産物BVUは5-FUに構造が類似しているため，5-FUを代謝不活性化する酵素であるジヒドロピリミジンデヒドロゲナーゼ(dihydropyrimidine dehydrogenase；DPD)に認識され，ジヒドロ-BVUに変換される．生成したジヒドロ-BVUは反応性の高い親電子性化合物であるため，DPDとただちに反応してそのシステインチオール基と容易に結合してしまう．この反応によりDPDは不活性化され，5-FUが代謝されなくなってしまう．結果的に5-FU過剰投与状態に陥り，薬剤濃度が致死レベルを超え中毒死に至る．多くの抗がん剤がそうであるように5-FUも治療薬としての安全域が狭く，過量投与による重篤な副作用発現が容易に生じてしまうた

●図 1-7　ソリブジン代謝産物による 5-FU の代謝阻害機構

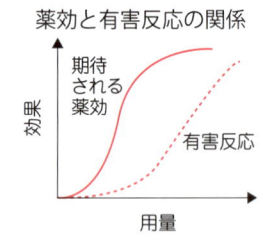

めである〔(用量／薬効曲線と用量／有害反応曲線)*〕．この薬害がきっかけとなって，臨床試験で薬物相互作用を想定した試験が義務づけられるようになった．

(d) 非加熱血液製剤による薬害エイズ

　1983 年から 1985 年にかけて，加熱などでウイルスを不活性化しなかった血液凝固因子製剤(非加熱製剤)を血友病治療に使用したことにより多数の HIV 感染者をだした薬害である．血液製剤は血液凝固因子を欠損した血友病患者のために，献血で集めた血液からつくられていた製剤である．1982 年にアメリカで血友病患者がエイズを発症し，感染経路として血液製剤が疑われた．翌年アメリカでは，肝炎ウイルス対策として開発されていた加熱処理した血液製剤を認可し，非加熱製剤からの切り替えを進めた．しかし，当時はエイズウイルスが発見されて間もないころで，まだエイズの実態が十分に解明されておらず，ウイルスの効力無効化に対する認識も十分ではなかった．1985 年 4 月になって WHO が加盟各国に対し輸血による感染を避けるため血友病患者の治療に加熱製剤を使用するよう勧告した．日本では，非加熱製剤が問題視されはじめ加熱製剤への切り替えが急務とされる状態になりながらも，厚生省がそれを怠ったことや，医師が血液製剤を使う患者に十分なリスク説明をしていなかったことなどが被害を拡大させた．現在では，製造販売業者の責任を明確にするため，市販後の品質保証を強化する基準が定められている．

第2章 医薬品の標的となる生体分子

　薬物が作用する生体分子のほとんどはタンパク質と核酸である．多くの薬物の標的分子はタンパク質であり，従来型の抗がん剤などは核酸に直接作用する．ただ，従来型の抗がん剤はがん細胞だけでなく正常細胞にも作用するので，その機能障害による副作用が避けられない．一方，最近開発がすすめられている分子標的型の抗がん剤のほとんどは，がん細胞に特徴的なタンパク質〔リン酸化酵素(キナーゼ)や受容体〕を標的分子としているため，抗がん作用とともに副作用の軽減が期待されている．

　薬物の標的となるタンパク質のほとんどは，酵素と受容体および膜貫通チャネルタンパク質である．薬物はこれらのタンパク質と特異的に結合することにより，その機能を阻害する．20世紀半ばまでの創薬研究では，酵素あるいは受容体の本来の結合因子(基質やリガンド)の構造にもとづく薬物設計や，相互作用推定モデルをもとにして薬物の構造変換が行われてきた．

　20世紀後半になってタンパク質構造解析法が格段に進歩し(コラム：SPring-8)，原子レベルでの相互作用様式にもとづいて化合物を設計できるようになった．とくに水溶性酵素では，このような三次構造にもとづく**薬物設計**(structure-based drug design)が通常の手法となってきた．細胞膜上の酵素についても，その膜外画分のみを遺伝子組換え法で発現させ，水溶性酵素と同様の構造解析手法がとられることが多い．細胞膜に埋め込まれている受容体タンパク質は水溶性が低いため構造解析が困難とされていたが，真核細胞を用いた組換えタンパク質発現法と可溶化法の進歩により構造解析が可能になりつつある．以下，薬物標的分子としての核酸とタンパク質について概略を説明する．

2.1 核　　酸

　遺伝情報の保存に使われている核酸は**DNA**(deoxyribonucleic acid)であ

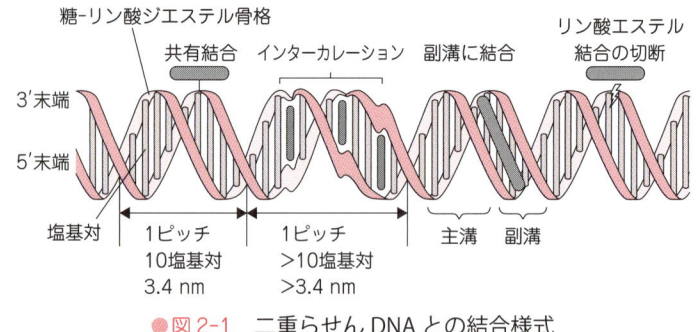

●図2-1 二重らせんDNAとの結合様式

る．DNAは，相補的塩基対間の水素結合によって二重らせん構造をとる．増殖するがん細胞は盛んに細胞分裂し，分裂に伴ってDNAが複製される．DNAの二重らせん構造に結合あるいは反応する化合物はDNA複製を阻害して細胞の増殖を抑えるので，抗がん剤となりうる．しかし，この作用機序では増殖の激しい正常細胞も同時に阻害されるため，副作用は避けられない．血液をつくる骨髄の造血細胞や口腔粘膜，消化管粘膜，毛根細胞などは頻繁に細胞分裂をしているため，二重らせんDNAを標的とする抗がん剤を投与すると，白血球の減少，貧血，脱毛，口内炎，吐き気や下痢といった症状が現れる．

二重らせん構造との相互作用様式には，DNA塩基との共有結合形成，インターカレーション，**副溝**(minor groove)への結合，およびDNA鎖の切断がある(図2-1)．これらの反応によりDNAの二重らせん構造が変形・破壊され，正常なDNA複製が阻害される．

DNA塩基と反応する抗がん剤のうち核酸塩基と直接結合する抗がん剤は，反応性の高い官能基(マイトマイシンCのアジリジン基など，12章図12-4と図12-5)や金属結合(シスプラチンなど)を利用して不可逆的に共有結合を形成する(図2-2)．インターカレーションでは二重らせん構造の塩基対間に化合物が挿入され，らせん構造が変形する．この相互作用を起こす化合物は，2～5個程度の芳香環が縮合した平面性化合物で，高い疎水性を示すという構造的特徴をもつ．DNAの副溝に結合する抗がん剤には平面構造のヘテロ環がいくつか結合した化合物が多く，二重らせん表面にある湾曲した副溝とよばれる"みぞ"にはまり込む．DNA鎖を切断する抗がん剤は，金属原子などを利用して活性酸素を発生させることでリン酸エステル結合の切断を起こす．

2.2 タンパク質
2.2.1 酵素

高い反応温度や強い酸・塩基の作用を必要とする化学変換反応の活性化エネルギーを下げ，常温・常圧の生体内環境で化合物変換反応(代謝反応)をす

マイトマイシンC   DNAに結合したマイトマイシンC

シスプラチン   DNAに結合したシスプラチン （L_1〜L_3：NH_3 または H_2O）

ダウノルビシン

ドキソルビシン

ディスタマイシン

ブレオマイシンA_2：R = $NH(CH_2)_3\overset{+}{S}(CH_3)_2$
ブレオマイシンB_2：R = $NH(CH_2)_4NHC(NH)NH_2$

● 図2-2 　DNAを標的分子とする低分子抗がん剤（詳細は第12章 p.152）

みやかに進行させるための触媒が酵素である．タンパク質である酵素はそのコンホメーションの自由度を利用して基質を反応しやすい位置に配向させ，反応の遷移状態エネルギー*を下げることで穏やかな条件ですみやかに反応を進行させる．疾患の発症や症状維持にはさまざまな酵素がかかわっていることが多いため，その酵素作用を阻害することで疾患の発症を抑えたりコントロールしたりすることができる（酵素阻害薬）．酵素の阻害機構には，不可逆的阻害と可逆的阻害の2通りがある．

酵素反応
遷移状態間のエネルギー差が水素結合2個分程度あれば反応速度は100万倍変わる．

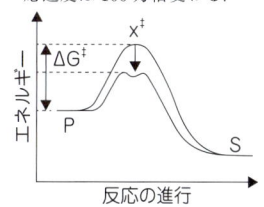

(a) 酵素の不可逆的阻害

不可逆的阻害では，薬剤と酵素とのあいだに共有結合が形成される．代表的な抗菌薬であるペニシリンなどのβラクタム系抗生物質（第11章）は，細菌が細胞壁を合成する酵素を不可逆的に阻害する．細菌の細胞壁は糖鎖がペプチド鎖で架橋された構造をもつが，この架橋構造はペプチド鎖の組換えに

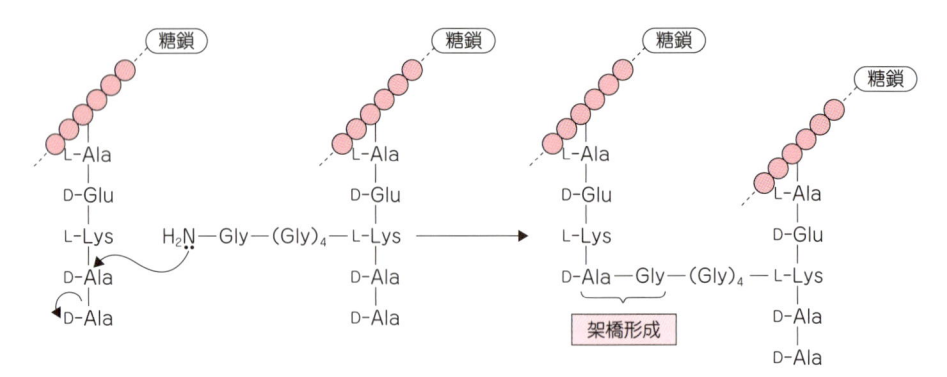

●図2-3　細菌の細胞壁合成過程

よって形成される（図2-3）．このアミド結合転位反応を触媒する酵素は**ペニシリン結合タンパク質**（penicillin binding protein；PBP）とよばれ，D-アラニンジペプチド構造（D-Ala-D-Ala）を認識する．ペニシリンのβラクタム構造はこのジペプチド構造とよく似ているため，酵素が誤ってペニシリンを取り込んでしまう．その結果，不安定なβラクタム構造は酵素の求核攻撃によって開環し，酵素との共有結合が形成される（アシル化）．このアシル化された酵素は化学的に安定となり，これ以降の反応を触媒する機能を失う（図2-4）．

このように，基質とよく似た構造をもつため酵素に取り込まれ，酵素本来の反応によって不可逆的結合を形成することで酵素を不活性化する化合物を**自殺基質**（suicide substrate）とよぶ．

(b) 酵素の可逆的阻害

可逆的阻害薬は，水素結合やイオン結合，疎水性結合などの非共有結合によって，酵素と複合体を形成する．これらの結合は安定な共有結合ではないので，大過剰の基質が存在すれば酵素と基質との結合が回復され，酵素機能

●図2-4　βラクタム化合物による酵素の不可逆的阻害機構

が復活する．酵素の反応様式は図2-5の式(2.1)で表される．最初に，酵素Eと基質Sとの平衡反応で複合体ESが形成され，生成物Pがこの複合体ESから生じると同時に，酵素Eが再生される．酵素・基質複合体ESはすばやくできるがすぐに分解され，多くは出発物に戻る（迅速平衡）．このため，複合体の濃度[ES]は低く一定に保たれる．このとき，生理的条件では基質濃度[S]は酵素濃度[E]に比べはるかに大きい．また，酵素反応の初期反応速度 v_0 は次のMichaelis-Menten式〔式(2.2)〕で表される．

$$v_0 = V_{\max}[S]/(K_m + [S]) \tag{2.2}$$

ここで，K_m はMichaelis定数*とよばれる定数で，ESが壊れる反応速度と生成する反応速度の比（解離定数）である．また，$V_{\max}$ は，酵素が基質で飽和してすべて複合体ESとなったときの反応速度である．式(2.2)から，K_m が基質濃度[S]と等しいときには，$v_0 = V_{\max}/2$ となる．つまり，K_m は最大反応速度の半分の速度値を与える基質濃度に等しい．したがって，K_m が低い酵素は低い基質濃度でもよく働く，いいかえると低い K_m は酵素と基質との親和性が高いことを表す．

一方，酵素の触媒効率は $k_{cat} = V_{\max}/[E]$ で表される．これは，単位時間あたりになくなっていく基質濃度(モル数)を酵素濃度(モル数)で割ったものであり，酵素1分子あたり何分子の基質を処理できるかを示す触媒回転数にあたる．酵素の触媒効率を総合的に表す指標には，この二つの定数を用いて得られる k_{cat}/K_m が使われる．Michaelis-Menten式〔式(2.2)〕の逆数をとって，横軸を1/[S]，縦軸を $1/v_0$ としてプロットすると，Lineweaver-Burk

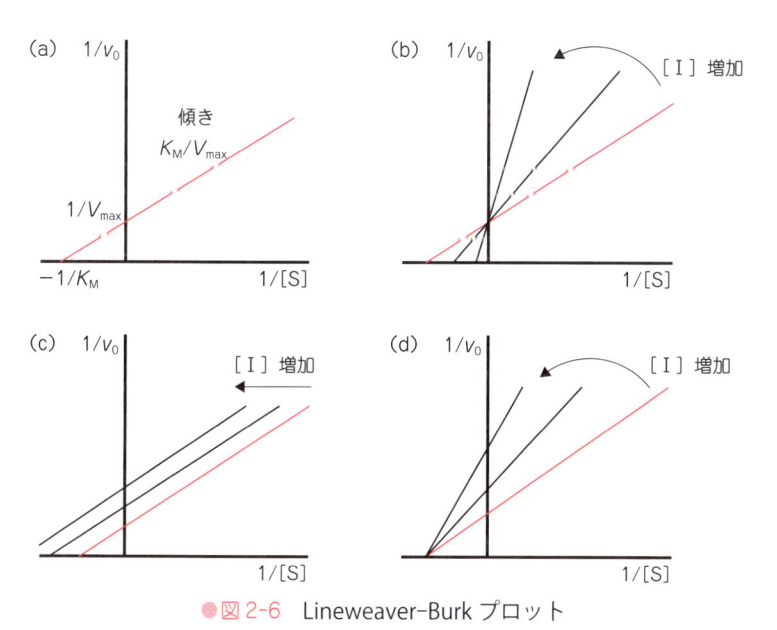

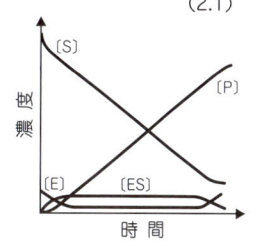

$$E + S \underset{k_{-1}}{\overset{k_1}{\rightleftarrows}} ES \overset{k_2}{\rightarrow} P + E \tag{2.1}$$

●図2-5 酵素反応過程

Michaelis定数
$$K_m = \frac{K_{-1} + K_2}{K_1}$$

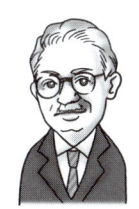

ミカエリス
(1875〜1949年)

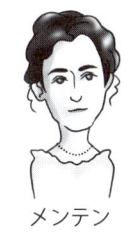

メンテン
(1879〜1960年)

●図2-6 Lineweaver-Burkプロット
(a) 阻害薬がないとき，(b) 拮抗阻害，(c) 不拮抗阻害，(d) 混合阻害．

プロットとよばれるグラフが得られる(図2-6a). 酵素の可逆的阻害には, 拮抗阻害, 不拮抗阻害, 混合阻害の3種類があり, 異なる阻害薬濃度でのLineweaver-Burk プロットをとることで, その阻害様式を推定できる.

拮抗阻害では, 阻害薬と基質が同一部位(基質結合部位)に競争的に結合し, 互いを排除する. このため, 拮抗阻害薬と酵素との親和性が高いほど基質と結合できる酵素濃度が低下し, 酵素作用は大きく阻害される. この反応様式を表したのが左の反応経路*であり, このときの反応速度は式(2.3)で表される. この式では, Michaelis-Menten 式〔式(2.2)〕の K_m の代わりに, 見かけの K_m すなわち $K_m(1+[I]/K_i)$ が入っている. ここで, K_i は阻害薬・酵素複合体 EI の解離定数を表す.

拮抗阻害の反応経路

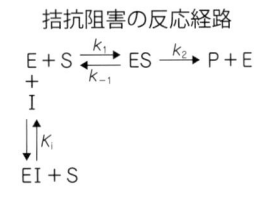

$$E + S \xrightleftharpoons[k_{-1}]{k_1} ES \xrightarrow{k_2} P + E$$
$$+$$
$$I$$
$$\updownarrow K_i$$
$$EI + S$$

$$v_0 = V_{max}[S] / \{K_m(1 + [I]/K_i) + [S]\} \qquad (2.3)$$

式(2.3)から, 拮抗阻害薬が K_i の3倍の濃度で入ってくると, 見かけの K_m は阻害薬がないときの $1 + [I]/K_i = 4$ 倍になることがわかる. これは阻害薬が存在すると, 酵素と基質の親和性が下がる(つまり酵素・基質複合体の解離定数が上がる)ことを表している. 一方, 基質濃度が阻害薬に比べてはるかに高いときは酵素本来の機能が発揮されるので, 酵素の V_{max} は阻害薬存在下でも変化しない. したがって, 拮抗阻害薬の存在下でLineweaver-Burk プロットをとると, 阻害薬の濃度が高くなるにつれてプロットの傾きが大きくなるが, y 軸切片 $1/V_{max}$ は変化しない(図2-6b).

不拮抗阻害では阻害薬は酵素とは結合せず酵素・基質複合体 ES に結合し, 酵素活性部位にひずみを与えることで酵素を不活性化する. この反応は左の経路*で表され, 酵素速度は式(2.4)で表される. この式では, Michaelis-Menten 式〔式(2.2)〕の[S]の代わりに見かけの[S], すなわち$[S](1+[I]/K_{i'})$が入っている.

不拮抗阻害の反応経路

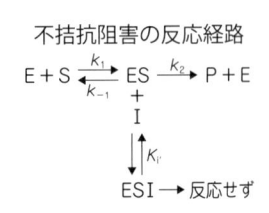

$$E + S \xrightleftharpoons[k_{-1}]{k_1} ES \xrightarrow{k_2} P + E$$
$$+$$
$$I$$
$$\updownarrow K_{i'}$$
$$ESI \longrightarrow 反応せず$$

$$v_0 = V_{max}[S] / \{K_m + (1 + [I]/K_{i'})[S]\} \qquad (2.4)$$

この阻害様式では, 酵素と基質との結合は阻害されず, K_m 値も V_{max} 値も阻害薬の存在で変化しない. そのため, 阻害薬存在下でも Lineweaver-Burk プロットの傾き K_m/V_{max} は変化しない. しかし, x 軸切片, y 軸切片ともに阻害薬の存在しないときの $1 + [I]/K_{i'}$ 倍になるので, プロット直線が上方に平行移動する(図2-6c).

混合阻害の反応経路

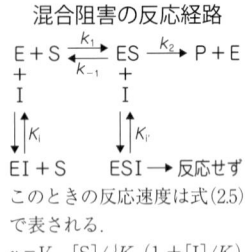

$$E + S \xrightleftharpoons[k_{-1}]{k_1} ES \xrightarrow{k_2} P + E$$
$$+ \qquad\qquad +$$
$$I \qquad\qquad I$$
$$\updownarrow K_i \qquad \updownarrow K_{i'}$$
$$EI + S \qquad ESI \longrightarrow 反応せず$$

このときの反応速度は式(2.5)で表される.

$$v_0 = V_{max}[S] / \{K_m(1+[I]/K_i) + (1+[I]/K_{i'})[S]\} \quad (2.5)$$

混合阻害では, 阻害薬は単独の酵素 E と酵素・基質複合体 ES の両方に結合する*. 混合阻害薬存在下で Lineweaver-Burk プロットをとると, 一点で交わるグラフが得られる. 拮抗阻害と不拮抗阻害の程度が同じであればグラフは x 軸上で交わる(図2-6d). このように, Lineweaver-Burk プロットをとることによって酵素阻害薬の作用様式はある程度推測できる. 本書で紹介する酵素阻害薬(インヒビター)の多くは, 酵素反応の遷移状態に強く結合

できる構造を含んでおり，拮抗阻害様式で作用している．

2.2.2 受容体

受容体は薬物のもっとも主要な標的である．受容体はそれぞれに特異的な情報伝達分子と結合する部位をもっており，そこに結合する分子をリガンドとよぶ．生体内にある本来のリガンド（内因性リガンド）と受容体との結合による直接的作用あるいは二次情報伝達物質産生を通じて，情報伝達や遺伝子発現が調節される．このため，異常な遺伝子発現による細胞増殖を抑制する抗がん剤や神経伝達をコントロールする薬物には，受容体の内因性リガンドと競合する薬剤が多くみられる．この作用様式は，上述した酵素阻害薬の場合と基本的に同じである．おもな受容体として，細胞膜にあるチャネル型受容体，**G タンパク質共役型受容体**（G protein coupled receptor；GPCR），酵素型受容体と，核内あるいは細胞質内にある転写因子型受容体の 4 種類が知られている（表 2-1）．

(a) 細胞膜上の受容体

細胞膜上の受容体は，細胞膜を通過できない低分子化合物や高分子量タンパク質などと結合する．受容体はこれらのリガンドとの結合によってその構

●表 2-1 代表的な受容体とその内因性リガンド

受容体	内因性リガンド
チャネル型受容体	
ニコチン性アセチルコリン受容体（nAChR）	アセチルコリン
γアミノ酪酸受容体（GABA）	γアミノ酪酸
NMDA 型グルタミン酸受容体	グルタミン酸
セロトニン受容体（5-HT$_3$）	ヒスタミン
G タンパク質共役型受容体（GPCR）	
ロドプシン	
ムスカリン性アセチルコリン受容体（M$_1$〜M$_5$）	アセチルコリン
ドーパミン受容体（D$_1$〜D$_5$）	ドーパミン
オピオイド受容体（μ, δ, κ）	オピオイド
アドレナリン受容体（α$_{1,2}$, β$_{1-3}$）	ノルアドレナリン
セロトニン受容体（5-HT$_{1A\sim F}$, 5-HT$_{2A\sim C}$）	セロトニン
ヒスタミン受容体（H$_1$, H$_5$）	ヒスタミン
アンジオテンシン受容体（AT$_1$, AT$_2$）	アンジオテンシン II
酵素型受容体	
インスリン受容体	インスリン
上皮増殖因子受容体（EGFR）	EGF
血小板由来増殖因子（PDGFR）	PDGF
転写因子型受容体	
エストロゲン受容体（ER$_{\alpha, \beta}$）	エストラジオール
アンドロゲン受容体（AR）	テストステロン
グルココルチコイド受容体（GR）	コルチゾン
レチノイン酸受容体（μ, δ, κ）	全トランスレチノイン酸
ビタミン D 受容体（VDR）	活性型ビタミン D$_2$
ペルオキシソーム増殖剤活性化受容体（PPAR$_{\alpha, \gamma}$）	脂肪酸

nAChR：nicotinic acetylcholine receptor
GABA：γ(gamma)-aminobutyric acid
NMDA：N-methyl-D-aspartic acid
EGFR：epidermal growth factor receptor
PDGFR：platelet-derived growth factor receptor
GPCR：G protein-coupled receptor
EGF：epidermal growth factor
PDGF：platelet-derived growth factor
ER：estrogen receptor
AR：androgen receptor
GR：glucocorticoid receptor
VDR：vitamin D receptor
PPAR：peroxisome proliferator-activated receptor

造を変化させ，その構造変化が細胞内情報伝達経路を通じて核に伝えられ，遺伝子発現が制御される．リガンドが結合したあとの細胞内情報伝達でおもな役割をはたすのは，タンパク質のリン酸化，Gタンパク質，セカンドメッセンジャーである（図2-7）．

もっとも情報伝達速度が速い（ミリ秒単位）チャネル型受容体では，リガンドの結合によってチャネル構造が変化し，イオンが細胞内に流入する．チャネルの開口によりカルシウムイオンCa^{2+}が流入すると，Ca^{2+}が細胞内セカンドメッセンジャーとして働き，Ca^{2+}依存性キナーゼ（リン酸化酵素）の活性化を介する遺伝子発現が制御される．このようなチャネルタンパク質の役割については，本章の最後および第7章（抗潰瘍薬）のプロトンポンプインヒビターの項でもう一度説明する．

GPCRはヒトゲノムがコードする遺伝子のうちで最大のファミリーを形成する7回膜貫通型タンパク質である．GPCRにリガンドが結合すると，Gタンパク質を経由して**サイクリックAMP**（cyclic adenosine monophosphate；cAMP）およびイノシトール1,4,5-三リン酸（IP_3）がセカンドメッセンジャーとして産生される．

Gタンパク質は，$G\alpha$，$G\beta$，$G\gamma$の三つのサブユニットからなるタンパク質で，**グアノシン二リン酸**（guanosin diphosphate；GDP）と結合した不活性型と**グアノシン三リン酸**（guanosin triphosphate；GTP）と結合した活性型とのあいだでサイクルを形成することで機能する．リガンド結合によるGPCR

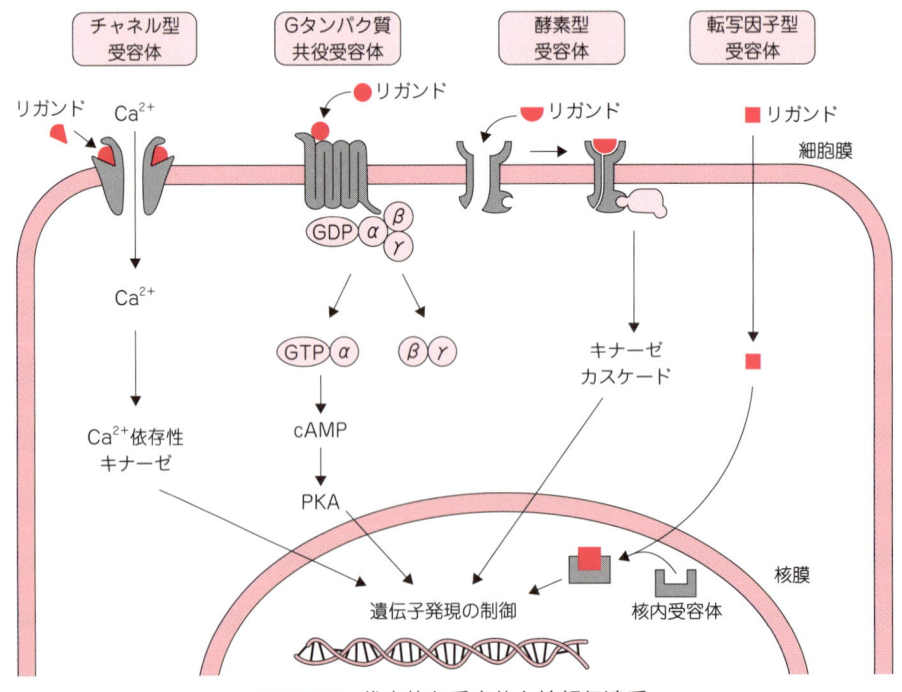

●図2-7　代表的な受容体と情報伝達系

の構造変化については，第5章（交感神経作動薬）でアドレナリン受容体を例に，その概要を説明する．

　酵素型受容体はリガンドとの結合により，キナーゼあるいはホスファターゼを活性化する．キナーゼはタンパク質をリン酸化する酵素で，ホスファターゼはリン酸基を除去する酵素である．タンパク質にリン酸基が導入される（あるいはリン酸基が除去される）と，リン酸基の強い負電荷の影響によってタンパク質の構造が変化する．酵素型受容体は，この構造変化を利用した連鎖的リン酸化反応（キナーゼカスケード）によって情報を伝達し，遺伝子発現をコントロールする．このような情報伝達にかかわるリン酸化の引き金を引くリガンドと受容体との結合は，遺伝子発現と細胞増殖に深くかかわっており，抗がん剤の分子標的となっている．その概要については，第12章（抗がん剤）の分子標的抗がん剤の項で説明する．

(b) 転写因子型受容体

　転写因子型受容体は核あるいは細胞質に存在する可溶性のタンパク質である．ほとんどの転写因子型受容体は核内に存在し（核内受容体），DNAの塩基配列を認識して結合する機能をもつ．核内受容体のリガンドは，細胞膜や核膜を通過して核内に到達してはじめて受容体と結合できる．このため，ステロイドホルモンや脂溶性ビタミン（レチノイン酸やビタミンD類），コレステロール誘導体，脂肪酸などの膜を通過しやすい脂溶性低分子が内因性リガンドとして働く（表2-1）．

　一般に，核内受容体は図2-8に示すように**DNA結合ドメイン**（DNA binding domain；DBD）と**リガンド結合ドメイン**（ligand binding domain；LBD）がヒンジドメインで結合された構造をもち，二量体としてDNAに結合する．DNA結合ドメインは，亜鉛フィンガー*とよばれるタンパク質モジュール構造を利用してDNAと結合する．内因性リガンドがLBDに結合すると，核内受容体にさらにコアクチベーターとよばれるタンパク質が結合できるようになり，下流の遺伝子発現が促進される．

　このように受容体を活性化するリガンドは，一般にアゴニスト（作動薬）とよばれる．一方，同じように受容体に結合するが，アゴニストの作用発現を妨げる作用を示す化合物はアンタゴニスト（拮抗薬）とよばれる．なお，どん

亜鉛フィンガー
二つの逆平行βシートと一つのαヘリックスが亜鉛イオンで安定化された部分構造．

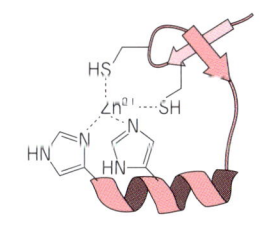

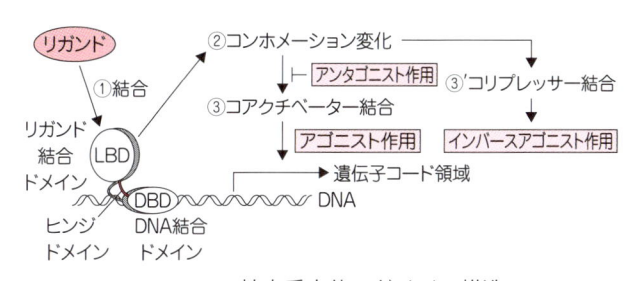

● 図2-8　核内受容体のドメイン構造

なに大量に存在しても内因性リガンドほどには受容体を活性化できない化合物はパーシャルアゴニスト（部分作動薬）とよばれ，どれほど大量に投与しても完全に受容体活性を抑えられない化合物はパーシャルアンタゴニスト（部分拮抗薬）とよばれる．また，内因性リガンドが存在しない状態よりも受容体活性を抑えるような化合物はインバースアゴニスト（逆作動薬）とよばれる．核内受容体の場合，このようなリガンド作用の違いは，核内受容体のLBD構造の変化によって説明される．以下，エストロゲン受容体を例にとってその概要を説明する．

エストロゲン受容体は女性ホルモン17βエストラジオール（図2-10）を内因性リガンドとする核内受容体で，女性ホルモン依存性のがんに対する抗がん剤の標的となる．内因性リガンド17βエストラジオールが核内受容体のリガンド結合ドメイン（LBD）に結合すると，LBD表面に3本のαヘリックスに囲まれた"くぼみ"ができる（図2-9a）．一定の長さの疎水性アミノ酸からなるαヘリックスを含むコアクチベーターはこの"くぼみ"にうまくはまり込み，以降の遺伝子発現の促進作用を示す（アゴニスト作用）．一方，内因性リガンドとよく似た構造をもった化合物がLBDに結合すると，LBD表面のヘリックス間の位置関係が変化してすこし大きな"くぼみ"が形成されることがある．このような大きな"くぼみ"には，より長い疎水性ヘリックス構造を含むコリプレッサーとよばれるタンパク質が結合できる．コリプレッサーは以降の遺伝子発現を抑制してしまうため，このような構造変化を起こす化合物はインバースアゴニストとなる．

内因性リガンドである17βエストラジオールと同じような大きさの疎水性骨格に疎水性置換基を組み込むと，LBDには結合するもののコアクチベー

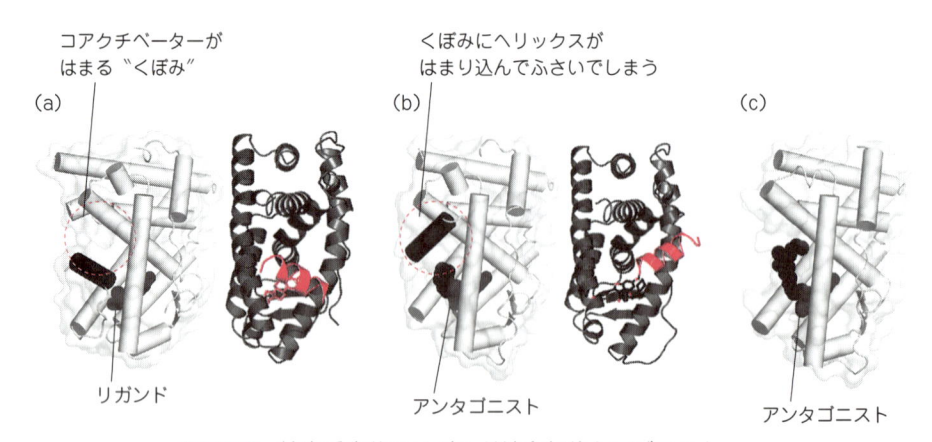

●図2-9　核内受容体のリガンド結合部位とアゴニスト，アンタゴニストとの結合
(a) 内因性リガンド（17βエストラジオール）との結合；アゴニスト作用．(PDB：1ERE)，(b) ラロキシフェンとの結合；アンタゴニスト作用 (PDB：1ERR)，(c) フルベストランとの結合；アンタゴニスト作用．

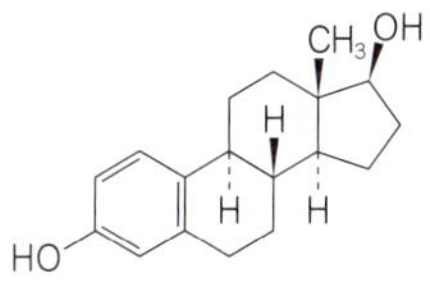

17βエストラジオール

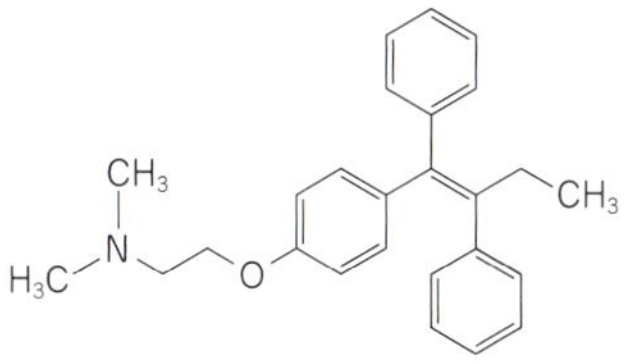

タモキシフェン

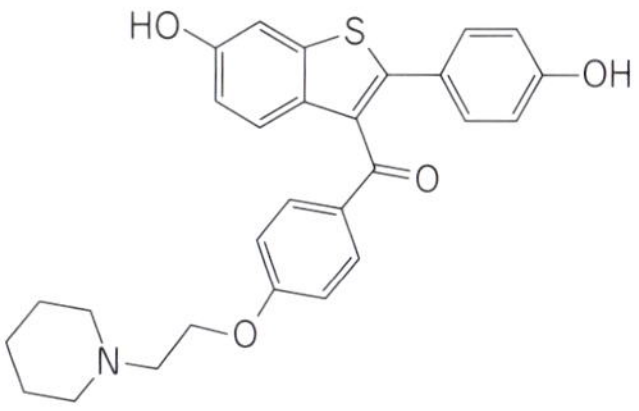

ラロキシフェン

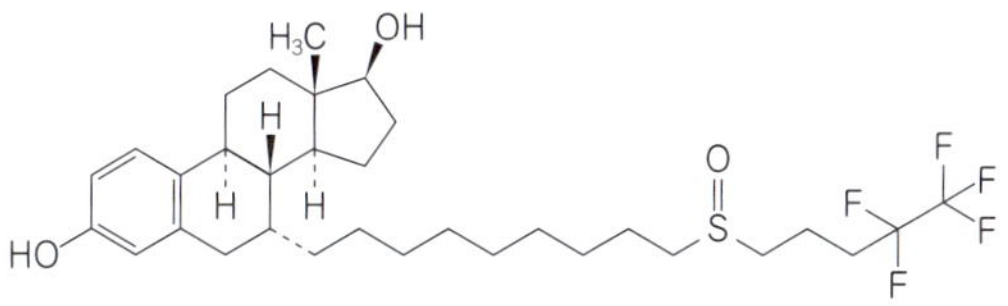

フルベストラント

●図 2-10　選択的エストロゲン受容体調節薬

ターとの結合サイトとなる〝くぼみ〟を形成できない化合物に変換できる．アゴニストとの結合で〝くぼみ〟の形成にかかわっていた3本のヘリックスのうちの1本がこの化合物との結合によって跳ね上げられて〝くぼみ〟の位置にはまり込み，コアクチベーターの結合サイトをふさいでしまうためである(図 2-9b)．さらに大きな置換基を組み込むと，この〝くぼみ〟に相当する結合サイトを完全にふさいでしまうことができる(図 2-9c)．したがって，このような置換基構造をもつ化合物はアンタゴニストとして作用する．

エストロゲン受容体にコアクチベーターが結合するかコリプレッサーが結合するかは，LBD の構造変化に大きく左右される．また，細胞のタイプによってコアクチベーターとコリプレッサーの発現レベルが異なる場合もある．このため，同一化合物を投与しても，臓器や細胞によってアゴニストとして作用したり，反対にアンタゴニストとして作用したりする．この違いをうまく利用しているのが，**選択的エストロゲン受容体調節薬**(selective estrogen receptor modulator；SERM)とよばれる乳がん抑制剤である(図 2-10，第 12 章 p.159 コラム)．

第一世代薬であるタモキシフェンは内因性リガンドである 17βエストラジオールと同じような大きさの疎水性化合物で，アミノアルキル側鎖をもっている．乳腺ではこの側鎖部分が図 2-9b のように作用し，アンタゴニストとしてがん細胞の増殖抑制に働く．一方，骨や子宮ではアゴニスト作用が残る．このとき，骨でのアゴニスト作用は骨密度低下の抑制(骨粗しょう症の保護)に働くため副作用としては現れないが，子宮でのアゴニスト作用は子宮出血などの副作用の原因となる．

第二世代薬であるラロキシフェンは，骨ではアゴニストとして作用するが，乳腺および子宮ではアンタゴニストとして作用する．このため，子宮での副作用が改善される．なお，ステロイド骨格に大きな置換基を導入したフ

ルベストラントは**完全なアンタゴニスト**(pure antagonist)として作用する(図2-9c).

2.2.3 膜貫通タンパク質（膜輸送体）

膜輸送体(membrane transport protein)とは，生体膜を貫通し膜を通して物質を輸送するタンパク質の総称である．疎水性低分子化合物はその濃度勾配に従って生体膜を通過できる（受動輸送）が，親水性化合物は自発的に膜を通過することはできない．また疎水性化合物であっても，低濃度側から高濃度側への濃度勾配に逆らう移動は自発的には進行せず，エネルギーの供給が必要になる（能動輸送）．膜輸送にかかわるタンパク質には大きくトランスポーターとチャネル・ポンプの2種類がある．膜を介した情報の伝達には受容体が重要な役割をはたし，物質のやり取りにはトランスポーターが働く．チャネル・ポンプは多くの場合イオンの輸送にかかわっており，その結果生じる膜電位にもとづく電気信号伝達にもかかわる．

(a) トランスポーター

トランスポーターは，細胞の生育に必要な糖やアミノ酸などの水溶性化合物を細胞内に取り込む．逆に，能動輸送によって細胞内に入り込んだ疎水性の化合物から細胞にとっての異物（薬物）や毒物を細胞外へと排除するトランスポーターも存在する．このタイプのトランスポーターは，**ATP結合部位**(ATP-binding cassette；ABC)をもつABC輸送体とよばれる膜貫通型タンパク質で，抗がん剤などに対する薬物耐性が生じるおもな原因の一つとなっている．この耐性機構では1種類のトランスポーターが化学構造や作用機序の異なる薬剤を同時に排出する（多剤排出トランスポーター）ため，多くの種類の薬剤が一斉に効かなくなってしまう．

(b) ポンプ

エネルギーを利用したイオンの膜輸送を担うタンパク質をイオンポンプとよぶ．アデノシン三リン酸(ATP)の加水分解と共役して各種のイオンを輸送するポンプには，筋肉のNa^+/K^+-ATPアーゼ，Ca^{2+}-ATPアーゼ，胃のH^+/K^+-ATPアーゼなどがある．Na^+/K^+-ATPアーゼやH^+/K^+-ATPアーゼはそれぞれナトリウムイオンあるいはプロトンとカリウムイオンを逆方向へ運ぶ対向輸送を行っている（図2-11）．胃のH^+/K^+-ATPアーゼについては，第7章でその構造と機能について説明する．また，ミトコンドリアの電子伝達系では，酸化還元反応で得られるエネルギーにより，膜の一方から他方へH^+が移動（この濃度差が結果的にATP合成のエネルギー源となる）するプロトンポンプが働いている．

(c) チャネル

エネルギーを必要としないイオン輸送はチャネルとよばれるタンパク質によって行われる．チャネルは膜を貫通する分子内部に極性アミノ酸からなる

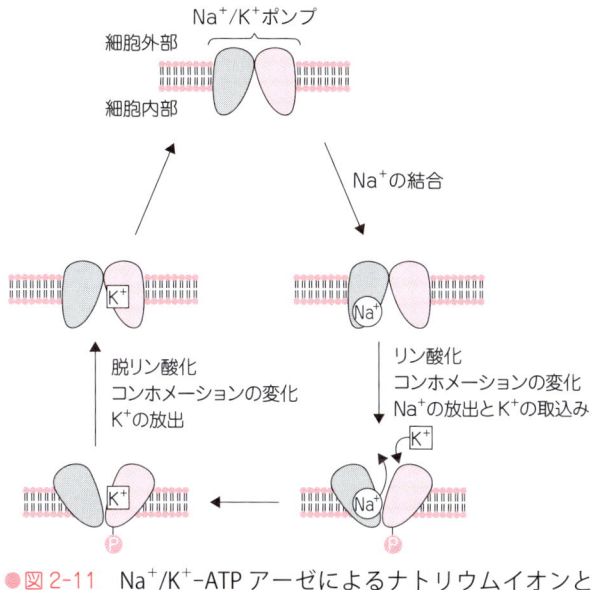

●図2-11　Na⁺/K⁺-ATPアーゼによるナトリウムイオンとカリウムイオンの輸送

"穴"（pore）をもっており，刺激により開口して選択的にイオンを通す．刺激の種類によってリガンド結合性イオンチャネルと電位依存性イオンチャネルに大きく分けられる．リガンド結合性イオンチャネルは，すでに述べたチャネル型受容体そのものである．ニコチン性アセチルコリン受容体（nAChR）やセロトニン受容体サブタイプ（5-HT$_3$），γ-アミノ酪酸受容体A（GABA$_A$），NMDA型グルタミン酸受容体などがある．このうち，グルタミン酸受容体に結合する薬剤は，アルツハイマー病の症状改善薬（メマリー®）として認可されている（第14章）．電位依存性チャネルにはNa⁺，K⁺，Ca²⁺，Cl⁻などのイオンチャネルがあり，細胞内外の濃度変化によって生じる膜電位の変化によってチャネルを開閉する．フグ毒テトロドトキシンはNa⁺チャネルに結合し，その開口を阻害することによって毒性を表す．

COLUMN　SPring-8

　小さいものを見るには顕微鏡を使う．普通に思い浮かべる顕微鏡は，可視光をレンズで集めて肉眼で見えるようにしている．このため，基本的に可視光の波長より短いものは見えない．もっと小さいものを見るには波長がさらに短いX線を使えばいいが，可視光のようにX線を集光できるレンズはない．そのため，X線をあてたときの回折像を使って間接的に"見る"ことになる．このX線のエネルギーが強くて指向性が高いほど，見える解像度（分解能）は上がる．このために使われるのが放射光である．

　放射光とは，電子を光とほぼ等しい速度まで加速し，磁石によって進行方向を曲げたときに発生する細く強力な電磁波のことをいう．赤外線からX線にいたるこの強力な電磁波を光源として利用しているのが**放射光施設**（synchrotron radiation facility）で，SPring-8は兵庫県の播磨科学公園都市にある世界最高性能の放射光を生みだすことができる大型放射光施設である．SPring-8の名前はSuper Photon ring-8 GeV（80億電子ボルト）に由来している．

　SPring-8の敷地面積は141ヘクタールで，甲子園球場の約36倍，東京ディズニーランド・テーマパークエリアの約2.8倍に相当する．平成24年度の年間使用電力量は約2億キロワット時（約20億円），ガスは約140万立方メートル（約1億円），水道水は約30万立方メートル（約1億円）である．国内の各大学および理化学研究所や原研（日本原子力研究開発機構）による学術利用だけでなく，製薬会社，製鉄会社など30社以上の産業利用や海外の研究機関の利用もある．犯罪捜査にも用いられ，和歌山毒入りカレー事件では亜ヒ酸の分析に利用された．なお，タンパク質のX線結晶解析で得られるのは電子密度であり，この電子密度を平面構造にあてはめていくことで立体構造が決められる．

第3章 医薬品の構造

3.1 ファーマコフォア

　医薬品とその標的分子（多くは酵素あるいは受容体などのタンパク質）との相互作用（結合）には，水素結合，イオン結合，疎水性結合（ファンデルワールス力）がおもに用いられる．医薬品が目的とする薬理作用を発揮するためには，標的タンパク質の官能基とこれらの相互作用を特異的に形成できる相補的な構造をもたなければならない．必然的に，同じ標的タンパク質に結合する医薬品は，立体的および電子的によく似た部分構造をもつことになり，この構造要素を**ファーマコフォア**（pharmacophore）とよぶ．すなわち，ファーマコフォアとは医薬品がその標的とする生体分子と結合（相互作用）するために不可欠な構造要素である．

　医薬品の構造のなかで，ファーマコフォア以外の部分は医薬品が薬理活性を示すための補助的な役割を担い，医薬品の体内動態や代謝などの改善による作用の増強や持続，副作用の軽減などに寄与する．標的分子が可溶性酵素であれば，その相互作用様式を原子レベルで解析できるので，ファーマコフォア要素をかなり正確に特定できる．しかし標的分子が受容体の場合は構造解析がそれほど容易ではないため，リガンド構造にもとづいてファーマコフォアを推定しなければならないことが多い．以下に鎮痛物質であるモルヒネとその受容体（7回膜貫通型受容体）との推定相互作用をもとに，ファーマコフォア構造の具体例を説明する．

　モルヒネはケシから抽出される植物アルカロイドで（第1章図1-1），強力な鎮痛作用を示す麻薬性の薬物である（ケシの鎮痛作用そのものは紀元前からすでに知られていた）．モルヒネは，神経細胞表面にあるオピオイド受容体*にアゴニストとして結合することにより，その薬理作用を示す．さまざまな類縁体の構造から，モルヒネはそのモルヒナン骨格の3位フェノール性ヒドロキシ基，A環のπ電子系，およびプロトン化されたカチオン性17位

オピオイド受容体
モルヒネ様物質（オピオイド）が結合する7回膜貫通型受容体．Gタンパク質の一種を介してアデニル酸シクラーゼの機能を抑え，サイクリックAMPの産生を抑える．δ（デルタ），κ（カッパ），μ（ミュー）などのサブタイプがある．

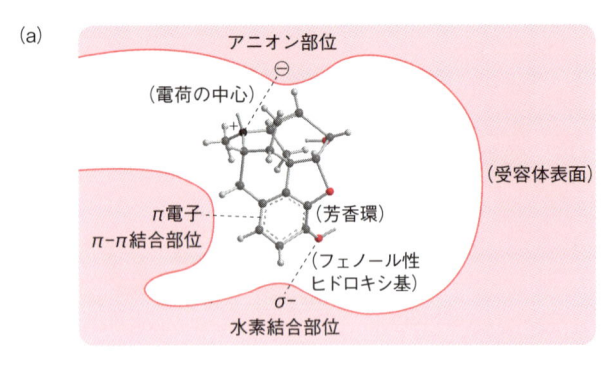

図3-1 オピオイド受容体結合に必要なファーマコフォア構造

(a) アニオン部位／電荷の中心／受容体表面／π電子／π-π結合部位／芳香環／フェノール性ヒドロキシ基／σ⁻／水素結合部位

(b) モルヒネ　　メチオニン-エンケファリン

窒素原子によって受容体と相互作用していると考えられた．すなわち，これら官能基の立体的配置と電子的性質がモルヒネのファーマコフォアを形成している(図3-1a)．しかしモルヒネはヒトの生体成分ではなく，ヒトがもつオピオイド受容体の内因性リガンドについては長く不明のままであった．

　1975年になって，ブタの脳からエンケファリンと名づけられた鎮痛物質が発見された．エンケファリンは5個のアミノ酸からなるペプチドで，その後の研究によりヒトを含む哺乳類の脳や神経系にも存在することがわかった．さらに，エンケファリンはモルヒネが結合するオピオイド受容体に内因性のリガンドとして作用することによってその鎮痛作用を発現していることがわかった．図3-1bに示す相互作用の模式図から，エンケファリンのN末端チロシン残基のアミノ基と側鎖フェノール構造がモルヒネと同様の電子的・立体的配置をとりうることがわかる．このことから，この部分構造がオピオイ

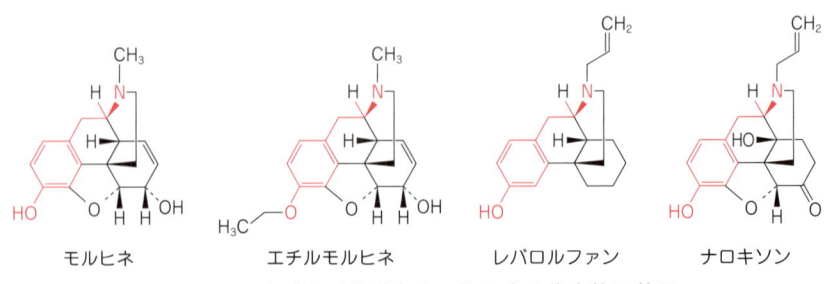

図3-2 オピオイド受容体に作用する代表的医薬品
（色のついた部分がファーマコフォア）

モルヒネ　　エチルモルヒネ　　レバロルファン　　ナロキソン

ド受容体に特異的に結合するためのファーマコフォア構造と考えられている．

代表的なオピオイド受容体作用薬(図3-2)は，モルヒネ拮抗作用を示すナロキソンを含め，すべてこの共通のファーマコフォアをもっている．なお，オピオイド以外の医薬品についてのファーマコフォア構造因子については，第5章以降の各論でそれぞれ説明する．

3.2 医薬品の立体化学

医薬品の標的分子は光学活性なアミノ酸や核酸をその構成分子としている．したがって医薬品が不斉炭素などに由来する光学活性体をもつ場合，その立体構造の違いによって薬理活性が異なることが多い(第1章p.14, 薬害サリドマイドの項参照)．第5章で述べるプロプラノロールは交感神経のβ受容体に結合して交感神経遮断作用を示すことから，狭心症などの治療薬として用いられる．

プロプラノロールは分子中に1個の不斉炭素をもつが，医薬品として用いられているのはラセミ体(エナンチオマー当量混合物)である．しかし，プロプラノロールの二つのエナンチオマーの薬理作用は同じではなく，S体がR体の約100倍の活性を示す．これはプロプラノロールの不斉炭素に結合したヒドロキシ基が重要なファーマコフォア構成因子となっており，その立体配置が標的受容体との相互作用の有無を左右するためである(図3-3a, b)．この実際の相互作用様式については，第5章であらためて説明する．なお，プロプラノロールのようにエナンチオマー間で薬理作用に差がある場合，活性の強い異性体を**ユートマー**(eutomer)，活性の弱い異性体を**ディストマー**(distomer)とよぶ．

すでにラセミ体として使用されている医薬品のユートマーのみが新たな医薬品として開発されることがある．このような医薬品開発を**ラセミックスイッチ**あるいは**キラルスイッチ**とよぶ．たとえば，第11章で述べるニューキノロン系抗菌薬の一つオフロキサシン(タリビット®)はラセミ体である

プロプラノロール

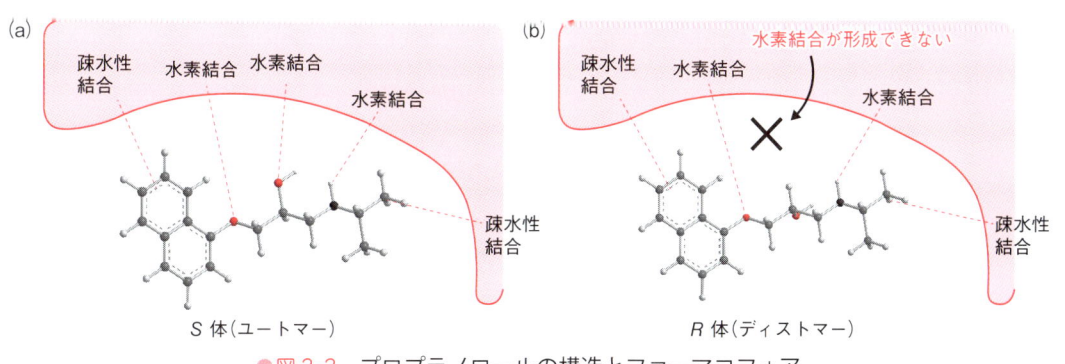

●図3-3 プロプラノロールの構造とファーマコフォア
(a) S-プロプラノロールおよび(b) R-プロプラノロールとβ受容体との結合模式図．

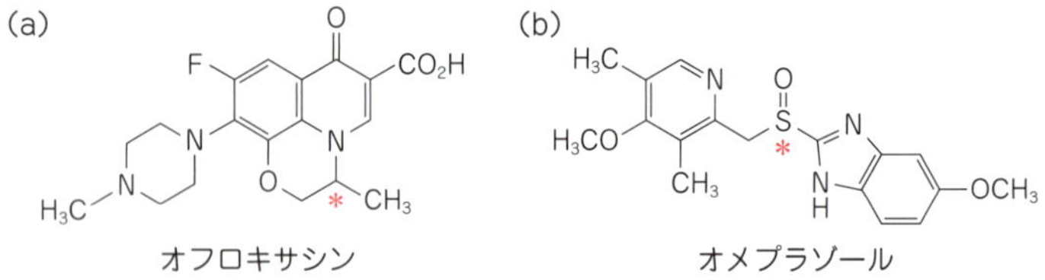

● 図 3-4　(a) オフロキサシンと(b) オメプラゾールの構造

（図 3-4a）．しかし，このエナンチオマーのうち S-(−)-オフロキサシンのみが抗菌活性を示し，R-(+)-オフロキサシンは抗菌活性を示さない．しかも，R 体のほうが S 体よりも発疹や下痢などの副作用を強く発現する．このため，S-(−)-オフロキサシンのみからなる光学活性体が医薬品として開発され，レボフロキサシン（クラビット®）として用いられている．

　また，抗潰瘍薬であるプロトンポンプ阻害薬のオメプラゾールも光学活性体の混合物であり，立体構造の違いによって代謝されやすさが異なっている（図 3-4b）．このため，ヒトでの代謝速度が遅い光学活性体のエソメプラゾール（ネキシウム®）がバイオアベイラビリティの高い薬剤として開発された（第 7 章参照）．

3.3　生物学的等価性

　医薬品の分子設計では，リードとなる構造の一部をほかの原子や原子団に置き換え，薬理作用を増強したり持続性を向上させたり，副作用の軽減などを図ることが多い．このような構造の置き換えでは，標的分子と医薬品との相互作用を維持および強化することが必要であり，このような置き換えが可能な原子や原子団を**生物学的等価体**（バイオアイソスター，bioisoster）とよぶ．また，このような置き換えが可能な性質を生物学的等価性という．

　生物学的等価性は，その原子あるいは原子団の疎水性，電子効果，立体因子などによって決まる．したがって生物学的等価性は，以下に述べる化学的等価性にもとづいた生物作用の等価性であるといえる．

3.3.1　化学的等価性

① 周期表の同じ列に属する原子は最外殻電子の配置が同じであり，等価体とみなせる．フッ素 F，塩素 Cl，臭素 Br，ヨウ素 I のハロゲン原子，炭素 C とケイ素 Si，酸素 O と硫黄 S などがこれにあたる．
② ある原子に水素を一つ付加させると，周期表の同じ行の右隣の原子とよく似た性質をもたせることができる．このような擬似原子概念にもとづく変換も，等価体変換とみなせる（図 3-5a）．
③ 芳香族性を維持できる構造変換も等価体変換とみなせる（図 3-5b）．
④ 電子効果を維持できる置換基変換も等価体変換とみなせる（図 3-5c）．

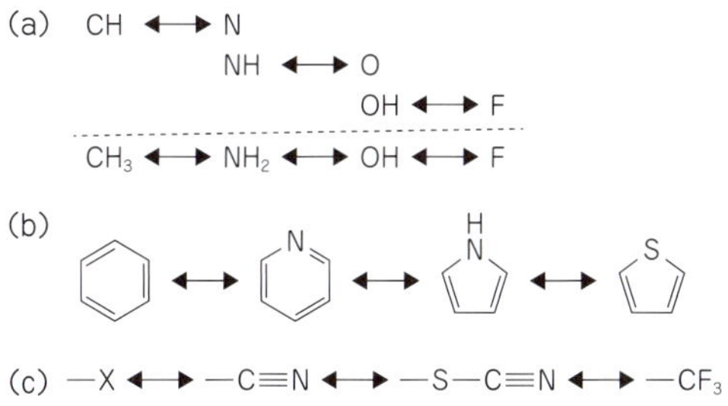

(a)
CH ⇔ N
NH ⇔ O
OH ⇔ F
- - - - - - - - - - - -
CH₃ ⇔ NH₂ ⇔ OH ⇔ F

(b) ベンゼン ⇔ ピリジン ⇔ ピロール ⇔ チオフェン

(c) —X ⇔ —C≡N ⇔ —S—C≡N ⇔ —CF₃

●図 3-5　化学的等価変換の例

以上のような化学的性質の類似性にもとづき，生物学的等価体として扱われるおもな原子団を表 3-1 にまとめた．次に医薬品における具体例をあげる．

●表 3-1　生物学的に等価な原子団

名　称	構　造
カルボニル等価体	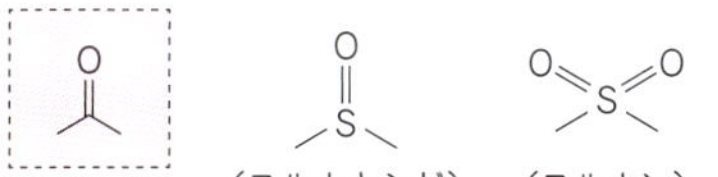 ケトン　／　スルホキシド　／　スルホン
カルボン酸等価体	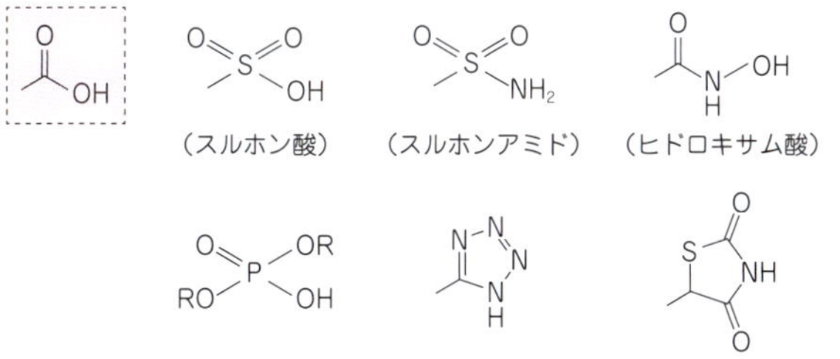 カルボン酸　／　スルホン酸　／　スルホンアミド　／　ヒドロキサム酸　／　リン酸ジエステル　／　テトラゾール　／　チアゾリジンジオン
エステル等価体	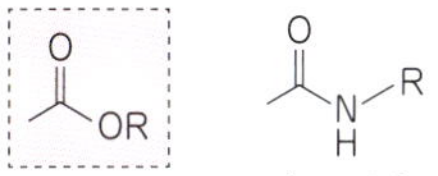 エステル　／　アミド
アミド等価体	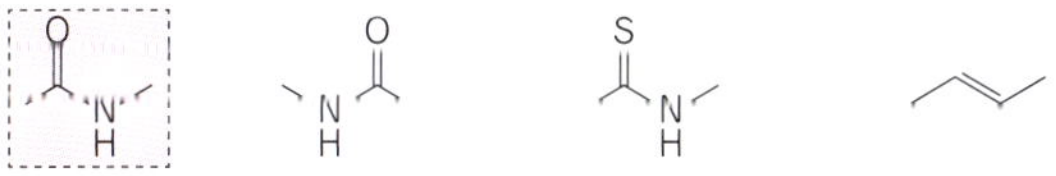 アミド　／　逆アミド　／　チオアミド　／　二重結合

3.3.2　医薬品における等価置換の例

　統合失調症治療薬のハロペリドールとブロムペリドールはハロゲン原子が置換されているが，同様の薬理活性を示す（図 3-6a）．抗不安薬のジアゼパムとフルジアゼパムでは，水素原子がフッ素原子に置換されている（図 3-6b）．フッ素原子と水素原子は原子の大きさが類似しているが，炭素-フッ素結合のほうが切れにくい．また，フッ素誘導体は薬物代謝酵素シトクロム P450 の作用を受けにくいと予測され，作用の持続が期待できる．
　カルボキシ基を類似した酸性度をもつ置換基に等価体置換する手法もよく

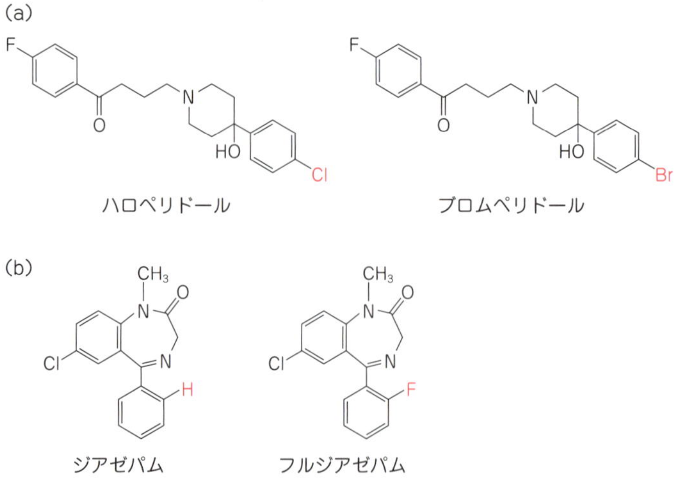

●図3-6 ハロゲン置換基への等価体変換

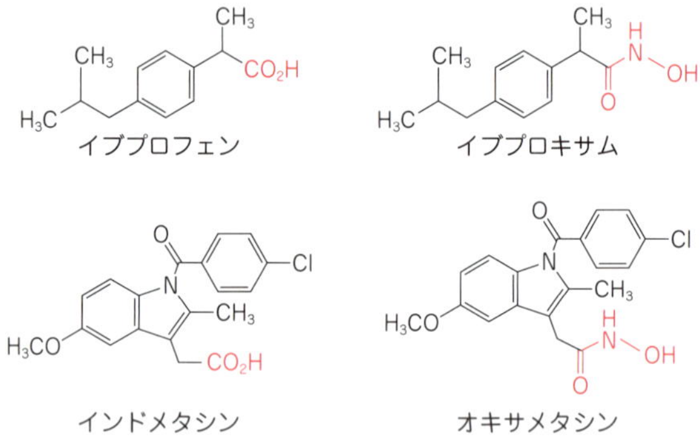

●図3-7 カルボキシ基の等価体変換

用いられる．ヒドロキサム酸はその一例であり，イブプロフェン系抗炎症薬やインドメタシン系抗炎症薬のカルボキシ基の等価体置換などが知られている（図3-7）．そのほか，それぞれの医薬品の等価置換例については，第5章以降で具体的に説明する．

3.4 構造活性相関

　ファーマコフォアの構造を変えたり生物学的等価体へ変換したりすると，薬理活性が変化する．構造の一部を変えたとき活性がどのように変化するのか，活性の変化が構造のどの部分のどのような物理化学的性質の変化によるものなのかを調べるのが**構造活性相関研究**（structure-activity relationship study）である．構造活性相関を調べることにより，最初に見つけたヒット化合物の構造を**最適化**し（lead optimization），活性が増強されたリード化合物を合理的に見つけることが容易になる．薬理活性発現に影響する物理化学的

COLUMN　医薬品の名称

　医薬品には三つの名前，一般名，化学名，商品名があり，添付文書に記載されている．一般名は，**世界保健機関**（World Health Organization；WHO）が定めた国際基準に準拠してつけられる各国共通の名称である．化学名をもとにつけられることが多く，共通の語幹（ステム；後見返しの表参照）が用いられる．これにより薬理作用と構造式をある程度関連づけできる．

　化学名は，有効成分の化学構造式をIUPAC（International Union for Pure and Applied Chemistry，国際純正応用化学連合）規則で命名したものである．商品名（ブランドネーム®）は製品としての名前で，商標として登録され製造販売会社のみが使える．しかし，商品名が類似していても作用が異なる医薬品もあり，取り違えが問題になることがある．抗喘息薬のアロテックと降圧薬のアテレック，抗がん剤のタキソール注射液（一般名パクリタキセル）とタキソテール注射液（一般名ドセタキセル水和物）などである．なお，ジェネリック医薬品は同一成分について多数の銘柄が存在することがあるので，厚生労働省の通達にもとづく一定の基準「含有する有効成分の一般的名称，剤型，含量，会社名」で名前がつけられる．たとえば，アクトス（主成分ピオグリタゾン）のジェネリック医薬品の場合だと，ピオグリタゾン OD 錠 15 mg「トーワ」（OD は口腔内崩壊錠），ピオグリタゾン OD 錠 15 mg「日医工」，ピオグリタゾン OD 錠 15 mg「サワイ」，などとなる．

パラメータには，（ⅰ）疎水性，（ⅱ）電子効果，（ⅲ）立体因子，の三つがある．

　疎水性を示すパラメータとしてよく用いられるのが**分配係数**（P, partition constant）である．分配係数は，化合物を有機相（n-オクタノール）と水相に分配したときの両相に溶けた化合物の比で表される．

$$P = \frac{[n\text{-オクタノール層に溶けた化合物濃度}]}{[水相に溶けた化合物濃度]} \quad (3.1)$$

疎水性はその常用対数 logP 値を用いて表されることが多い．薬物がその作用部位に到達するためには，吸収に必要な水溶性とともに膜通過性も求められる．したがって，化合物が最大の生物活性を示すためには，疎水性と親水性の適度なバランスが必要とされる．

　薬物のもつ電荷や極性はその膜透過性を左右するだけでなく，酵素や受容体との結合力にも影響を与える．この電子効果を表すパラメータとしては，Hammett の**置換基定数**（σ, substituent constant）がよく用いられる．この定数 σ は，ある置換基が電子を求引する性質をもつのか，供与する性質をもつのかを表す指標である．安息香酸の芳香環上にその置換基を導入したときに安息香酸カルボキシ基の解離に及ぼす影響で示され，置換基を導入したときとしなかったときの解離定数の差で数値化される（図3-8）．芳香環上に電子求引性基をもつと，共役塩基が安定化されてカルボン酸の解離度が大きくなり，σ 値は正となる．逆に，電子供与性基をもつと σ 値は負になる．

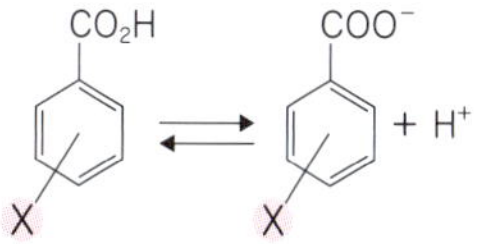

$$\sigma_X = \log K_X - \log K_H = \log \frac{K_X}{K_H}$$

●図3-8
安息香酸の解離と σ

置換基の立体因子を表すには，置換酢酸エステルの加水分解速度に及ぼす置換基効果などが指標として用いられる．活性発現に影響するこのような化学的パラメータの寄与をそれぞれの係数によって線形結合させ，化合物の薬理活性を定量的に示そうとするのが**定量的構造活性相関**[*]である．現在では，三次元構造の寄与を含めたコンピュータによる定量的構造活性相関研究が展開されている．

定量的構造活性相関
quantitative structure-activity relationship (QSAR) ともよばれる．
Hansch-Fujita の式が代表的な方法の一つ．

3.5 リピンスキ (Lipinski) 則

これまで述べてきたように，化合物には**医薬品になりやすい構造**[*]となりにくい構造がある．市販医薬品の構造をもとに経験的に求めた医薬品らしさの指標が**リピンスキ (Lipinski) 則**である．この経験則では，以下の4項目が該当する化合物は経口アベイラビリティが悪いため，医薬品になる可能性が低いとされる．5および5の倍数が基準となっているので，rule of five ともよばれる．この4条件のうち，一つでも当てはまれば経口医薬品とならないことが多く，二つあてはまれば可能性がさらに低くなるとされる．

医薬品になりやすい構造
ドラッグライクな化合物ともよばれる．

① 分子量が 500 を超える．
② 疎水性 logP が 5 を超える．
③ 水素結合供与体となるヒドロキシ基とアミノ基の総数が 5 を超える．
④ 水素結合受容体となる酸素原子と窒素原子の総和が 10 を超える．

第4章 ゲノム創薬とバイオ医薬品

4.1 ゲノム創薬

4.1.1 ゲノム創薬

　ゲノムとは一つの細胞核に含まれるDNA全体をさし，その生物がもつ遺伝情報のすべてを含む．ヒトの体細胞1個あたりのDNA塩基対の数は約60億個で，そのほぼ全塩基配列が2003年に解読された．そのうちタンパク質をコードする構造遺伝子は約3万個あり，そのDNA配列は個人個人でわずかに異なっている．この違いは遺伝子多型とよばれ，そのなかでもっとも多いのが**一塩基多型**(single nucleotide polymorphism；SNP，スニップ)である．これは個体間で遺伝子配列のなかの一塩基が別の塩基に置き換わったもので，500〜1000塩基対あたり1か所程度の割合で見られる．SNPを解析すれば，個人個人の薬物感受性や副作用発現頻度の予測，遺伝子に起因する疾患の判定，などが可能になる．

　正常状態と疾患状態での遺伝子の機能を総体として比較し理解するために，DNAチップ*を用いた遺伝子発現の解析や遺伝子から翻訳されたタンパク質の性質を網羅的に調べる*こともある．遺伝子発現やその制御，発現タンパク質群の変化などに関して得られた膨大な解析データは，コンピュータで整理統合され機能解析される(バイオインフォマティクス)．

　ゲノム創薬では，こうして得られたさまざまな情報にもとづいて疾患に関連する遺伝子や治療関連遺伝子を網羅的に探索し，それらを制御する新しい化合物を探す．すなわち，医薬品の開発過程(第1章)のうちの探索段階を，ゲノム情報にもとづいて行うことになる．また，推定された疾患関連遺伝子を欠損あるいは除去したモデル動物を用いて，疾患の標的となる遺伝子の特定と機能解析も行われる(**創薬ターゲット・バリデーション**，target validation)．さらに臨床試験では，遺伝子多型やSNPの遺伝子診断によって薬物の標的タンパク質をもっていて薬効がでやすい患者(レスポンダー)と

DNAチップ
塩基配列のわかっている多数のDNA断片を高密度に配置したプラスチックなどの基板．検体のDNA配列と相補的な塩基配列のみが結合することを利用して，ヒト細胞内で発現している遺伝子情報を網羅的に検出することができる．

プロテオーム研究
タンパク質の性質を網羅的に調べること．高感度質量分析機がよく用いられる．

これをもたない患者(ノンレスポンダー)を区別できるようになった．また，薬物代謝酵素の多寡による作用の違いなどもあらかじめ把握し，合理的に臨床試験を進められるようになっている．

このような遺伝子情報をもとにすれば，最終的に各個人の体質に合った医療〝個別化医療〟も可能になる．実際，投与前の遺伝子検査*によって分子標的がん治療薬の効き目をあらかじめ推定することができるようになっている．

コンパニオン診断
おもに分子標的薬などの効果や副作用を投与前に予測するために行われる遺伝子検査などをコンパニオン診断とよぶ．

4.1.2 疾患関連遺伝子

疾患関連遺伝子とは，その遺伝子の量的変化や質的変化によって疾患が発症する遺伝子をいう．いわゆる遺伝病は単一の遺伝子(原因遺伝子)が先天的に欠損して起こる．このような遺伝病には，血液凝固因子の欠損による血友病，ジストロフィン遺伝子の欠損による筋ジストロフィー，フェニルアラニン-4-モノオキシダーゼ遺伝子の欠損によるフェニルケトン尿症などがある．これらの疾患には，原因遺伝子を体内に導入して治療する遺伝子治療が有効と考えられる(コラム；遺伝子治療)．しかし，たいていの疾患(がんや生活習慣病など)では複数の遺伝子が関与しており，それらが複雑にからみあって発症に至る．

とくに，細胞増殖にかかわる遺伝子異常が原因であるがんについては，多くの疾患関連遺伝子が特定されている(表4-1)．がん細胞の増殖に関与するがん遺伝子には，増殖因子やその受容体をコードする遺伝子，情報伝達系タンパク質やキナーゼをコードする遺伝子などがある．多くの分子標的抗がん剤は，これらの増殖因子受容体やキナーゼを標的として開発されている(第12章)．一方，がん化を抑制する遺伝子には，家族性大腸腺腫症や家族性乳がんなどの高発がん性家系の患者で異常が認められる遺伝子が多い．

● 表4-1　おもながん遺伝子とがん抑制遺伝子

がん遺伝子	
増殖因子遺伝子	がん化増殖因子(TGF)遺伝子
	血小板由来増殖因子(PDGF)遺伝子(v-sis)
増殖因子受容体遺伝子	上皮増殖因子(EGF)受容体遺伝子(v-$erbB$)
	コロニー刺激因子(CSF-1)受容体遺伝子(v-fms)
Gタンパク質遺伝子	がん遺伝子・ras(K-ras, H-ras, N-ras)
核内タンパク質遺伝子	がん遺伝子(myc, fos, jun)(転写活性化遺伝子)
	非受容体型チロシンキナーゼ遺伝子(src)
	セリンスレオニンキナーゼ遺伝子(raf)
	アポトーシス抑制遺伝子(bcl-2)
がん抑制遺伝子	
高発がん性家系	RB(家族性網膜芽細胞腫)
	APC(家族性大腸腺腫症)
非家族性	$P53$(脳腫瘍，肺がん，大腸がん)

4.2 バイオ医薬品

バイオ医薬品は，生物(哺乳類細胞，ウイルス，バクテリアなど)によって生産されるタンパク質を有効成分とする医薬品である．糖尿病治療に用いられるインスリンはもっともよく知られたタンパク質性医薬品の一つで，1980年代までは動物から抽出されたインスリンが使用されていた．1982年，組換え遺伝子技術によって大腸菌からヒト・インスリンがつくりだされ，これが最初に承認されたバイオ医薬品になった．現在では，大腸菌だけでなく真核細胞である酵母や糖鎖付加が可能な動物由来細胞などが，バイオ医薬品生産に用いられている．

バイオ医薬品の製造には環境変化に敏感な生物を用いるため，その安全性と有効性を維持するために低分子有機化合物に比べて高い製造品質管理基準(GMP)と工程内管理試験が必要になる．代表的なバイオ医薬品として，酵素，ホルモン，サイトカイン，抗体などがある．表4-2にその一例をあげる．

組換え技術を用いて作製される酵素の一つに**組織プラスミノーゲンアクチベータ**(tissue plasminogen activator；t-PA)がある．t-PAはアミノ酸527個からなる糖タンパク質で，血栓の原因となる凝固したフィブリンの溶解を促進する作用をもつ．このため，点滴静脈内投与による冠動脈血栓の溶解(急性心筋梗塞の発症6時間以内)に用いられる．t-PAのアミノ酸配列を一部変換した改変型t-PAでは血中滞留時間が延長され，点滴注射に代わる1回の静脈内注射で同等以上の効果が得られる．

もっともよく知られているホルモン性バイオ医薬品の一つが糖尿病治療薬インスリンである．天然型インスリンのアミノ酸配列を一部変換することに

● 表4-2 上市されたバイオ医薬品の分類と適用例

バイオ医薬品のクラス	対象となる疾患および病態
抗CD20抗体	がん，関節リウマチ
抗HER2抗体	がん
抗TNFα抗体	関節リウマチ，クローン病，潰瘍性大腸炎
血管内皮細胞増殖因子(anti-VEGF)抗体	がん，黄斑変性症
骨形成タンパク質-7	骨欠損
コンセンサスインターフェロン	C型肝炎
エリスロポエチン(EPO)	慢性貧血症
卵胞刺激ホルモン(FSH)	不妊症
グルカゴン	低血糖症
顆粒球コロニー刺激因子	がん，好中球減少症
ヒト絨毛性ゴナドトロピン	不妊症
ヒト・インスリン	糖尿病
インターロイキン-2	がん
抗インターロイキン-6抗体	関節リウマチ
インターフェロンα-2a/2b	がん，肝炎
インターフェロンβ-1a/1b	多発性硬化症

> **COLUMN　遺伝子治療**
>
> 　一般に遺伝子治療とは，遺伝子あるいは遺伝子を導入した細胞を患者に投与することで治療を行う方法をさす．ただし，患者の細胞や組織などの体細胞を対象とした治療に限定されており，生殖細胞系列への遺伝子操作は禁止されている．ある遺伝子の機能が低下している場合はその遺伝子を外から補充し，特定の遺伝子の発現が細胞にとって害になるような場合にはその遺伝子の発現を抑えることが目的になる．この遺伝子治療にとってもっとも重要なポイントの一つが，いかに遺伝子を効率よく安全に目的の細胞や組織に導入するかである．一つはウイルスベクターを用いる方法で，安全性の面から宿主細胞に組み込まれることのないアデノウイルスなどが考えられる．一方，ウイルスを使わない方法としてはリポソーム法や遺伝子を直接注入する方法などがある．しかし，遺伝子の導入効率が低く，発現も一過性にしかみられないという問題点がある．いずれの方法についても，これからの技術改良が必要とされている．またこの分野では，患者から樹立可能な iPS 細胞を用いた遺伝子治療や RNA 干渉（RNAi）を用いた目的の遺伝子の不活化など，新しい技術の開発がおおいに期待されている．

より，吸収速度の速い速効型インスリンや作用が持続する長時間型インスリンなどの誘導体も生産されている．速効型インスリンは皮下注射時単量体のままに保たれるため，吸収が早く効果がすみやかに発現する．長時間型インスリンでは注射後の pH 変化によっていったん沈殿が生じ，これがゆっくりと溶解することによって長時間一定の血中濃度を維持できる．

　おもに腎臓で生成されるエリスロポエチン（アミノ酸 165 個からなる糖タンパク質）は赤血球の産生を促進する作用をもち，遺伝子組換えエリスロポエチン製剤は慢性腎炎の治療に用いられている．そのほか，インターフェロンやインターロイキンなどのサイトカイン類もがんや肝炎の治療に用いられている．

　特定の物質や分子だけを認識するモノクローナル抗体を利用した抗体医薬品も代表的なバイオ医薬品の一つである．抗体医薬品は，がん細胞などの表面にでている抗原タンパク質をピンポイントで認識できるため，高い治療効果と副作用軽減が期待できる．抗体医薬品で使われる抗体はマウス由来のものが多かったが，ヒトに投与するとマウス抗体に対する抗体が産生され作用の減弱や副作用が生じる．この点を改良するため，マウス抗体の抗原への結合性を保持しつつ，それ以外の部分を遺伝子工学的手法でヒト化することが行われた（ヒト化抗体）．現在では，ヒトの抗体産生にかかわる遺伝子をマウス胚あるいはマウス由来の抗体産生細胞に移入し，ヒト由来の抗体をつくりだすことが可能になっている（完全ヒト抗体）（第 13 章）．2004 年には，完全ヒト抗体の抗リウマチ薬アダリムマブ（ヒュミラ®，2 週間に 1 回投与）が発売された．

PART II 医薬品開発の実際

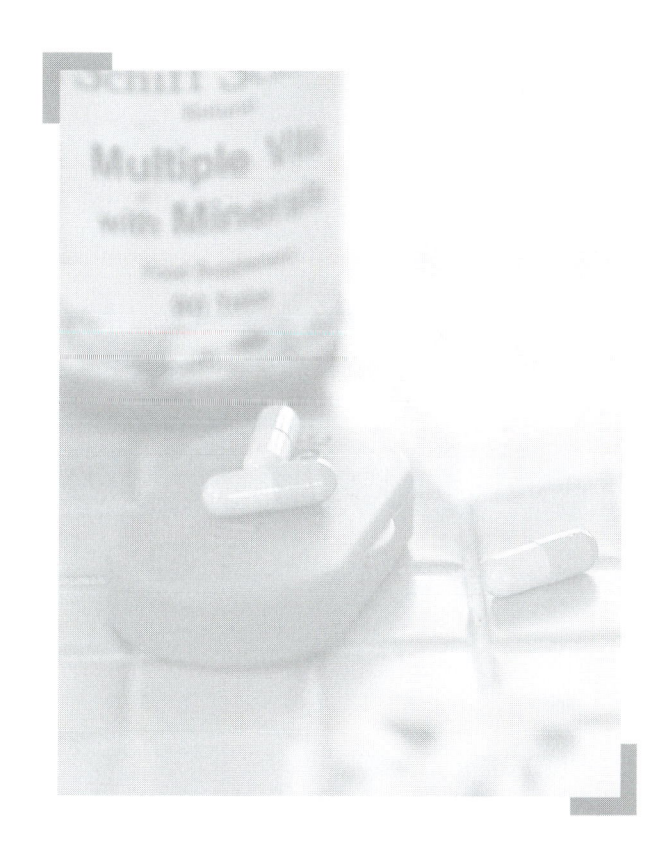

第5章 交感神経作動薬

5.1 交感神経受容体とそのリガンド

　ヒトの機能制御を行う神経系には，体性神経系と自律神経系がある．体性神経系はヒトが自らの意思でコントロールできる骨格筋などを制御し，自律神経系はヒトが随意にコントロールできない内臓諸器官などを制御する．自律神経系はさらに交感神経系と副交感神経系に分かれる．この二つの系は互いに逆方向に作用し，そのバランスを微妙に調節することによって，ヒトの体の恒常性が保たれている．

　自律神経系での細胞間の情報伝達は，神経伝達物質によって行われる．交感神経系ではカテコールアミン*とよばれるノルアドレナリンとアドレナリンが，副交感神経系ではアセチルコリンが神経伝達物質として働き，これらの神経伝達物質がそれぞれに特異的な受容体と結合する．交感神経の受容体はα受容体とβ受容体の二つのサブタイプに大別され，αにはα_1，α_2，βにはβ_1，β_2，β_3*という下位のサブタイプが存在する．これらの受容体はいずれも7回膜貫通型のGタンパク質共役型受容体（GPCR，第2章 p.23）である．

　交感神経系の機能は「**闘争か逃走か**」（fight or flight）と総称される身体的活動や広義のストレス状況下（恐怖など）で発揮される．交感神経が興奮すると各器官は以下のような反応を示し，すばやく状況に対応できる体制を整える（図5-1）．

① **心臓**　心臓の心筋にはβ_1受容体が広く分布している．ノルアドレナリンが結合すると，心筋内のCa^{2+}濃度が上昇し，心筋は収縮し心拍数も増加する．その結果，心臓が目的細胞へ血液を送り込む量が増え，エネルギーのもととなるATP産生が高まる．一方，心臓をとりまく冠状動脈にはおもにβ_2受容体が分布している．この受容体にノルアドレナリンが結合すると，冠血管平滑筋が弛緩し冠状動脈が拡張する．その結果，心

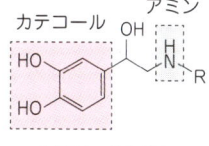

カテコールアミン

β_3サブタイプ受容体
β_3アドレナリン受容体はもっとも遅くに報告された受容体であるが，脂肪組織，膀胱，消化管などに限在する．β_3受容体を選択的に刺激する薬が開発されれば，心臓や気管支に作用することなく脂肪を効率的に減少させることができるのではないかと期待されている．

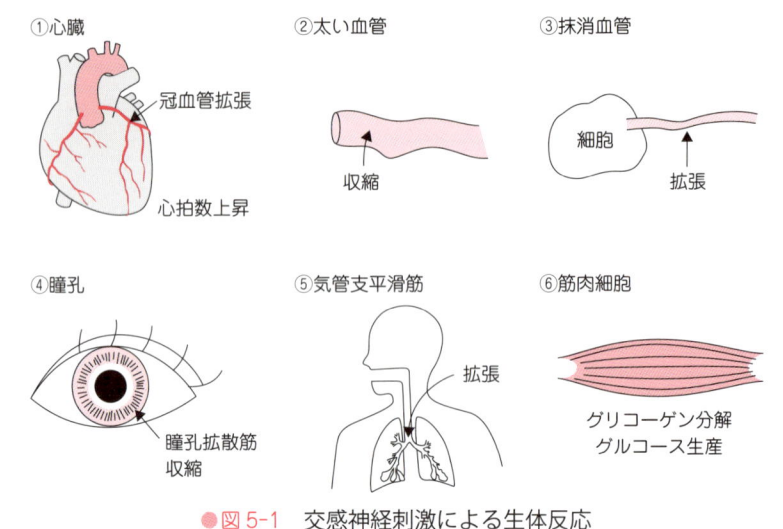

図 5-1 交感神経刺激による生体反応

筋に十分量の酸素と栄養を供給できるようになる．

② **太い血管** ここにはおもに$α_1$受容体が分布しており，ノルアドレナリンが結合すると血管平滑筋細胞内にCa^{2+}が流入し，血管の収縮が起こる．これによりすばやく大量の血液を末梢へ送ろうとする．

③ **末梢血管** 末梢には冠血管と同様におもに$β_2$受容体が分布している．ノルアドレナリンが結合すると末梢血管が拡張し，細血管への酸素と栄養の円滑な送達を助ける．

④ **瞳孔** 瞳孔散大筋にはおもに$α_1$受容体が分布しており，ノルアドレナリンが結合すると筋収縮が起こる．このため瞳孔が拡張し，まわりがよく見えるようになる．

⑤ **気管支平滑筋** ここには$β_2$受容体が分布している．ノルアドレナリン結合による気管支平滑筋の弛緩で気道が広がり，酸素を取り込みやすくなる．

⑥ **筋肉細胞** ここにも$β_2$受容体が分布しており，交感神経刺激によって細胞に貯蔵されていたグリコーゲンからグルコースが産生されエネルギー源となる．この受容体がブロックされていると低血糖になってもグリコーゲンからグルコースが産生されなくなり低血糖状態が遷延する．

1950年ごろまでには，各臓器での交感神経刺激応答の違いをもとに，それぞれの臓器における異なったタイプの受容体の存在が提唱されるようになった．さらに，内因性リガンドであるノルアドレナリンとアドレナリン，気管支拡張薬開発研究の初期に合成されたアドレナリン作動薬イソプレナリンの構造比較から，受容体タイプと構造との関連が推測されるようになった（図 5-2）．

その後の研究により，この三つの化合物のなかで窒素原子上に置換基をも

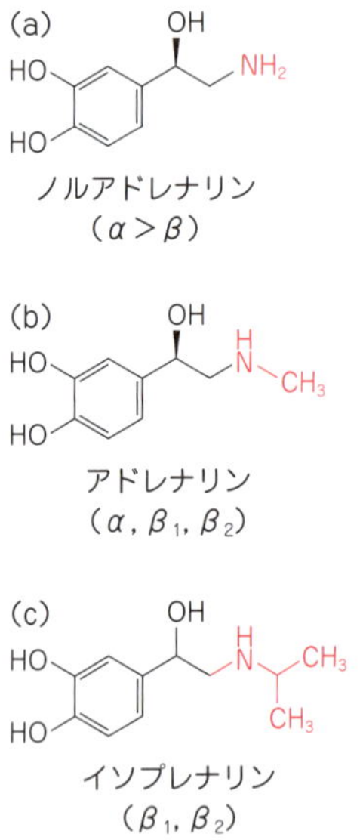

● 図 5-2
α作動薬とβ作動薬の構造
(a) α選択的作動薬，(b) α，β選択的作動薬，(c) β選択的作動薬．

(a) ノルアドレナリン（$α > β$）
(b) アドレナリン（$α, β_1, β_2$）
(c) イソプレナリン（$β_1, β_2$）

たないノルアドレナリンがα選択的であるのに対し，メチル基をもつアドレナリンはβ受容体にも作用すること，さらにかさ高い置換基であるイソプロピル基をもつイソプレナリンはβ選択的作動薬として働くことがわかった．ジェームス・ワイト・ブラック (p.4) は，当時はまだ仮説であったこのような受容体サブタイプの存在を前提として，新しい狭心症治療薬の開発をはじめた．

5.2 βブロッカー（β_1遮断薬）

5.2.1 虚血性心疾患

冠状動脈*は心臓を取り巻く動脈で，心臓が血液を全身に送るために必要な酸素と栄養を供給する．冠状動脈の弾力性が低下し狭窄が起こる（動脈硬化）と，血液の流れが悪くなって酸素と栄養の供給が不足する．心臓に必要な酸素が供給されないために生じる疾患は虚血性心疾患と総称され，虚血状態が続くと心筋の障害が起こる．狭心症は心筋虚血によって生じる疾患で，狭心痛*とよばれる胸の激痛がおもな症状である．そのほか，動悸や不整脈，呼吸困難，頭痛などの症状が認められる．

狭心症は，高血圧，高脂血症，肥満，ストレスなどによって冠動脈にプラークとよばれる固まりができ，血液の通り道が狭くなって起こることが多い．そのほか，心臓の血管そのものが異常収縮をきたし極度に狭くなってしまうために起こる冠攣縮型狭心症*がある．このような症状を放置して冠状動脈の枝分かれの一つ以上が閉塞してしまうと，心筋梗塞を引き起こす．ブラックは，交感神経系の抑制物質によって心筋の過度の働きを抑えれば，狭心症や不整脈が改善されるのではないかと考え，交感神経系受容体の内因性リガンドであるアドレナリンやノルアドレナリンの拮抗物質が作用機序にもとづく新しい狭心症治療薬になると予想した．

5.2.2 βブロッカー（β_1遮断薬）の開発

ブラックが自らの仮説にもとづいて研究をはじめた当時，イソプレナリンの誘導体の一つジクロロイソプレナリン（図5-3a）が気管支拡張作用を示さず，むしろイソプレナリンの作用を抑制することが知られていた．ブラックらはこの化合物をもとにさまざまな構造変換をし，エタノールアミン構造が活性発現に必須であることを見つけた（ファーマコフォアの同定）．ついで芳香環部分の構造変換により，ジクロロイソプレナリンの二つの塩素原子を芳香環ナフチル基に変えた化合物（図5-3b）がアドレナリン刺激による心筋収縮をきれいに抑制することを見つけた．β受容体遮断作用のみを示すこの化合物はプロネサロールと名づけられ臨床試験が行われたが，頭痛やめまいなどの副作用や中枢性作用があることがわかった．

そこで，プロネサロールをもとにさらに構造変換を行ったところ，ナフチル部分をαナフトールに変えたプロプラノロール（図5-3c，インデラル®）が

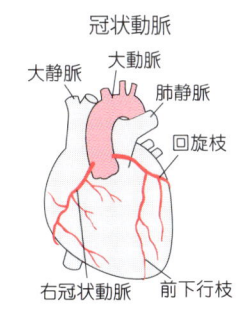

冠状動脈

狭心痛
締めつけられるような胸の痛みで，発作はだいたい15分以内には消失する．狭心症発作時には硝酸薬（ニトログリセリンや硝酸イソソルビド）の舌下投与がもっとも有効である．生体内で硝酸薬から生成するNOが，血管平滑筋の可溶性グアニレートシクラーゼを活性化することでcGMPを増加させ，細胞外にCa^{2+}をくみ出して平滑筋を弛緩させる．

冠攣縮型狭心症
酸素需要が大きくなる労作時に再現性をもって症状がでる狭心症を労作型狭心症とよぶ．安静時には消失することが多い．冠攣縮型狭心症では夜間から早朝にかけて発作が起こる場合が多い．

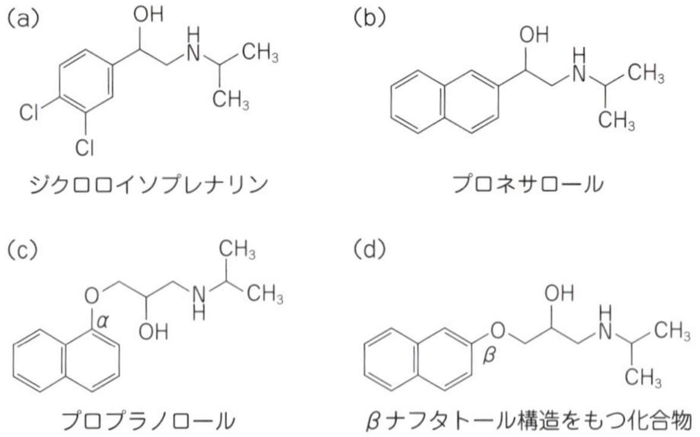

(a) ジクロロイソプレナリン
(b) プロネサロール
(c) プロプラノロール
(d) βナフタトール構造をもつ化合物

●図5-3 βブロッカーの構造

プロネサロールよりも強いβ受容体拮抗作用を示すことを発見した．プロネサロールと同じ置換様式をもつβナフトール構造をもつ化合物(図5-3d)ではプロネサロールと同様の活性を示し，このような活性増強作用は認められなかった．こうして当初の受容体仮説にもとづいて開発された薬物がその仮説通り狭心症治療に有効であることがはじめて確認された．さらに，これらの研究過程でβ受容体遮断作用と構造との関連がその立体構造を含めて理解されるようになった(図5-4および第3章 p.33欄外および図3-3)．

プロプラノロールにはナフタレン環構造が含まれるため，プロネサロールと同様に疎水性の高い化合物である．このため**血液脳関門**(blood brain barrier；BBB)を通過して脳内に入り，寝つきが悪くなり悪夢を見るなどの中枢神経系の副作用を起こすことがある．これは，脂溶性の高いβブロッカー*が脳内のノルアドレナリン受容体と結合することによる薬剤性うつ症状の一つと考えられる．また，気管支平滑筋に分布するβ_2受容体にも作用し気管支を収縮させるため，喘息患者へのプロプラノロール投与は禁忌である．そこで，これらの問題点を解消できるβ_1受容体選択性の高い薬剤を求めてナフタレン環構造の変換が試みられ，ナフタレン環を親水性の高いアミド基を含む置換基をもったベンゼン環に変換したプラクトロール*，アセブトロール(アセタノール®)，アテノロール(テノーミン®)，メトプロロールなどが開発された(表5-1)．β_1選択性を高めたこれらの化合物は芳香環の4位に比較的長い置換基をもっており，この位置の置換基が選択性発現に寄与している．このうち，プラクトロールとアセブトロールは**内因性交感神経刺激作用**(intrinsic sympathomimetic activity；ISA)とよばれるアドレナリン様作用も示す．これらのβ_1遮断薬がパーシャルアゴニストとしても作用することによるものである．

βブロッカーは当初虚血性心疾患の治療薬として開発されたが，臨床観察により降圧作用が認められ現在では高血圧治療薬*としても使われている．βブロッカーを降圧薬として用いると，昼間(運動時)血圧も夜間(安静時)血

脂溶性の高いβブロッカー
プロプラノロールの分配係数は20.2で，アテノロールのそれは0.015である．

プラクトロール
プラクトロールは長期投与によって上皮細胞の形に影響を与え，失明，腹膜炎などを引き起こす可能性があることがわかり，使用が中止された．

アモスラロールとラベタロール
アモスラロールやラベタロールはα受容体とβ受容体の遮断作用を併せもつ降圧薬で，おもにα_1受容体遮断作用によって降圧作用を示す．

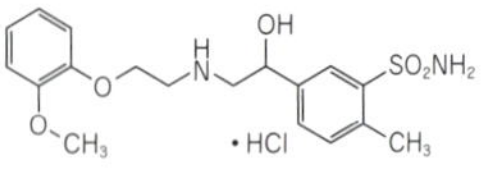

アモスラロール

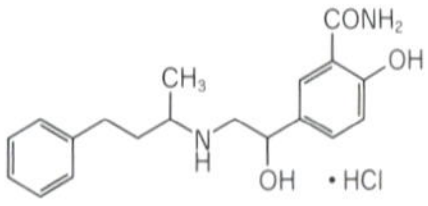

ラベタロール

圧もともに下がる．しかし，まれに夜間血圧だけが過剰に下がりすぎる場合があり，脳虚血や腎虚血を引き起こすことがある．このような場合，パーシャルアゴニスト作用(ISA)をもつβブロッカーを用いると，その内因性交感刺激作用によって安静時血圧を少し上げることができる．このパーシャルアゴニスト作用とβ受容体サブタイプ選択性によってβブロッカーを分類すると表5-2のようになる．

　β受容体のアゴニスト作用発現にはアドレナリンのカテコール構造(p.45欄外)あるいはその類似構造が必要である．したがって，この構造の一部を残すことでパーシャルアゴニスト作用であるISAをもたせることができる．ピンドロールやカルテオロール，アセブトロールでは，4位ヒドロキシ基を除去し3位に酸素原子の擬似原子(第3章 p.35)NHを導入することでパーシャルアゴニスト作用を発揮させている(表5-2)．ISA(＋)のβブロッカーは脂質代謝への影響を抑えつつ血管拡張作用を示すことから，ISA(－)の遮

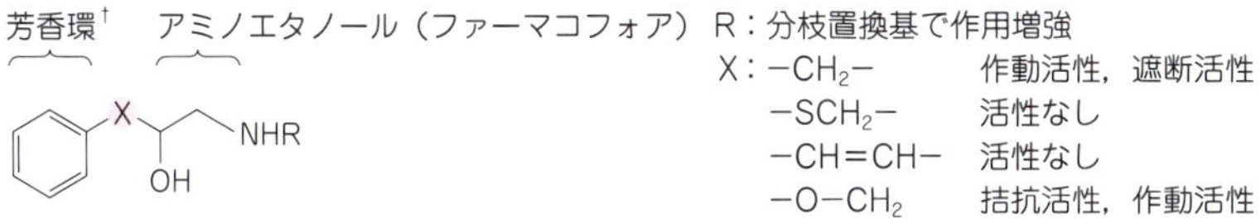

● 図5-4　β受容体遮断作用発現に必要な部分構造
† 芳香環がベンゼン環である必要はない．

芳香環† 　アミノエタノール（ファーマコフォア）　R：分枝置換基で作用増強

X： $-CH_2-$　　作動活性，遮断活性
　　$-SCH_2-$　活性なし
　　$-CH=CH-$　活性なし
　　$-O-CH_2$　拮抗活性，作動活性

● 表5-1　心臓選択的$β_1$遮断薬

構　造	名　称	比活性	ISA
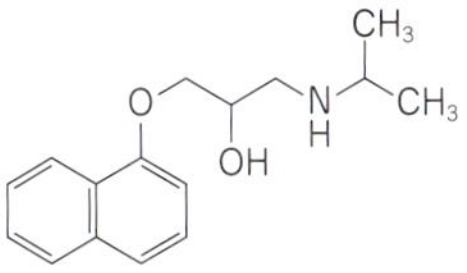 (naphthyl-O-CH2-CH(OH)-CH2-NH-CH(CH3)2)	プロプラノロール	1.0	−
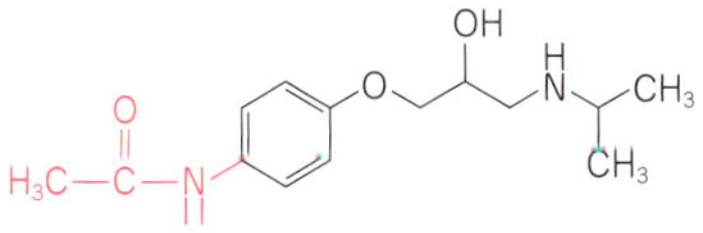 (CH3CO-N(H)-C6H4-O-CH2-CH(OH)-CH2-NH-CH(CH3)2)	プラクトロール	0.25	＋
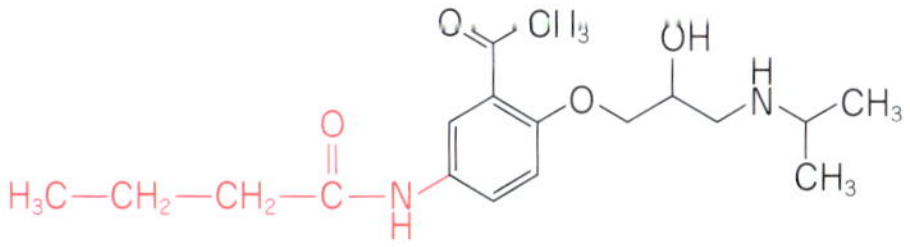 (CH3CH2CH2CO-NH-C6H3(CO-CH3)-O-CH2-CH(OH)-CH2-NH-CH(CH3)2)	アセブトロール	0.4	＋
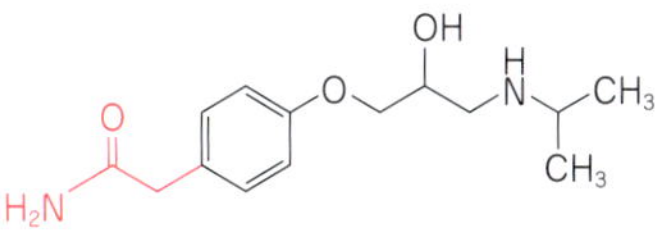 (H2N-CO-CH2-C6H4-O-CH2-CH(OH)-CH2-NH-CH(CH3)2)	アテノロール	0.8	−
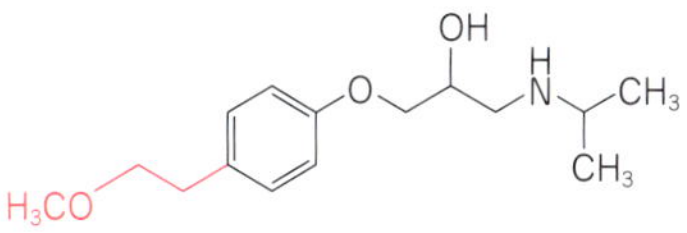 (H3CO-CH2CH2-C6H4-O-CH2-CH(OH)-CH2-NH-CH(CH3)2)	メトプロロール	0.8	−

● 表 5-2　β遮断薬の分類

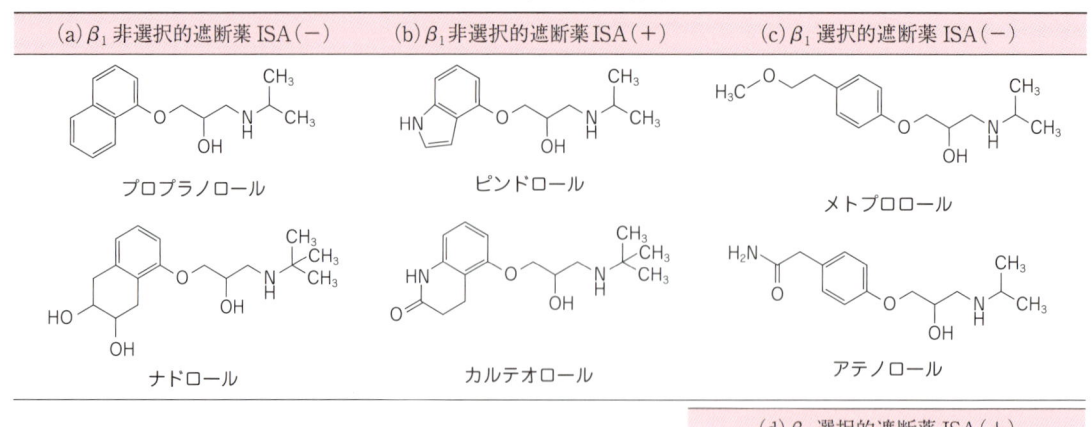

(a) $β_1$ 非選択的遮断薬 ISA(−)	(b) $β_1$ 非選択的遮断薬 ISA(+)	(c) $β_1$ 選択的遮断薬 ISA(−)
プロプラノロール	ピンドロール	メトプロロール
ナドロール	カルテオロール	アテノロール

(d) $β_1$ 選択的遮断薬 ISA(+)
アセブトロール

断薬より末梢循環障害を起こしにくい．このため，アセブトロールは過剰な心機能抑制や喘息の悪化をきたさない安全なβブロッカーとして使用される．

5.2.3　リガンド結合による$β_1$アドレナリン受容体の構造変化

$β_1$アドレナリン受容体のタンパク質構造はそのX線構造解析によって原子レベルで解明されている（図5-5）．$β_1$アドレナリン受容体は細胞膜外側から順に7本のαヘリックスが膜を貫通したGタンパク質共役型受容体で，そのヘリックスに囲まれた細胞膜内部のやや上部にリガンド結合部位がある．細胞外領域には，リガンド結合部位上部をおおうようにループ構造が存在する．

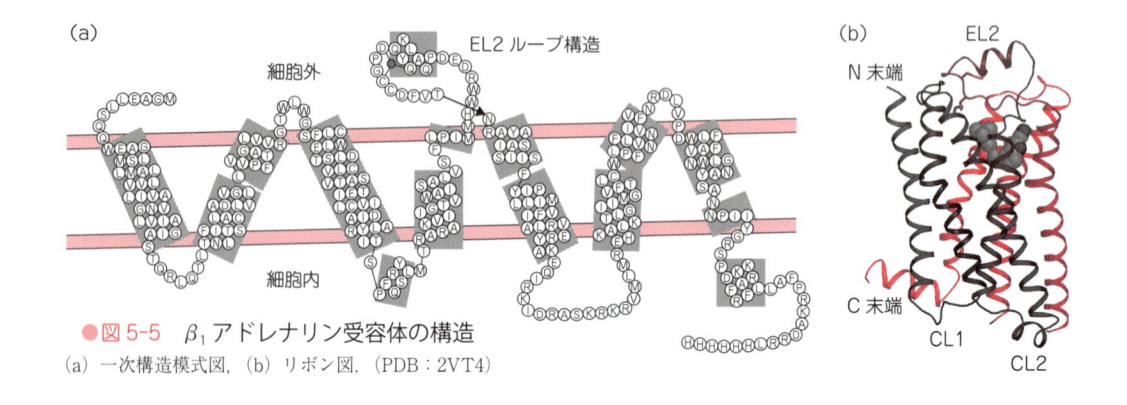

● 図 5-5　$β_1$アドレナリン受容体の構造
(a) 一次構造模式図，(b) リボン図．(PDB：2VT4)

アゴニスト（イソプレナリン）とアンタゴニスト（シアノピンドロール）がこのリガンド結合部位に結合している構造を細胞外真上から見たのが図5-6a, bである．アゴニスト（イソプレナリン）ではそのファーマコファのエタノールアミン構造のヒドロキシ酵素原子がヘリックス3の121位アスパラギン酸（Asp121）側鎖と水素結合をつくり，窒素原子がヘリックス7のAsn329側鎖と水素結合を形成する．さらにカテコールアミンの二つのヒドロキシ基酸素原子がヘリックス5の二つのセリンSer211とSer215ヒドロキシ基側鎖と水素結合を形成する．また，ヘリックス5のセリンSer212ヒドロキシ基は

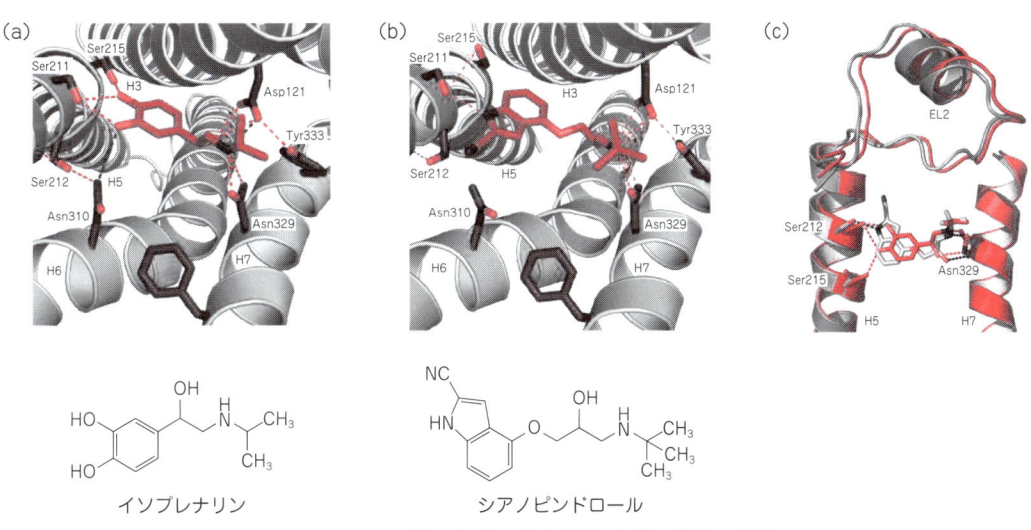

●図5-6　β_1アドレナリン受容体とリガンドとの結合
(a) アゴニストとの結合（PDB：2VT4），(b) アンタゴニストとの結合（PDB：2VT4），(c) 重ね合わせ（PDB：2VT4）．

COLUMN　喘息とアレルギー

　喘息の発作は，アレルゲン（アレルギーを起こす物質）や化学物質，タバコの煙，運動，呼吸器感染（風邪）などによって気管支が刺激されて起こる．また，気候の変化や心理的な原因によっても発作が起こる．子どもの喘息では，受験勉強や通塾などによるストレスで発作を起こすことがあり，精神的に安定した生活を送ることが喘息の予防につながる．

　喘息のアレルゲンには，大きく分けると吸入性アレルゲンと食物アレルゲンの二つがある．吸入性アレルゲンには，ほこりやそのなかのダニ・カビ，動物の毛やフケ，花粉類などがある．食物アレルゲンには，卵，牛乳，小麦粉などがある．

ペット類もアレルギーの重要な抗原の一つで，ネコ，イヌ，ハムスター，小鳥などの毛やフケ，糞，唾液などが抗原となる．とくにネコのアレルギーは症状が強く，ネコを抱くだけで目が痒くなったり，鼻水やくしゃみ，じんましんがでたりすることがある．こうした原因を突き止めるためには，皮膚テストや抗体検査がよく行われる．

　アレルギーの予防には，まず原因を突き止め，そのアレルゲンを除去することが効果的である．というわけで，アレルギー患者はペットを飼わないほうが無難である．飼いたい場合には，室外で飼うか，少なくとも寝室には入れないように注意すべきだろう．

ヘリックス6のAsn310側鎖アミドとも水素結合を形成しヘリックス6を引き寄せる．イソプレナリンとの結合で形成されるこれらの水素結合によって，リガンド結合部位のヘリックスが引き寄せられ相互の構造がわずかに変化する（図5-6c）．結合部位におけるこの構造変化は，受容体の細胞内側の領域に拡大されて伝わり，ヘリックス6が細胞内側で大きく外側に開く．この構造変化がさらに受容体に結合しているGタンパク質に伝えられ，細胞内情報伝達経路が活性化されることで薬理作用が発揮される（第2章 p.23）．

アンタゴニスト（シアノピンドロール）が結合しても（図5-6b），そのエタノールアミン構造部分はアゴニストと同様の結合を形成できる．しかし，シアノピンドロールはカテコール構造をもたないため，ヒドロキシ基を介して受容体のヘリックス5や6との水素結合を形成できない．さらに，シアノピンドロールはカテコールよりも大きな芳香環構造をもっているため，ヘリックス5と7のあいだはアゴニストが結合したときよりもわずかではあるが広がる（図5-6c）．受容体はシアノピンドロール結合状態で安定化し，アゴニストが結合したときのような連鎖的構造変化が起こらないためアンタゴニスト作用を示す．このように，リガンド構造のわずかな変化による受容体結合部位の構造変化が，アゴニスト作用とアンタゴニスト作用のどちらがおもに表れるかを決めている．

5.3　β_2受容体作動薬

5.3.1　β_2受容体と気管支喘息

気管支喘息はアレルギー反応や細菌やウイルス感染などが発端となって気管支の炎症が慢性化した炎症性気道疾患である（第6章）．発作的な咳，"ゼーゼー"と気管支が鳴る喘鳴や呼吸困難などをおもな症状とする．気管支喘息の治療薬は，急性期（軽度発作時）の対症療法薬と，慢性期の長期管理薬に分けられる．喘息の初期あるいは軽度発作時には，気管支平滑筋の拡張作用を示す短時間作用型β_2刺激薬が吸入剤として用いられる．長期管理薬にはおもに第6章で述べるステロイド性抗炎症薬が用いられるが，長時間作用型β_2刺激薬との吸入合剤が用いられることも多い．本項では，喘息治療に用いられるβ_2受容体選択的刺激薬について述べる．

5.3.2　β_2受容体選択的刺激薬

前項で述べたように，気管支拡張薬開発研究の最初期に合成されたアドレナリン作動薬イソプレナリンは，そのファーマコフォアであるエタノールアミン構造の窒素原子上にかさ高い置換基であるイソプロピル基をもつ．この構造上の特徴にもとづき，β_2選択的刺激薬の探索では，まず窒素原子上の置換基の影響について検討された（表5-3：R^1置換基の検討）．その結果は明らかに，窒素原子上の置換基が大きくなるほど選択的な気管支拡張作用が強

くなることを示していた．しかし，これらの化合物はいずれも作用時間が短いという欠点があった．これは，作動薬のもう一つのファーマコフォア構造であるカテコール構造に含まれる3位ヒドロキシ基がカテコール-O-メチルトランスフェラーゼ*でメチル化されることで，代謝不活性化を受けるためと推測された．

そこで，このフェノール構造をベンジルアルコール構造に変えた化合物について検討が行われた（表5-3；R^2置換基の検討）．その結果，エタノールアミン窒素原子のイソプロピル基をt-ブチル基に変えた化合物サルブタモール（サルタノール®）は短時間作用型であったが，より大きな置換基をもつサルメファモールでは6時間程度作用が持続することがわかった．このような検討を進めることで開発されたβ_2受容体刺激薬の構造を図5-7（p.54）にまとめて示す．ここに示した長時間作用型化合物は上記の構造上の特徴をよく保持しており，第6章に述べるステロイド性抗炎症薬との合剤により喘息の長期管理薬として汎用されている．

カテコール-O-メチルトランスフェラーゼ（COMT）

●表5-3　β_2受容体作動薬の構造活性相関

R^1	R^2	比活性	R^1	R^2	比活性
—CH(CH₃)CH₃（イソプレナリン）	OH	1.0	—CH(CH₃)CH₃	CH$_2$OH	0.4
—C(CH₃)(CH₃)CH₃	OH	1.5〜2.0	—C(CH₃)(CH₃)CH₃（サルブタモール）	CH$_2$OH	1
—CH(CH₃)CH₂-C₆H₄-OCH₃	OH	2	—CH(CH₃)CH₂-C₆H₄-OCH₃（サルメファモール）	CH$_2$OH	1.5
—CH(CH₃)CH₂-C₆H₄-OH	OH	8	—CH(CH₃)CH₂-C₆H₄-OH	CH$_2$OH	3

54 ● 5章 交感神経作動薬

短時間型

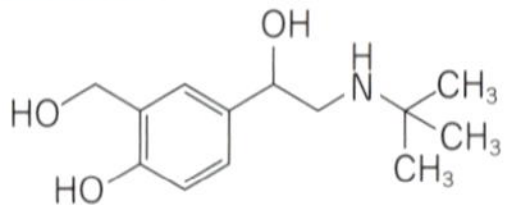

サルブタモール
（サルタノール®・インヘラー®）

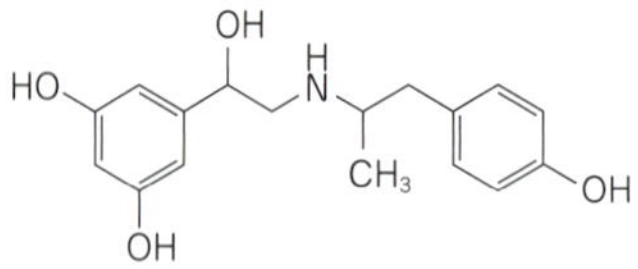

フェノテロール
（ベロテック®）

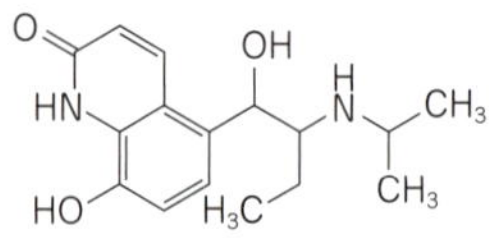

プロカテロール
（メプチン®）

長時間型

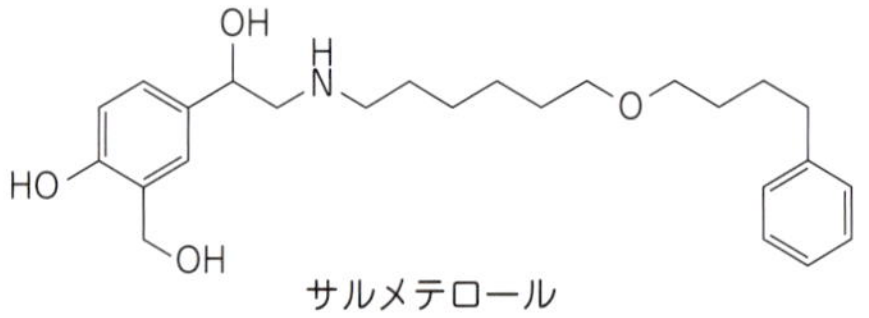

サルメテロール
（セレベント・ステロイドとの合剤がアドエア®）

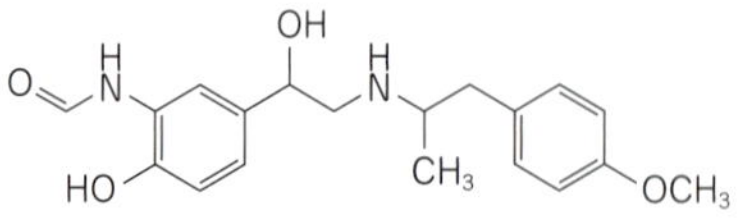

ホルモテロール
（ステロイドとの合剤がシムビコート®）

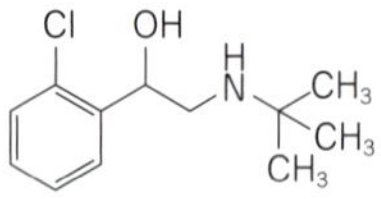

ツロブテロール
（ホクナリンテープ®）

● 図5-7　短時間型および長時間型β_2受容体作動薬の構造

第6章 抗炎症薬

6.1 気管支喘息

喘息(asthma)は古代からある病気で,一般に喘息という場合は気管支喘息をさす.日本における喘息有症率は,1960年代では1％程度であったが,最近では10％前後になっている(「喘息予防・管理ガイドライン2012」より).喘息の症状には,胸がゼーゼー,ヒューヒューいう,とくに夜間や早朝に咳き込みやすい,息苦しい(とくに運動後),呼吸困難などがある.これらの症状は,ⅰ)遺伝的素因やアレルゲン,ウイルス感染などによって気道粘膜に炎症細胞が浸潤し,ⅱ)ヒスタミンやロイコトリエンなどが放出され気道平滑筋の収縮や粘液分泌の増大が生じ,ⅲ)気道が狭くなる(狭窄)ことによって引き起こされる.

さらにこれらの症状が進むことで,わずかな刺激でも気道が反応して(気道過敏性の亢進)狭窄が進む.また,気道炎症が慢性的に続くと気道壁が厚くなったりする気道リモデリングが起こり,慢性的に気道が狭くなり重症化の原因となる.このように,喘息の基本病態は気道の慢性炎症であり,この炎症を抑えることが治療の基本となる.

喘息治療薬は,発作時に使用する発作治療薬と喘息をコントロールする長期管理薬に分けられる.発作治療薬には前章で述べた短時間作用性吸入β_2刺激薬がおもに用いられる.長時間作用性β_2刺激薬とステロイド薬との吸入合剤も1～15分程度で効果が表れる.長期管理薬としてはおもに抗炎症剤が用いられるが,そのほかケミカルメディエータ遊離抑制薬(クロモグリク酸ナトリウム,インタール®)やヒスタミンH_1受容体拮抗薬(エピナスチン塩酸塩,アレジオン®など)が用いられる.本章では,喘息の長期管理薬として使われる抗炎症薬のうち,オータコイド関連薬とステロイド薬について説明し,あわせて非ステロイド性抗炎症薬についても簡単に触れる.

抗炎症薬

抗炎症薬は,生体内の炎症反応を抑制することで,生体組織に生じた発赤,熱感,腫脹,発痛,機能障害(炎症の五大徴候)を軽減する薬剤である.抗炎症作用と鎮痛作用を示し,ステロイド性抗炎症薬と非ステロイド性抗炎症薬(nonsteroidal anti-inflammatory drug;NSAID)に大別される.解熱鎮痛作用を示すが,抗炎症作用を示さないスルピリンなどのピリン系,アセトアミノフェンなどの非ピリン系薬剤は,NSAIDには分類されない.一方,緩和な抗炎症作用をもつ高分子製剤として消炎酵素薬が知られている.炎症部位に直接作用し,炎症を悪化させる成分の分解および除去により,腫れやそれに伴う痛みを緩和する.

6.2 オータコイド関連抗炎症薬

オータコイドは局所ホルモンともよばれ，比較的局所にのみ働き，ホルモンと神経伝達物質の中間的性質をもつ．炎症およびアレルギー反応や平滑筋刺激作用に深くかかわっており，本章では炎症作用にかかわるトロンボキサン（TX）とロイコトリエンの生成阻害薬および機能阻害薬について述べる．

これらのオータコイド類の生合成原料となるのは脂肪酸の一種であるアラキドン酸で，細胞膜に存在するホスファチジルコリンなどのリン脂質（トリグリセリド）がホスホリパーゼ A_2 で加水分解されることによって生成する（図6-1）．遊離したアラキドン酸はシクロオキシゲナーゼ（COX）によりプロスタグランジン G_2（PGG_2）に変換され，ついですべてのPGの前駆体である PGH_2 に変換される．膜結合タンパク質であるCOXは，同じ酵素内にCOX活性部位とペルオキシダーゼ活性部位をもち，前者はアラキドン酸に2分子の酸素を添加し PGG_2 を合成する反応，後者は PGG_2 の15-ヒドロペルオキシドを切断しプロスタグランジン H_2（PGH_2）を生成する反応を触媒する．

生成した PGH_2 は細胞質へ移行し，いろいろなプロスタグランジン類および**トロンボキサン A_2**（Thromboxane A_2, TXA_2）へ酵素的に変換され，多様な生理活性を示す．これらオータコイド類を産生する律速酵素であるCOXには，COX-1とCOX-2の二つのアイソザイムが存在する．COX-1は構成型とよばれ，恒常的に小胞体に存在し全身の組織で生理機能調節にかかわっている．COX-2はおもに核膜に存在し，脳や腎臓などでは恒常的に存在するが，ほかの組織ではあまり発現しない．しかし炎症組織において，いろいろなサイトカインや増殖因子などによって強く発現が誘導されるため誘導型と

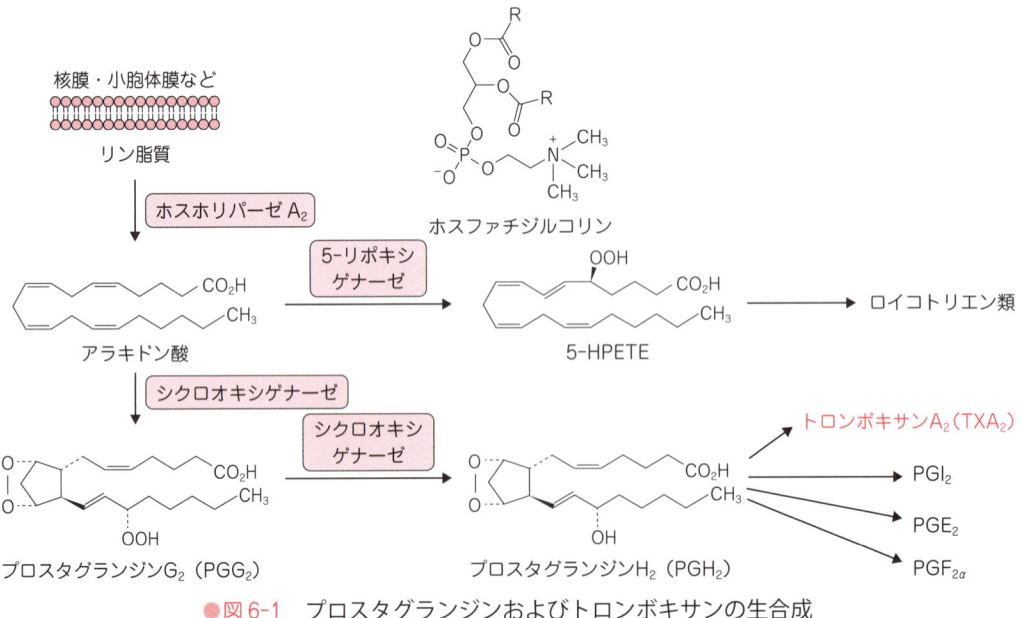

● 図6-1　プロスタグランジンおよびトロンボキサンの生合成

よばれ，おもに炎症に関与している．COX-1 はステロイドによって活性が抑制されないが，COX-2 はステロイドによってその活性が強く阻害される．

TXA_2 は PGH_2 から産生される非常に不安定な化合物で，すみやかに不活性なトロンボキサン B_2（TXB_2）に代謝される．TXA_2 は気管支平滑筋を強力に収縮させる作用をもつほか，血管透過性および気道分泌の亢進作用をあわせもつ．このため，気管支喘息の病態において後述するロイコトリエンなどとともに，即時型および遅発型喘息反応の発現や気道過敏性の亢進に関与している．また，TXA_2 は鼻粘膜の毛細血管を拡張させて血管透過性を亢進し，即時型の鼻閉を起こす．

6.2.1 トロンボキサン A_2 の作用を抑制する薬

TXA_2 作用を抑制する薬剤として，TXA_2 合成酵素阻害薬オザグレル（ドメナン®）と TXA_2 受容体拮抗薬のセラトロダスト（ブロニカ®），ラマトロバン（バイナス®）があり，気管支喘息の治療に使用される（図6-2）．

(a) トロンボキサン A_2 合成酵素阻害薬

TXA_2 合成酵素阻害薬オザグレル塩酸塩水和物は，イミダゾール骨格が示した弱い TX 阻害作用をもとに開発された薬剤である．活性増強を目指してイミダゾール環への置換基導入を検討した結果，1-アルキルイミダゾールや 1-(ω-カルボキシアルキル）イミダゾールのような1位置換イミダゾールが TX 阻害活性を示したことをもとに，いろいろな誘導体の構造活性相関が調べられた．その結果，① イミダゾール環の存在が重要，② イミダゾール環

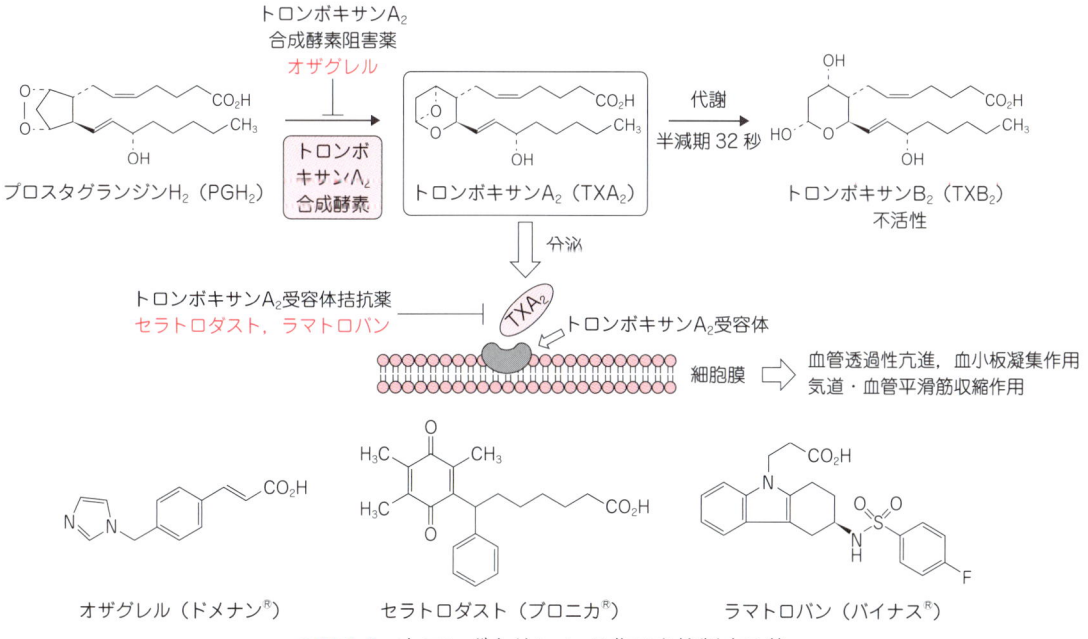

●図6-2 トロンボキサン A_2 の作用を抑制する薬

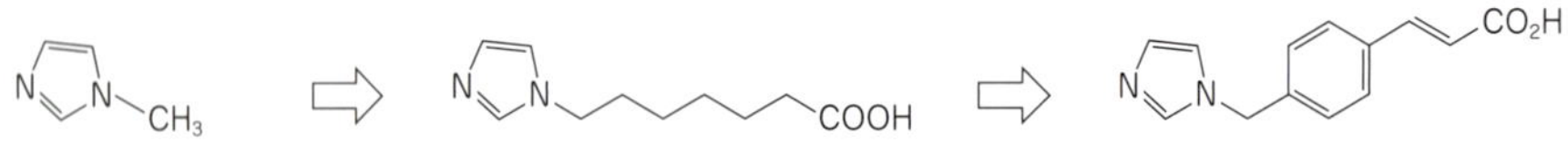

IC₅₀ = 52,000 nmol L⁻¹ （TX阻害活性）　　IC₅₀ = 39 nmol L⁻¹　　IC₅₀ = 11 nmol L⁻¹　オザグレル

●図 6-3　トロンボキサン A_2 合成酵素阻害薬オザグレルの開発経緯

上の置換基は 1 位が好ましい，③ 置換基には適度な疎水性が必要，④ 置換基末端にカルボキシ基のような極性基が必要，という知見が得られた．これらの結果をもとに，末端カルボキシ基とイミダゾール基の相対配置をもっとも活性発現に適した形に保持できるパラフェニレンリンカーをもったオザグレルが開発された（図 6-3）．

オザグレルは，TXA_2 産生を強力に抑制することにより気道過敏性を抑え，気道収縮も抑制する．また，プロスタサイクリン（PGI_2）の産生を促進する．この TXA_2 と PGI_2 とのバランスを改善することで血小板凝集や血管平滑筋収縮を抑制し，脳虚血部位の微小循環を改善できる．このため，オザグレルのナトリウム塩は脳血栓症やくも膜下出血の治療にも注射薬として用いられている．

(b) トロンボキサン A_2 受容体拮抗薬

セラトロダストは，TXA_2 とその受容体との結合を拮抗阻害する．この薬の開発は，もともと生体膜内に存在する酸化還元系にかかわるユビキノン（ベンゾキノン）誘導体とアラキドン酸カスケードの酸化酵素などとの相互作用の有無についての検討からはじまった．その結果，酸化還元にかかわるキノン骨格とプロスタグランジン類似側鎖をあわせもつ化合物 AA-861 が，アラキドン酸酸化酵素（5-リポキシゲナーゼ）の活性を強力に阻害することがわかった（図 6-4）．しかし，この化合物はグルクロン酸抱合などを受けやすく容易に失活し，作用時間が短いという欠点をもっていた．

このため，① キノン環への置換基の導入，② アラキドン酸代謝産物の構造因子および官能基を考慮した側鎖長やキノン α 位への置換基導入，③ 末端官能基の種類，などについて検討された．それらの結果をもとに，キノン側鎖の α 位にフェニル基をもち，側鎖末端にカルボニル基を導入したセラトロダストが創製された．この化合物はモルモットでの実験的な気道狭窄反応に対する抑制効果を示したが，その抗喘息作用は当初想定していた 5-リポキシゲナーゼ阻害活性ではなく，TXA_2 受容体拮抗作用によるものであることがわかった．なお，セラトロダスト 7 位の不斉炭素については，R 体が受容体拮抗作用を示す．S 体には拮抗作用がないが，重篤な一般毒性，副作用も示さない．

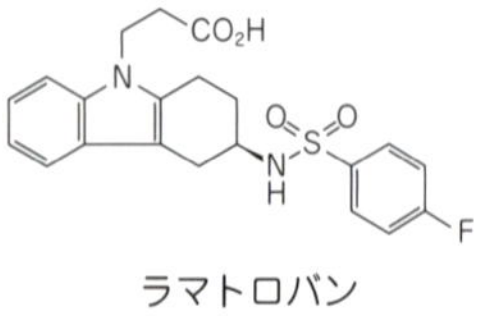

ラマトロバンは，一連のシクロアルカノ[1,2-b]インドールスルホンアミド化合物について TXA_2 受容体拮抗作用および血小板凝集抑制作用を指標にしたスクリーニングにより発見された．ラマトロバンは，カルバゾール骨

ラマトロバン

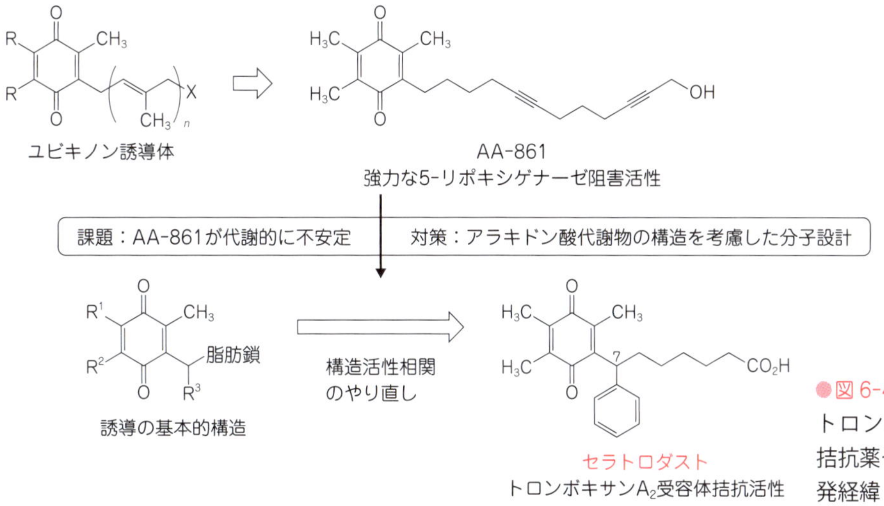

●図6-4 トロンボキサンA₂受容体拮抗薬セラトロダストの開発経緯

格の3位に1個の不斉炭素原子をもつエナンチオマーで，その絶対配置はR体である．鼻粘膜血管や血小板のTXA_2受容体に結合し，血管透過性亢進作用および炎症性細胞浸潤に対して抑制作用を示す．また，好酸球などの炎症細胞上のプロスタグランジンD_2（PGD_2）受容体に結合することにより，炎症細胞の遊走や脱顆粒の抑制作用を示す．ラマトロバンは，これら両受容体との結合により抗アレルギー性鼻炎作用を示す．

6.2.2 ロイコトリエン受容体拮抗薬

ロイコトリエン（LT）はアラキドン酸を出発点としてリポキシゲナーゼによる酸素官能基の導入を経て産生されるオータコイド（図6-5）で，プロスタグランジン類とは異なる鎖状の骨格構造をもつ．**白血球**（leukoxyte）で産生され，三つの**共役二重結合**（triene）をもつことからロイコトリエンと命名された．LTのなかで，LTC_4，LTD_4およびLTE_4はアミノ酸が結合しており，いずれもシステイン残基をもつことからシステイニルロイコトリエン（CysLTs）とよばれる．

喘息患者の肺からCysLTsが産生されること，LTD_4がヒト摘出気管支筋標本を強力に収縮することなどから，喘息の病態に関係している$CysLT_1$受容体に対する拮抗薬（ロイコトリエン受容体拮抗薬：$CysLT_1$受容体拮抗薬）の開発がすすめられた．世界に先駆けて日本で開発されたプランルカスト（オノン®）に加えて，ザフィルルカスト（アコレート®），モンテルカスト（キプレス®）などが製品化されている．

(a) プランルカストの開発

LTの関与する炎症の治療薬（抗アレルギー薬）開発をめざした化合物探索により，リード化合物**1**が見いだされた（図6-6）．この化合物は，親水性の置換安息香酸部分と疎水性の置換ベンゼン構造部分に大きく分けられ，LT

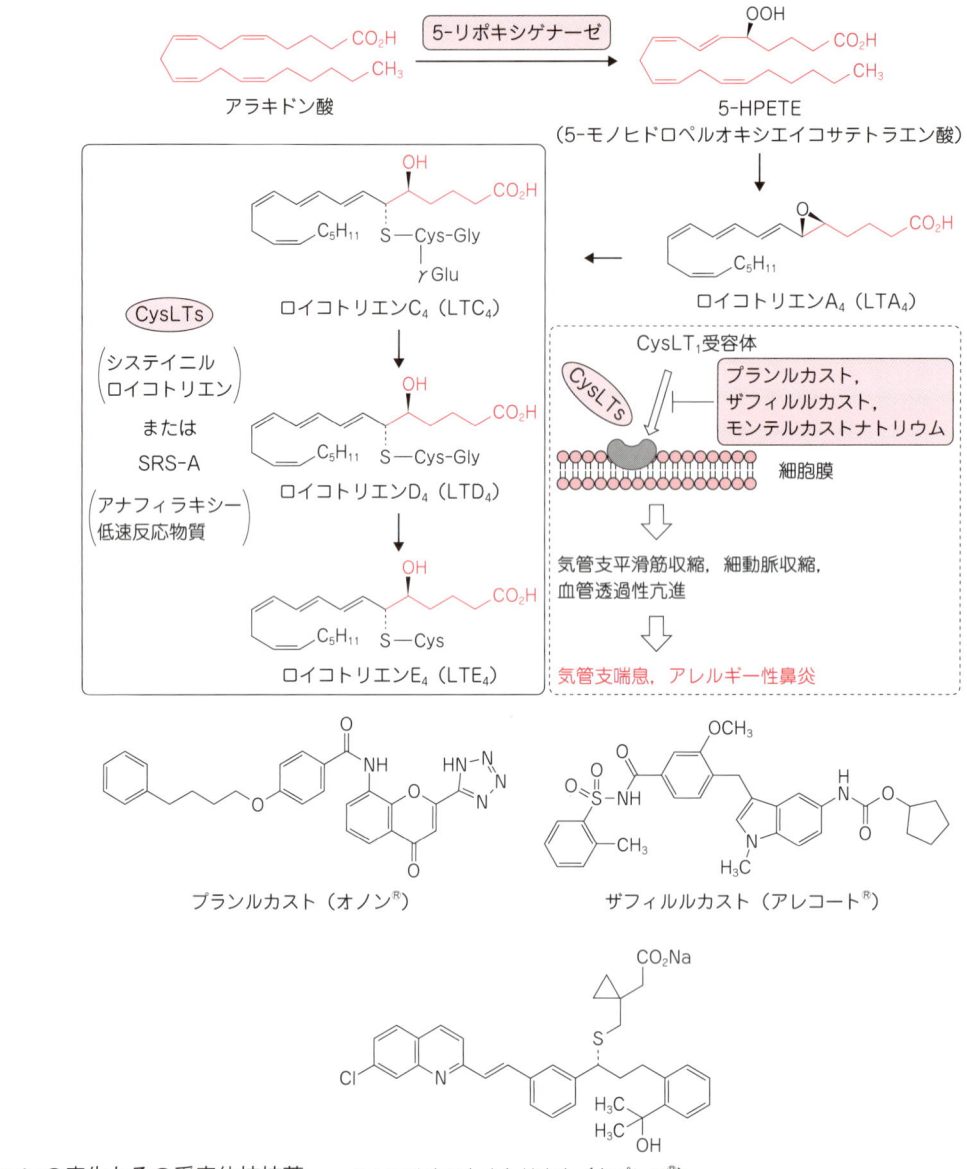

● 図 6-5
ロイコトリエンの産生とその受容体拮抗薬

とよく似た骨格構成であった．そこで，それぞれの部分構造についての最適化が検討された．親水性部分にあたる安息香酸部分の構造変換では，フェノキシ酢酸への構造変換やその環状化が気道収縮阻害活性を増大させることがわかった．一方，疎水性側鎖の構造については，当初のシンナモイル構造からベンゾイル構造へ変換するとともに，そのアルコキシ側鎖構造の最適化が行われた．これらの構造変換にもとづく最適化によって，リード化合物の数十万倍以上の活性をもったプランルカストが創製された．

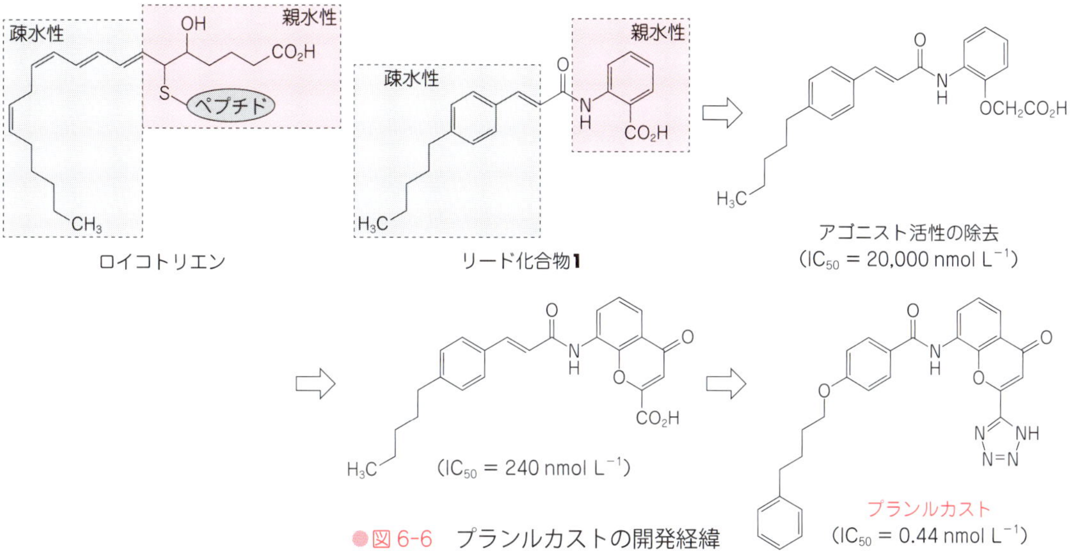

●図6-6 プランルカストの開発経緯

6.3 ステロイド性抗炎症薬

ステロイド性抗炎症薬は強力な抗炎症作用を示す副腎皮質ホルモン（糖質コルチコイド）およびその合成誘導体で，その作用の発見は19世紀半ばまでさかのぼる．1849年，スコットランドの科学者トーマス・アジソンは，皮膚が黒褐色になり疲労および衰弱していくアジソン病の原因が「副腎」の機能低下によることを発見した．アジソン病患者に小牛の副腎抽出物を投与すると，症状が改善されたためである．この発見から生命維持に必須な物質（コルチンと命名）が副腎に存在することが提唱された．1930年代になってアメリカのエドワード・カルビン・ケンダルにより副腎から6種類の物質（A～F）が単離され，その新物質"E"がリウマチ症状を劇的に改善する抗リウマチ作用をもつことがわかった．コルチゾンと命名されたこの新物質"E"が今日の「ステロイド性抗炎症薬」のはじまりである．

コルチゾンは糖質コルチコイドで，アドレナリンのように人体がストレスに対して反応する際に放出するホルモンで，体を闘争または逃避反応（fight or flight response）に備えさせる（第5章参照）．のちに，このホルモンの活性体はコルチゾールであり，コルチゾン自体は前駆体で不活性であることがわかった（図6-7）．活性体コルチゾール（ヒドロコルチゾン）は，11-β-ステロイド脱水素酵素とよばれる酵素の働きでコルチゾンの11位ケトン基がβ-ヒドロキシ基に変換されることで生じる．

これらのステロイドは容易に膜を通過して核内受容体と結合し（第4章，核内受容体），DNAの**グルココルチコイド応答エレメント**（glucocorticoid responsive element；GRE）に結合して特定の遺伝子の転写活性を制御する．転写活性化された遺伝子産物タンパク質がホスホリパーゼA_2（PLA_2）を阻害することで，リン脂質からのアラキドン酸の遊離を抑制し，オータコイド類

コルチゾンの抗リウマチ作用

コルチゾンを最初に発見したのはアメリカの化学者エドワード・カルビン・ケンダルである．彼は副腎皮質ホルモンの発見および構造・機能の解明による功績で，フィリップ・ショウォルター・ヘンチ（アメリカのリウマチ専門医，コルチゾンの抗リウマチ作用を発見），タデウシュ・ライヒスタイン（スイス連邦工科大学，コルチゾンの化学構造決定）とともに1950年にノーベル生理学・医学賞を受賞した．

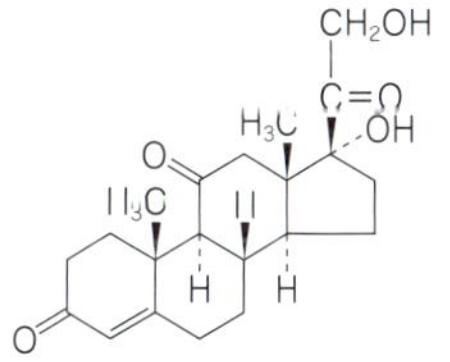

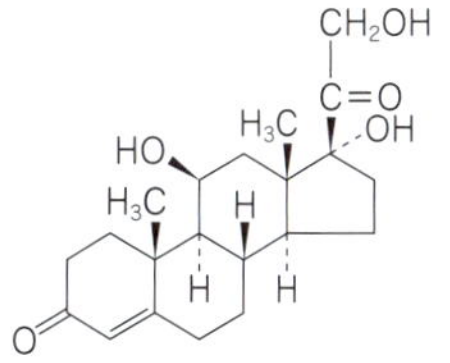

●図6-7 糖質コルチコイドの構造

の産生を抑制する．さらに，転写抑制を通じて炎症に関連するサイトカイン（インターロイキン類，TNFαなど）の産生を抑制する．したがって，ステロイドは炎症反応のみならず，アレルギー反応や免疫反応なども強く抑制する．

6.3.1 経口ステロイド剤に関する構造活性相関研究

ステロイド骨格は複数の不斉炭素を含む複雑な化合物であるため，天然から抽出したステロイド化合物をもとに構造変換を行う「半合成」法を用いて構造活性相関の研究が行われた．ステロイド製剤の合成原料として，当初はウシ胆汁から得られるデオキシコール酸が用いられたが，その後大豆から得られるスチグマステロール(stigmasterol)，メキシコ産の山芋から得られるジオスゲニン(giosgenin)，さらにサイザル麻から得られるヘコゲニン(hecogenin)などの植物ステロールが合成原料として利用されている．糖質コルチコイドのステロイド環11位β-ヒドロキシ基の導入には，クモノスカビ(微生物)を利用した変換法などが用いられる．

構造活性相関の研究は，コルチゾールよりも強力な活性をもつ化合物の探索や糖質コルチコイド作用に含まれる鉱質コルチコイド作用(体内におけるナトリウムおよび水の貯留作用)の低減を目的として行われた．その構造変換のポイントは大きく三つある(欄外の図および図6-8)．

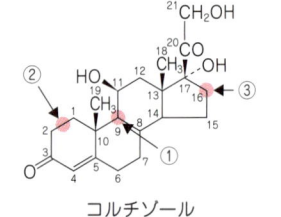

コルチゾール
●：糖質コルチコイド活性の向上に寄与した誘導

① ステロイド環9位へのフッ素原子の導入：糖質コルチコイド作用は大きく上昇した．ただし，鉱質コルチコイドの作用も増強された．
② ステロイド環1位，2位のデヒドロ化(二重結合の導入)：糖質コルチコイド作用は大きく上昇した．加えて鉱質コルチコイド作用の増強は起こらなかった．このことから，今日の多くの半合成ステロイド薬は1位，2位がデヒドロ構造となっている．
③ 16位の修飾：α-ヒドロキシ基，メチル基の置換により糖質コルチコイド活性が向上した．さらに，9位へのフッ素原子の導入に伴う鉱質コルチコイド作用の増強を抑えた．

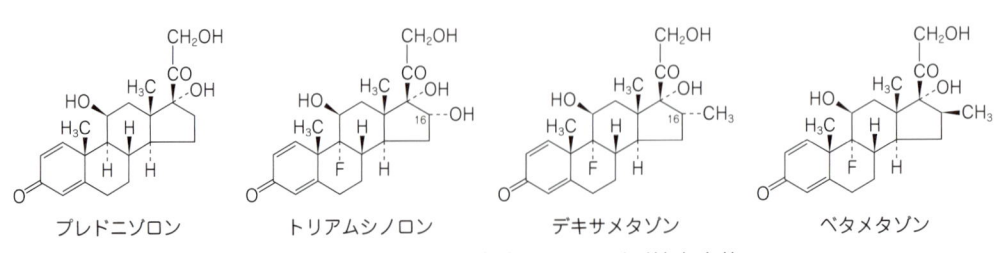

プレドニゾロン　　トリアムシノロン　　デキサメタゾン　　ベタメタゾン

● 図6-8　代表的な半合成ステロイド型抗炎症薬

6.3.2 外用（経皮）抗炎症薬の開発

ステロイドの作用は強力で広範であるが，副作用として過剰な免疫抑制による感染症誘発や糖尿病，骨粗鬆症，脂肪沈着による満月様顔貌などを引き起こす．このため，炎症部のみに局所投与可能な薬剤の開発が行われた．コルチゾール，デキサメタゾン，プレドニゾロンなど経口では強力な抗炎症作用を示す薬剤でも，外用剤として局所に投与すると十分に吸収されず，有効な薬効が得られない．ステロイド剤を皮膚に塗布すると血管収縮によって皮膚が蒼白化する．その現象を利用して外用剤評価を行うことにより，ステロイド剤本来の抗炎症作用の強弱だけでなく，脂溶性の差異が経皮吸収に影響を及ぼすことがわかった．

この発見によって，17位，21位のヒドロキシ基を脂肪酸でエステル化しステロイドの脂溶性を向上させた皮膚浸透性に優れたプロドラッグ型外用抗炎症薬が誕生した（図6-9）．脂肪酸としては，17位，21位のヒドロキシ基を二つともエステル化したほうが効果的で，各脂肪酸の炭素数が3～4個，二つの脂肪鎖の炭素数の合計が6付近の場合に，抗炎症活性が最大になる．具体的には，酢酸エステルより酪酸エステルが，さらに2か所にエステル結合をもち二つの脂肪鎖の炭素数合計が7の酪酸プロピオン酸ヒドロコルチゾンのほうが強力な外用抗炎症薬となる．

一方，16位にヒドロキシ基をもつトリアムシノロンやフルオシノロンでは，16位，17位に隣接する二つのヒドロキシ基をアセタール構造によって

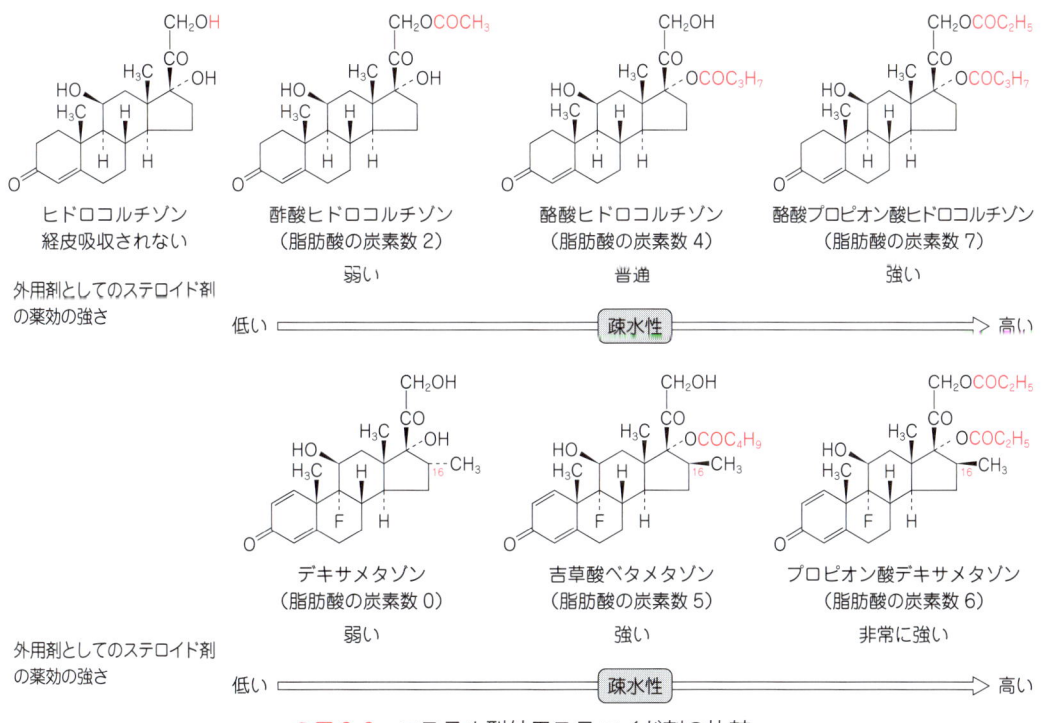

●図6-9 エステル型外用ステロイド剤の比較

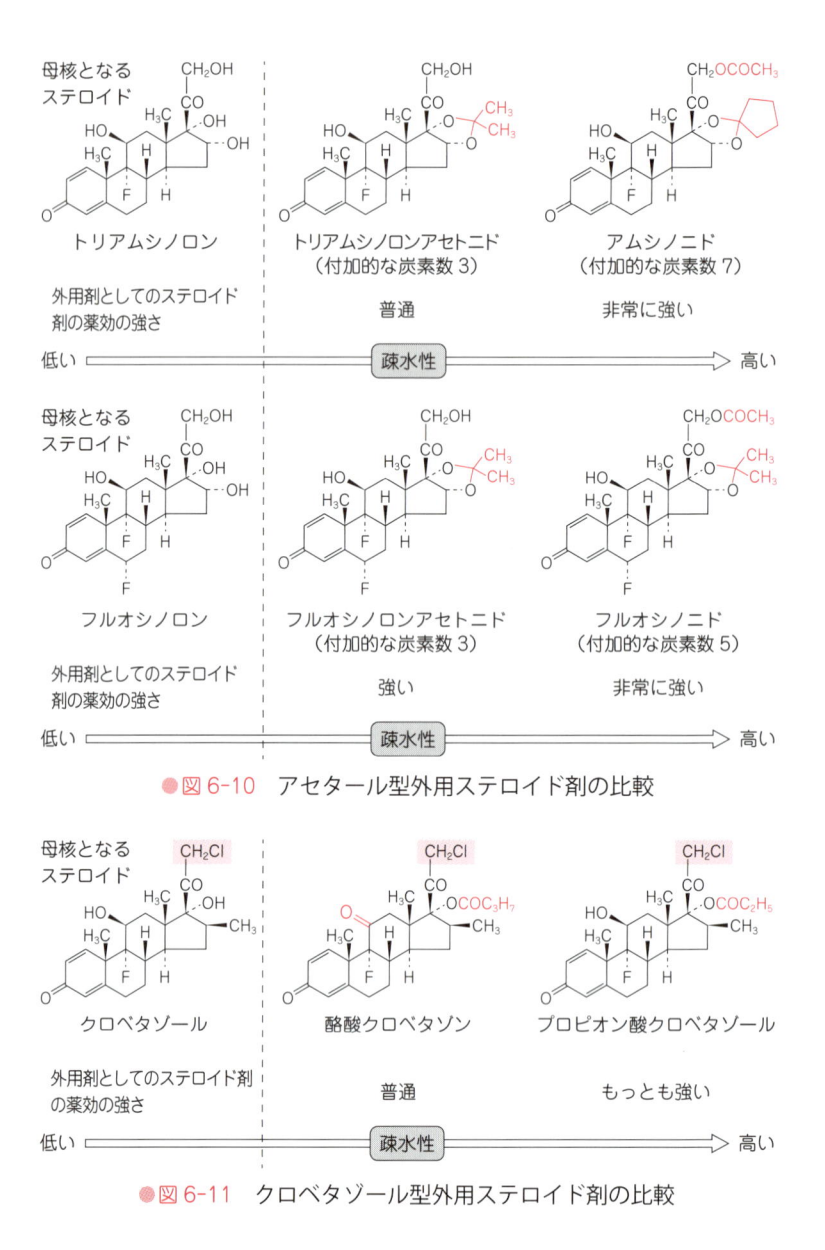

● 図 6-10 アセタール型外用ステロイド剤の比較

● 図 6-11 クロベタゾール型外用ステロイド剤の比較

アルキル化し，疎水性を向上させたプロドラッグが創製された．トリアムシノロンアセトニド，アムシノニド，フルオシノロンアセトニド，フルオシノニドなどである（図 6-10）．

さらにより強力な抗炎症作用をもつステロイド骨格として，21 位にクロル基をもつクロベタゾールが開発された．その外用剤としては，脂溶性を高めた酪酸クロベタゾンやプロピオン酸クロベタゾールがある（図 6-11）．後者は外用剤として，最強の抗炎症作用をもつステロイド剤の一つである．

6.3.3 ステロイド性吸入喘息薬の開発

　ステロイド剤は，肺気道の炎症反応で重要な役割をはたす各種炎症性メディエーターおよびサイトカインの産生・遊離の抑制，気道内好酸球数増加，血管透過性亢進，炎症性肺浮腫形成および気道粘液繊毛輸送能低下への抑制作用を示す．このため強い局所抗炎症作用を示し，全身への影響の少ない合成副腎皮質ステロイド剤が喘息治療のための吸入剤として広く使われている．日本の「喘息予防・管理ガイドライン2009」においても，吸入ステロイド剤は成人における長期管理薬の第一選択薬として推奨されている．

　おもなものに，ブデソニド(パルミコート®タービュヘイラー)，シクレソニド(オルベスコ®)，フルチカゾンプロピオン酸エステル(フルタイド®ディスカス・ロタディスク・エアゾール)，モメタゾンフランカルボン酸エステル(アズマネックス®ツイストヘラー)，ベクロメタゾンプロピオン酸エステル(キュバール®)などがある(図6-12)．

　どの薬剤でも外用剤に導入されたヒドロキシ基のエステル化やアセタール化が行われており，その脂溶性が高められている．これらは静脈内投与との比較による絶対バイオアベイラビリティが非常に低く，約1％程度である．これらのステロイド型抗炎症薬は，定量噴霧式エアゾール剤として吸入器と組み合わされて販売されている．たとえば，タービュヘイラーは患者自らの吸気によって薬剤を吸入できる粉末吸入器であり，一つの吸入器のなかに多数回吸入できるように薬剤が充填されている(表6-1)．

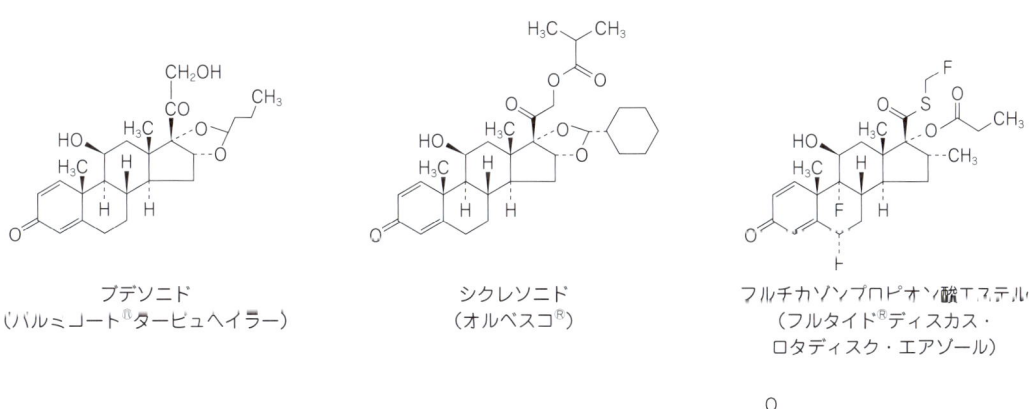

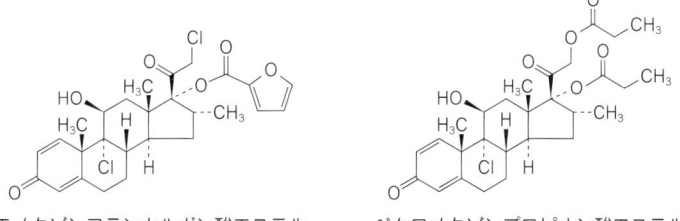

ブデソニド
(パルミコート®タービュヘイラー)

シクレソニド
(オルベスコ®)

フルチカゾンプロピオン酸エステル
(フルタイド®ディスカス・
ロタディスク・エアゾール)

モメタゾンフランカルボン酸エステル
(アズマネックス®ツイストヘラー)

ベクロメタゾンプロピオン酸エステル
(キュバール®)

● 図6-12　吸入剤として利用されるステロイド型抗炎症薬

● 表6-1 吸入剤としての製剤化

薬剤名	含有医薬品	噴霧方式
パルミコート	ブデソニド	ドライパウダー式吸入剤
オルベスコ	シクレソニド	定量噴霧式エアゾール剤
フルタイド	フルチカゾンプロピオン酸エステル	ドライパウダーインヘラー
		定量噴霧式エアゾール剤
アズマネックス	モメタゾンフランカルボン酸エステル	定量式吸入用散剤（Dry Powder Inhaler）
キュバール	ベクロメタゾンプロピオン酸エステル	定量バルブつき吸入用エアゾール剤（噴霧剤は代替フロン）

6.4 非ステロイド性抗炎症薬

非ステロイド性抗炎症薬は，NSAID(nonsteroidal anti-inflammatory drug)とよばれ，ステロイド以外の化学構造をもつ抗炎症薬の総称である．前述したシクロオキシゲナーゼ(COX)を阻害するが，ペルオキシダーゼ阻害作用はない．NSAIDは，酸性抗炎症薬，塩基性抗炎症薬，コキシブ系などに分類されるが，ほとんどは「酸性物質」である（図6-13）．これは多くのNSAIDが，COXの基質となるアラキドン酸の構造を模倣した分子であることによる．これらNSAIDは，COX-2の作用で生じるプロスタグランジンの疼痛閾値低下作用の抑制による鎮痛作用，血管透過性の亢進増強作用の抑制による抗炎症作用，体温調節中枢における体温上昇作用の抑制による解熱作用などを示す．

6.4.1 酸性抗炎症薬

(a) サリチル酸系NSAID——アスピリン

紀元前よりヤナギの樹皮の抽出エキスは鎮痛および解熱のために用いられてきた．この薬効成分はサリシンとよばれる配糖体で，そのアグリコンがサリチルアルコールである（図6-14）．その酸化体であるサリチル酸がリウマチなどに対する抗炎症薬として用いられたが，胃痛といった胃障害の副作用が避けられなかった．ドイツの研究者フェリックス・ホフマンは，この胃障害の原因がサリチル酸の強い酸性に由来するのではないかと考え，ヒドロキ

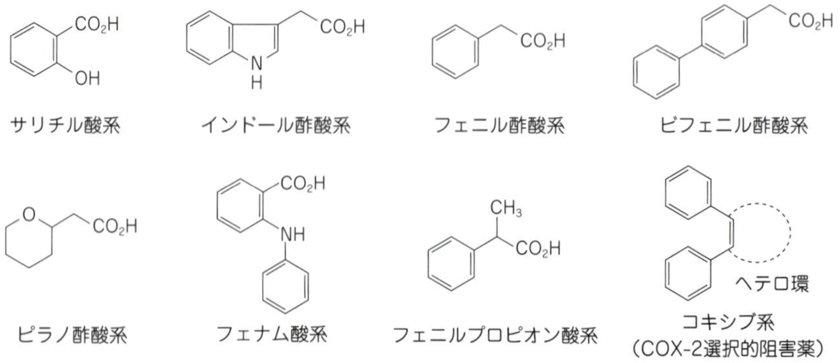

> アスピリン
> アスピリン(aspirin)の名前は，アセチルの「ア」＋「スピル酸」（サリチル酸の別名）に由来している．

サリチル酸系　インドール酢酸系　フェニル酢酸系　ビフェニル酢酸系

ピラノ酢酸系　フェナム酸系　フェニルプロピオン酸系　コキシブ系（COX-2選択的阻害薬）　ヘテロ環

● 図6-13　非ステロイド型抗炎症薬

シ基をアセチル化した「アセチルサリチル酸(アスピリン)」を合成した．アスピリンは予想にたがわず関節の炎症を抑えて痛みを除いたうえに，サリチル酸に比べて副作用が少なかった．

サリチル酸誘導体はCOXを阻害することで炎症を抑制するが，アスピリンのCOX阻害様式は，ほかのサリチル酸誘導体と比べてとくに優れた作用を示す．アスピリンはアセチル化剤としてCOXに作用し，その活性中心セリン残基の側鎖ヒドロキシ基をアセチル化することでCOX-1およびCOX-2の両方を不可逆的に阻害する(図6-15)．この不可逆的に共有結合したアセチル基がアラキドン酸の侵入を妨げるため，可逆的な競合拮抗にもとづくほかのNSAID類に比べその作用時間が長く，新たなCOXが産生されるまで回復しない．

共有結合を形成しないNSAID類は，その酸性基(カルボン酸)がアスピリンと同様に基質結合部位に存在するArg120と静電的な相互作用を形成し，さらに芳香環(フェニル基)が疎水性相互作用を形成することによってアラキドン酸の侵入を妨げる．そのため，作用時間は薬物の血中濃度に依存し，クリアランスが速い薬物はとくに持続時間が短い．

アスピリンジレンマ

COX-1およびCOX-2を不可逆的に阻害するアスピリンには，血小板凝集能を高めるTXA_2と，血小板凝集能を抑制するPGI_2の両方の生成を抑制する．この相反した作用のためアスピリンの投与量によって，血栓形成効果が減弱されたり増強されたりする現象が見られる．これを「アスピリンジレンマ」という．

(b) インドール酢酸系抗炎症薬――インドメタシンとそのプロドラッグ

インドール酢酸系抗炎症薬は，セロトニンが炎症を媒介することやリウマチ患者にはトリプトファン代謝物が多いという知見から，インドールにセロ

● 図6-14 アスピリンの創製

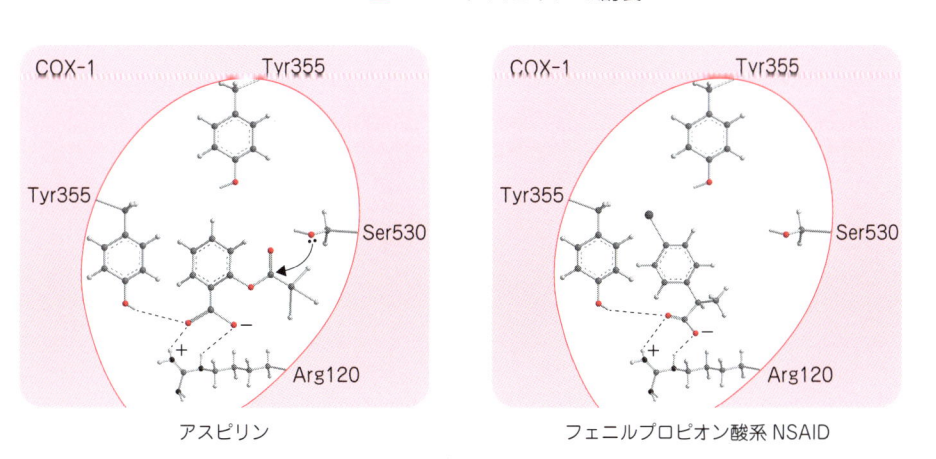

● 図6-15 COX-1に対するアスピリンとほかのNSAIDの相互作用様式

トニン拮抗作用があるのではないかという発想が生まれ，開発がはじめられた．いろいろなインドール誘導体の抗炎症作用の評価と構造最適化によって，1963年にインドメタシンが創製された（図6-16a）．今日ではその作用機構がCOX阻害にもとづくことがわかっている．もっとも解熱・鎮痛・抗炎症作用の強いNSAIDの一つで，アスピリンやフェニルブタゾンより強く，ステロイド系抗炎症薬ヒドロコルチゾンより強い作用を示す．しかし，NSAIDは胃内プロスタグランジンや胃酸分泌を抑制し，細胞保護作用のある粘液分泌を促進するPGI_2およびPGE_2の生合成を抑制する．このため，胃粘膜損傷に対する保護作用が減退し，胃障害などの副作用の発現頻度も多い．

この副作用を軽減するため，スリンダク，アセメタシン，インドメタシンファルネシル，プログルメタシンなどのプロドラッグが開発されている（図6-16b）．スリンダクはインドメタシン系薬物とよく似た電子分布を示す骨格をもち，可逆的な生体内還元によって生じるスルフィド体が薬理活性の本体である．活性型のスルフィド体は，比較的長い血中半減期をもち，作用時間が長い．アセメタシンはインドメタシンのグリコール酸エステル，インドメタシンファルネシルはファルネソール（イソプレノイドの一種）のエステルであり，後者は脂溶性の高いイソプレノイドキャリアーによって組織移行性に優れている．

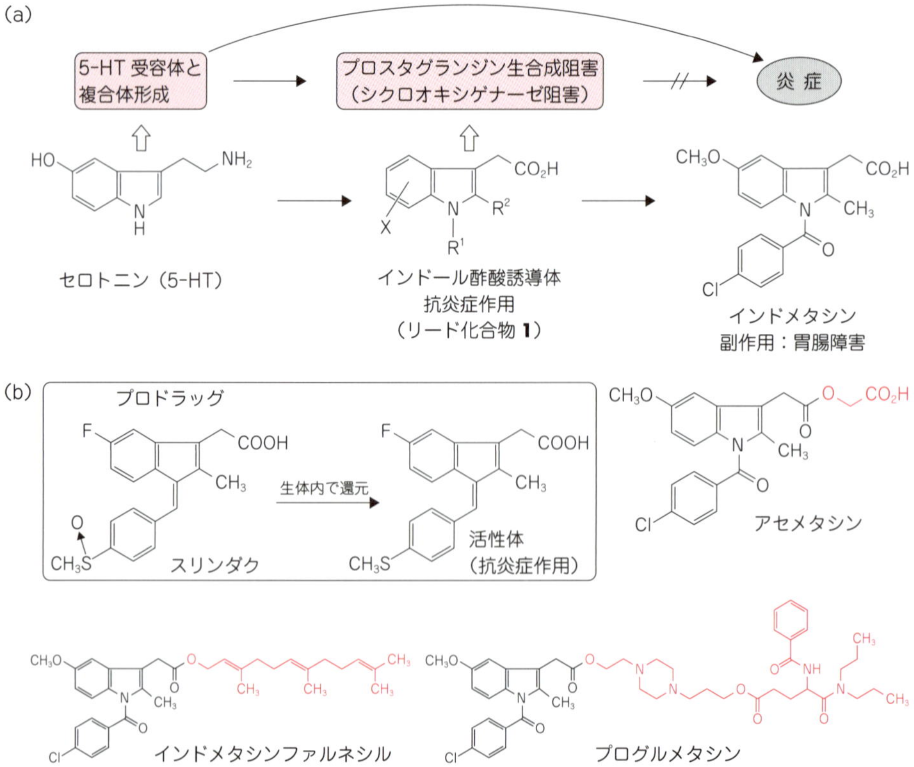

●図6-16　インドメタシン(a)とそのプロドラッグ(b)

6.4 非ステロイド性抗炎症薬

COLUMN　ピリン系と非ピリン系解熱鎮痛薬

　ピリン系薬剤とはピラゾロン骨格を基本骨格とする解熱鎮痛薬をさす（図①）．強い解熱作用を示すが，副作用として顆粒球減少症，薬物アレルギー反応，ショックなどがある．通常ピリンアレルギーという場合，アミノピリンやスルピリンなどの解熱鎮痛薬の投与による薬疹をさすことが多い．現在ピリン系薬剤のなかで比較的よく使用されているのは，副作用の少ないイソプロピルアンチピリンである．
　非ピリン系解熱鎮痛薬には，フェナセチン（副作用のため，2003年の日本薬局方第十四改正第一追補によって削除されている）およびその代謝産物であるアセトアミノフェン（カロナール®）がある．鎮痛作用に優れた医薬品で，視床下部の体温調節中枢に作用して皮膚血管を拡張させて熱放散を増大し，発熱時の体温を降下させる．最近，COX-1とわずかに異なる構造をもち，脳内に多く存在するCOX-3が発見された．COX-3は痛みの知覚に関与すると考えられており，アセトアミノフェンはこのCOX-3を特異的に阻害することで解熱作用を発現すると提唱されている．

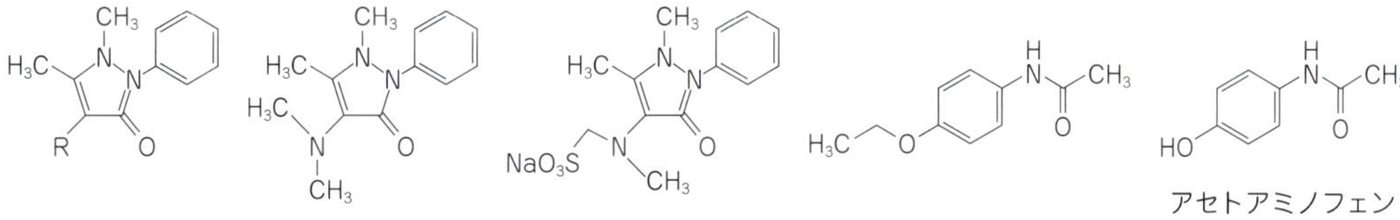

図①　ピラゾロン骨格（ピリン系）と非ピリン系薬剤の構造
ピラゾロン誘導体　アミノピリン　スルピリン　フェナセチン　アセトアミノフェン（カロナール®）

(c) そのほかの酸性抗炎症薬

　ジクロフェナクナトリウムは，フェニル酢酸系の非選択性COX阻害薬であり，インドメタシンと並んで優れた鎮痛・抗炎症・解熱作用を示す．販売名ボルタレンが有名である．ピラノ酢酸系には，エトドラクがある．COX-2を比較的選択的に阻害し，COX-1阻害作用が弱いので胃腸障害が起こりにくい．メフェナム酸系（アントラニル酸系）には，メフェナム酸がある．化学構造は，フェニル酢酸系のジクロフェナクによく似ている．
　イブプロフェンなどのフェニルプロピオン酸系NSAIDの抗炎症作用は中程度であるが，消化管に対する副作用が比較的軽微である（図6-17）．ロキソプロフェンは経口投与後未変化体のまま消化管より吸収され，生体内で活性体〔trans-OH体（SRS配位）〕に変換されるプロドラッグである．フルルビプロフェン　アキセチルは脂肪微粒子に封入されたリポ化静注用製剤（ロピオン静注）で，エステラーゼにより体内でアキセチル基が遊離し，フルルビプロフェンへと活性化される．

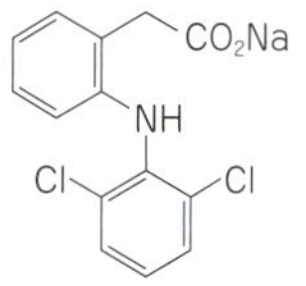

ジクロフェナクナトリウム（ボルタレン®）

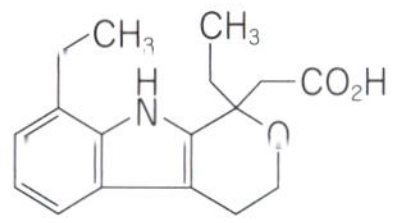

エトドラク

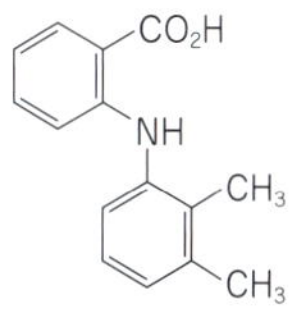

メフェナム酸

6.4.2　コキシブ系抗炎症薬（COX-2選択的阻害薬）

　セレコキシブは，COX-2を標的とした分子設計にもとづいて創薬された最初のコキシブ系NSAIDである．炎症組織で誘導されるCOX-2を選択的

●図6-17 おもな酸性抗炎症薬

イブプロフェン　ロキソプロフェン　→代謝→　活性代謝物（抗炎症作用）　フルルビプロフェン　アキセチル

に阻害することで既存のNSAIDと同等の消炎・鎮痛作用を示す．一方，消化管および血小板に対する影響は既存のNSAIDよりも少ない．セレコキシブのCOX-2選択性の発現は，COX-1とCOX-2のアミノ酸配列および立体構造の違いにもとづくことが，X線結晶構造解析により明らかにされている（図6-18）．COX-2の基質結合部位は，COX-1に比べて，結合部位内部で17％，開口部で14％広いと考えられている．523位のアミノ酸の違い（COX-1はイソロイシン，COX-2はより小さなバリン）によって，COX-2基質結合部位にはサイドポケットとよばれる特徴的な空間構造が存在する．

既存のNSAIDの酸性基（カルボキシ基）は，COX-1およびCOX-2に共通のArg120に親和性を示し，COX-1およびCOX-2を非選択的に阻害する．一方，セレコキシブは，① かさ高い立体構造のため，COX-2に比べ基質結合部位の狭いCOX-1に結合しにくい，② カルボキシ基をもたないため，COX-1に対する親和性が低い，③ COX-2に対しては，スルホンアミド基がサイドポケットに入り，His90，Arg513およびPhe518と水素結合を形成して結合力を高める，④ さらにセレコキシブのもう片方のメチルフェニル基がCOX-2の疎水性の基質結合部位に親和性を示す．セレコキシブは，このような相互作用様式にもとづく高いCOX-2選択性によって強い阻害活性を示すと考えられている．

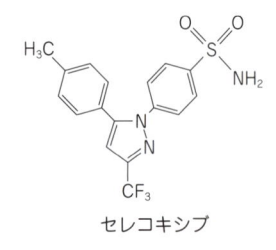

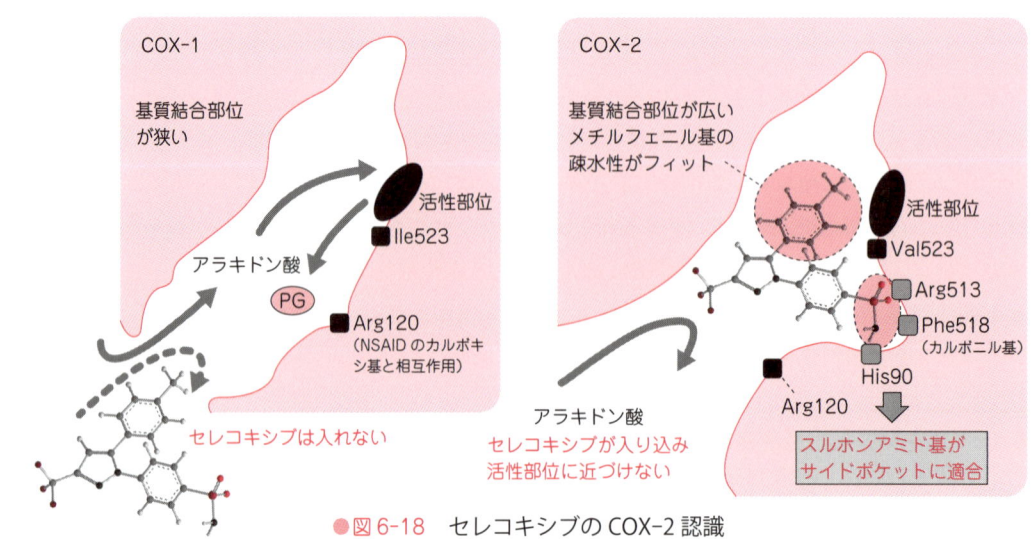

セレコキシブ

●図6-18 セレコキシブのCOX-2認識

第7章 抗潰瘍薬

7.1 潰瘍

「潰瘍」とは皮膚や粘膜がただれ崩れ落ちるという意味である．**消化性潰瘍**（peptic ulcer）は，胃や十二指腸の粘膜筋板を破る程度以上の欠損を生じさせる障害をいう．胃潰瘍の自覚症状のほとんどは腹痛で，食後に上腹部の「みぞおち」に痛みを感じることが多い．十二指腸潰瘍では空腹時に腹痛が起こり，食事をすると治まる症状が多い．胃潰瘍が進むと内側の組織も損傷を受け，胃に穴が開く（胃穿孔）．胃穿孔まで症状が進むと，食べたものや胃酸，胆汁などが腹腔内に流れ込み，感染による急性腹膜炎を起こして死に至る場合がある．また，潰瘍のそばを走っている血管が胃酸で傷つけられると出血を起こし，下血（大量の出血が便とともにでる）や吐血（胃にたまった血液を吐く）につながる．

潰瘍は胃酸の直接刺激作用と酸性条件下で働くペプシンの消化作用，およびヘリコバクター・ピロリ菌の感染によって生じる．ピロリ菌は口から入って感染するといわれており，ピロリ菌にかかると，まず慢性胃炎となり，そのごく一部が慢性胃潰瘍などになる．ピロリ菌による胃潰瘍に対しては，抗生物質（第11章）を1～2週間服用してピロリ菌を除去すれば治る．通常，消化器系の細胞は分裂や増殖の速度を上げたり，表面を粘膜でおおったりして，胃酸と酵素の攻撃から防御している．しかし，ストレスなどによって攻撃因子と防御因子のバランスが崩れると潰瘍が発生する．

胃酸の強い酸性の原因となるプロトンH^+は，胃の壁細胞から分泌される（図 7-1a）．酸分泌を刺激する因子には，大きく分けてアセチルコリン，ガストリン，およびヒスタミンの三つがあり，これらの刺激を受け取る受容体は壁細胞膜上にある（図 7-1b）．アセチルコリンは副交感神経（迷走神経）刺激によって分泌される神経伝達物質で，ムスカリン受容体に結合する．ガストリンは胃の幽門洞G細胞から分泌されるペプチドホルモンで，血流を通

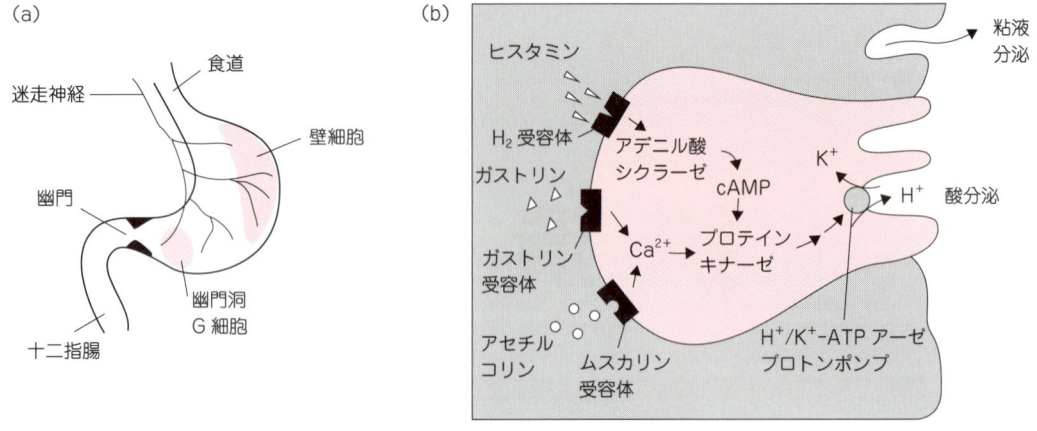

●図7-1　胃の形と胃酸分泌機構

じて壁細胞のガストリン受容体に結合する．これらの受容体が結合すると，細胞内 Ca^{2+} 濃度が上昇しプロテインキナーゼが活性化され，最終的に H^+/K^+-ATPアーゼプロトンポンプが活性化されてプロトン H^+ が胃内に分泌される．

　一方，ヒスタミンが壁細胞上のヒスタミン受容体に結合するとアデニル酸シクラーゼが活性化され，生成した cAMP（サイクリック AMP）がプロテインキナーゼを活性化すると，最終的に H^+/K^+-ATPアーゼプロトンポンプが活性化される．したがって「ヒスタミンに拮抗する薬は胃酸分泌を抑制できるはず」と考えられ，多くの抗ヒスタミン薬が開発された．しかし，それらの古典的な抗ヒスタミン薬とよばれる薬はヒスタミンによるアレルギー症状には効果を示したが，胃酸分泌抑制作用は示さなかった．

　1940年代に開発されたこのような古典的な抗ヒスタミン薬（メピラミンやジフェンヒドラミン）はいまでもアレルギー性鼻炎などの治療薬として使われているが，ヒスタミン刺激による平滑筋収縮だけを競合的に阻害する．その理由は，ヒスタミン受容体には少なくとも二つのサブタイプがあり，古典的抗ヒスタミン薬が作用する受容体は胃酸分泌にかかわる受容体とは異なるサブタイプであるためと考えられた．このため，前者の受容体は H_1 受容体とよばれ，後者の受容体は非 H_1 受容体（後に H_2 受容体と命名された）とよばれた．1970年代に H_2 受容体拮抗薬が開発されるまで，胃潰瘍の治療には食事療法か外科的療法（胃切除や迷走神経切除）が用いられていた．

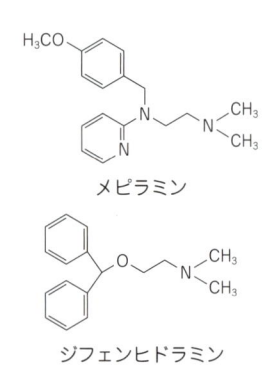

7.2　H_2 受容体拮抗薬シメチジンの開発

7.2.1　最初の H_2 受容体拮抗薬——ブリマミド

　1964年，ブラックらはヒスタミン受容体サブタイプの存在を前提として，H_2 受容体拮抗薬の開発をはじめた．ヒスタミン受容体サブタイプの提案は1966年であり，サブタイプ受容体の存在はこのときはまだ確認されておら

ず，アンタゴニストやそのリード化合物ももちろん存在していなかった．そのため，ブラックらは化合物のスクリーニング系をつくることからはじめた．候補化合物のサブタイプ選択性を識別するため，摘出したモルモット回腸の収縮作用(H_1 作用)と，摘出したモルモット心房の運動促進および麻酔ラットでの胃酸分泌抑制作用(H_2 作用)が用いられた．しかし，受容体の化学構造に関する情報はまったくなかったため，合成すべき候補化合物の選定にはヒスタミンそのものの構造を骨格とした．これは「ヒスタミン拮抗物質はヒスタミン受容体に結合するのだから，ヒスタミンと似た構造をもっているはず」という仮説にもとづいている．

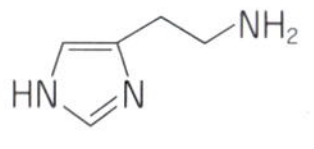
ヒスタミン

研究開始から4年後にようやく，ヒスタミンイミダゾール環に置換基を導入した化合物が弱いながらもヒスタミン作用を示し，2-メチル体と5-メチル体*では二つの受容体に対する作用にわずかながら差のあることがわかった．さらに，ヒスタミンの側鎖アミノ基をグアニジノ基で置換したグアニジルヒスタミンが非常に弱いものの，胃酸分泌促進作用とその拮抗作用をあわせもつパーシャルアゴニストであることが見いだされた(図7-2)．さらに，イソチオ尿素誘導体も拮抗作用を示すこともわかったが，グアニジノ基とイソチオ尿素基ではそれぞれの官能基とイミダゾール環との距離が異なる化合物が作用を示した．このため，これら二つの官能基は等電子的官能基ではないと推測された．

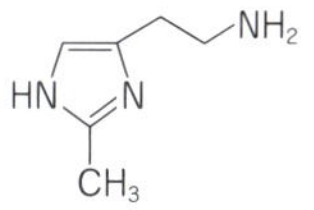
2-メチルヒスタミン

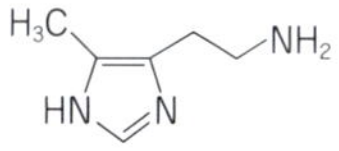
5-メチルヒスタミン

グアニジノ基やイソチオ尿素基をもつ化合物がパーシャルアゴニスト作用を示す理由は，以下のように推定された．

① 類似点　二つの官能基に共通する構造であるアミジノ基は強塩基性を示し，これがヒスタミンのアミノ基と同様に生理的pH条件でカチオンとして働く．
② 相違点　ヒスタミンのアンモニウムカチオン*は正四面体構造をとるが，アミジニウムカチオン*は平面構造をとる．
③ 相違点　アンモニウムカチオンでは陽電荷が窒素原子上に局在化し，アミジニウムカチオンでは陽電荷が非局在化している．このため，アミジニウムカチオンは複数のポイントで受容体と相互作用する可能性がある．

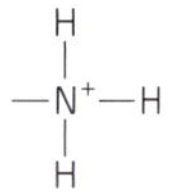
アンモニウムカチオン
(正四面体，局在化)

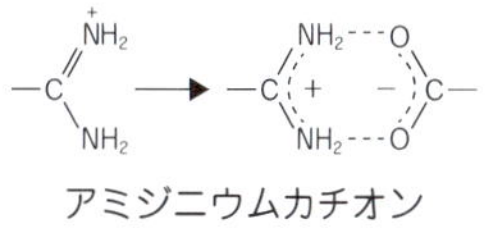
アミジニウムカチオン
(平面，非局在化)

このような考察にもとづき，アゴニスト作用とアンタゴニスト作用の分離をめざして，強塩基性のグアニジノ基から荷電をもたない極性の非塩基性基

	X = NH	X = S
$n = 2$	+	++
$n = 3$	+++	±

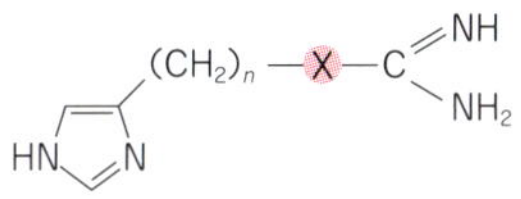

●図7-2　胃酸分泌抑制作用を示した最初の化合物
＋の数が多いほど胃酸分泌を阻害する．

● 表 7-1 ブリマミドと関連化合物

化合物	構造	比活性*
N^α-グアニジルヒスタミン		1.0
SK&F-91486		5.9
SK&F-91581		2.7
ブリマミド		17

* 最初の化合物 N^α-グアニジルヒスタミンの胃酸分泌抑制活性を 1.0 として表示.

への置換が試みられた．その結果，電子求引性チオカルボニル基をもつチオ尿素誘導体が弱い拮抗作用をもち，N-メチル体がパーシャルアゴニスト活性をもたず，強い拮抗作用のみを示すことがわかった（表 7-1）．一般名ブリマミドと名づけられたこの化合物は臨床試験まで進んだが，経口吸収性が悪かったため，医薬品としては用いられなかった．

7.2.2 シメチジンの開発

経口投与可能な抗潰瘍薬の開発をめざし，今度はブリマミドのイミダゾール環の構造変換が検討された．ブリマミドに含まれる置換イミダゾール環は，二つの互変異性体構造をとることができる（図 7-3）．このどちらかが受容体拮抗作用により大きく寄与するのであれば，その互変異性体構造に平衡を偏らせることで活性の向上が期待できる．どちらの互変異性体が活性向上に寄与するかは，置換基の電子的性質を変えることで予測できる．

図 7-3 の置換基 R が電子供与性であれば，隣接窒素の電子密度が増加してプロトンを引きつけやすくなるので，互変異性体構造 B が優勢になる．逆に，R が電子求引性であればその隣接窒素原子上の電子密度が減少し，互

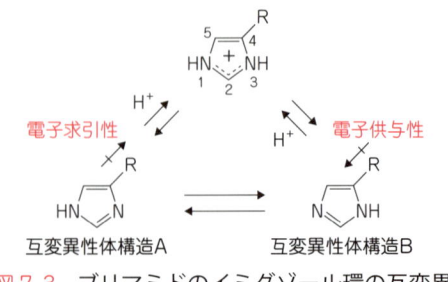

● 図 7-3 ブリマミドのイミダゾール環の互変異性

変異性体構造Aが優勢になる．そこでブリマミドの側鎖構造のうち，イミダゾール環から2番目のメチレン基をチオエーテル結合に換えて側鎖部分の電子求引性を上げた化合物（チアブリマミド）の活性を調べたところ，ブリマミドよりも強い活性を示すことがわかった．活性型と推定された互変異性体構造Aをより安定化させるため，さらにチアブリマミドのイミダゾール環上に電子供与性のメチル基を導入すると，活性の増強が認められた（表7-2）．この化合物はメチアミドと名づけられ胃潰瘍患者に投与する臨床試験まで行われたが，数名の患者に顆粒球減少症*が認められたため，試験は中止された．

顆粒球減少症の原因は特定されていないが，メチアミドの長期毒性試験で観察された毒性（浮腫）はチオ尿素基に由来するのではないかと疑われた．このため，チオ尿素基の硫黄原子の等価変換体が検討されたが，硫黄を酸素あるいは窒素に換えた尿素誘導体あるいはグアニジン誘導体はともに弱い活性しか示さないとわかった（表7-2）．グアニジノ基の塩基性をチオ尿素と同程度に下げれば活性が向上すると期待できるのではないかと推測され，強塩基性グアニジノ基のイミノ基への電子求引性基の導入が検討された．

顆粒球減少症
白血球のうちの顆粒球（好中球，好酸球，好塩基球の三つをあわせたもの）が減少する症状．白血球の45〜65％は好中球なので，顆粒球減少は好中球減少とほとんど同じ意味で使われている．好中球は感染を防ぐ機能に重要な役割を担っているため，好中球が減ると細菌や真菌に感染しやすくなる．

●表7-2　ブリマミドからシメチジンまでの構造変換

化合物	構造	比活性*
ブリマミド		17
メチアミド		144
尿素誘導体		5.9
グアニジン誘導体		8.1
グアニル尿素誘導体		19
ニトログアニジン誘導体		93
シメチジン		163

*　最初の化合物 N^α-グアニジルヒスタミンの胃酸分泌抑制活性を1.0として表示．

その結果，ニトログアニジン誘導体とシアノグアニジン誘導体が，メチアミドとほぼ同程度の拮抗作用を示すことがわかった（表7-2）．やや作用の強いシアノグアニジン誘導体が開発候補品として選ばれ，これが最初の画期的 H_2 受容体拮抗薬シメチジンとなった．ブラックがヒスタミン構造にもとづく探索研究を開始してから12年後となる1976年，イギリスでシメチジンがタガメット®という商品名で発売された．アメリカでは1977年に，日本では1982年に発売された．

7.2.3 シメチジンに続く H_2 受容体拮抗薬

シメチジンの開発に続き，シメチジンそのものあるいはその関連化合物であるブリマミドやメチアミドをリード化合物とする H_2 受容体拮抗薬の開発が試みられた．シメチジンは薬物代謝酵素であるシトクロムP450の阻害活性をもっていたため，薬物併用に問題点を残していたこともその理由の一つである．構造変換の一つの方針として，シメチジンでは固定されていたイミダゾール環をほかのヘテロ環へ変換し，シメチジンよりも強い胃酸分泌抑制作用を示す化合物の探索が試みられた．その結果，シメチジンの約8倍の活性を示すラニチジン（ザンタック®）や約10倍の活性を示すファモチジン（ガスター®）などが開発された（図7-4）．ここでは，ファモチジンの開発について簡単に説明する．

シメチジンはヘテロ環構造とシアノグアニジン構造が鎖状構造でつながれた基本骨格をもつ．ファモチジンの開発では，この基本骨格のヘテロ環部分とシアノグアニジン構造の変換が試みられた．シアノグアニジン等価体として同程度の塩基性を示すアミジノ基が基本骨格として選択され，その誘導体の構造活性相関が調べられた（表7-3）．このとき，ヘテロ環構造にはイミダゾール環よりも合成が容易なピリジン環が用いられた．その結果，塩基性の強い無置換のアミジノ基には活性が認められなかったが，そのイミノ窒素上に電子求引性のトリフルオロアセチル基やプロパルギル基を導入した化合物は弱いながらも活性を示すことがわかった．シメチジンの場合と異なり，電

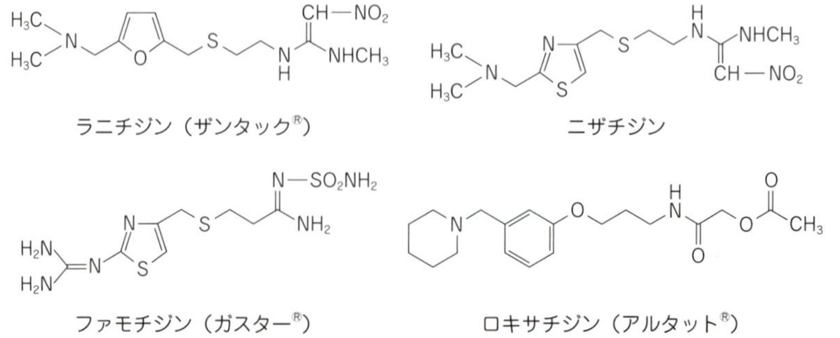

●図7-4 シメチジンに続く H_2 受容体拮抗薬の構造

● 表7-3 アミジン誘導体のH₂受容体遮断活性

X	Y	比活性*	X	Y	比活性*
H	H	—	CH₂CN	CN	—
H	COCF₃	0.02	H	CONH₂	0.23
H	CH₂C≡CH	0.06	CH₃	CONH₂	—
CH₃	CN	—	シメチジン		1.0

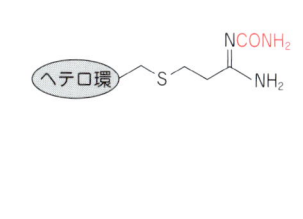

* シメチジンの活性を1.0として表示．

子求引性のシアノ基を導入しても活性はでなかったが，その加水分解体であるカルバモイル基を導入した誘導体は，優れた活性を示した．

次に，ヘテロ環部分の構造変換が活性に及ぼす影響が調べられた（表7-4）．シメチジンに用いられたイミダゾール環を用いると，シメチジンの約50％の活性を示す化合物が得られた．とくに5位にメチル基を導入した化合物では，シメチジンの約3倍の活性を示した．トリアゾール，ピラゾール誘導体はほとんど活性を示さなかったが，チアゾール環の2位に含窒素置換基を導入した化合物はシメチジンに匹敵する活性を示した．なかでも，2-グアニジノチアゾール誘導体はシメチジンの約36倍の活性を示した．しかし，この化合物は化学的にやや不安定で体内動態が悪く，医薬品としての開発が困難であることがわかった．

この不安定性はカルバモイルアミジン構造に起因すると推定されたため，カルバモイル基に代わる電子求引性基の導入が検討された．カルバモイル基と新しく導入する置換基の疎水性や電子的効果を比較し，最終的にスルホニル基の導入が試みられた（表7-5）．その結果，2-グアニジノチアゾール環構造と組みあわせれば，スルファモイルアミジン誘導体もスルホニルアミジン誘導体もともに活性を示すことが確認された．このなかでもっとも活性が強く化学的にも安定であったスルファモイルアミジン誘導体が，開発候補化合物として選ばれた．ファモチジン（ガスター®）と名づけられたこの化合物は，

● 表7-4 N-カルバモイルアミジン誘導体のH₂受容体遮断活性

ヘテロ環	比活性*	ヘテロ環	比活性*
イミダゾール	0.51	2-メチルチアゾール	—
4-メチルイミダゾール	3.0	2-アセトアミジノ-4-メチルチアゾール	1.1
1,2,4-トリアゾール	0.07	2-グアニジノチアゾール	36
ピラゾール	0.00002	2-(N-メチルグアニジノ)チアゾール	8.4

* シメチジンの活性を1.0として表示．

● 表 7-5 置換スルホニルアミジン誘導体の H_2 受容体遮断活性

ヘテロ環	R	比活性*	ヘテロ環	R	比活性*
(4-メチルイミダゾール)	NH_2	—	(グアニジノチアゾール)	CH_3	5.3
(グアニジノチアゾール)	NH_2	10	(グアニジノチアゾール)	C_6H_5	3.9

＊ シメチジンの活性を 1.0 として表示.

1985 年に発売された.

7.3 プロトンポンプ阻害薬オメプラゾールの開発

7.3.1 オメプラゾールの開発

シメチジンをはじめとする選択的 H_2 受容体遮断薬は，外科的治療の対象であった消化器潰瘍を薬物治療が可能な疾患に変えた．しかし，その作用機序からもわかるように完全に胃酸分泌が抑えられず，またその作用持続時間も必ずしも満足できるものではなかった．これらの問題点を解決するためには，胃酸分泌を直接担う H^+/K^+-ATP アーゼプロトンポンプの機能を阻害するのがもっとも有効であろうと推測された．オメプラゾールは，プロトンポンプ阻害により効果的に胃酸分泌を抑制する医薬品であるが，開発研究がはじまったときにはその作用機序は不明であった．本節では結果的に最初の**プロトンポンプ阻害薬**（proton pump inhibitor；PPI）となったオメプラゾールとその関連医薬品の開発経緯について説明する．

オメプラゾール開発の概略を図 7-5 にまとめた．開発の端緒となった化合物 CMN131 は，すでに胃酸分泌抑制活性が報告されていた文献既知化合物である．しかし，この化合物は強い急性毒性を示すことがわかり，開発はすでに中止されていた．1970 年代はじめごろから新しい胃酸分泌抑制化合物の探索をはじめていた研究者たちは，この毒性発現が CMN131 中のチオアミド構造によるのではないかと推測し，この構造を複素環構造中に取り込むことで毒性が抑えられると考えた．この推測にもとづく探索の結果見つけられた最初のヒット化合物が，ベンズイミダゾール化合物 H124/26 である．

この化合物は結核薬として特許がとられていたが，その酸化代謝物であるスルホキシド体はもとの化合物よりも強い胃酸分泌抑制活性を示した．このスルホキシド化合物はチモプラゾールと名づけられ，作用機序が不明のまま非臨床試験が行われた．長期毒性試験の結果，チモプラゾールは甲状腺を肥大させること，この作用は甲状腺のヨウ素取り込みの阻害によるものとわかった．この毒性発現の原因はチオ尿素構造に由来すると考えられ，適切な脂溶性を保ちつつ，メルカプトベンズイミダゾール環上に置換基を導入すれば，回避できると予想された[†]．さまざまな置換基の検討により強い活性を

[†] いくつかの置換メルカプトベンズイミダゾール類は甲状腺のヨウ素取り込みを阻害しないことが報告されていた.

7.3 プロトンポンプ阻害薬オメプラゾールの開発

●図7-5 オメプラゾールの開発過程

もつ置換ベンズイミダゾール誘導体ピコプラゾールが見つけられ，ヒトのボランティアによる試験で強力かつ持続性の胃酸分泌抑制作用が確認された．

開発がこの段階まで進んできた時期になって，壁細胞のH^+/K^+-ATPアーゼプロトンポンプが胃酸分泌の最終段階を担っており，同じポンプタンパク質が甲状腺にもあるとわかってきた．チモプラゾールが甲状腺に対して副作用を示したことは，置換ベンズイミダゾール化合物がH^+/K^+-ATPアーゼプロトンポンプに作用することで胃酸分泌抑制作用を示していることを強く示唆した．ピコプラゾールの塩基性を上げた薬剤は，壁細胞のプロトンポンプに近い酸性領域に集積しやすいのではないかとの推測のもと，ピコプラゾールピリジン環へのさまざまな電子供与性置換基の導入が検討された．その結果，化学的に安定で強い胃酸分泌作用を示す化合物として得られたのがオメプラゾールである．その後の臨床試験を経て，1988年オメプラゾールは商品名ロセック®としてヨーロッパで上市された．

7.3.2 H^+/K^+-ATPアーゼプロトンポンプ

H^+/K^+-ATPアーゼプロトンポンプは，壁細胞内のプロトンH^+をヒドロニウムイオンH_3O^+の形でその内部を通過させ胃内に放出するとともに，K^+イオンを内部に取り込む膜タンパク質である．プロトンポンプ機能は，10本のαヘリックスからなる膜貫通ドメインと三つの大きな膜外ドメインによって担われている(図7-6)．膜外ドメインにH_3O^+が結合すると，もともと膜外ドメインに結合していたATPによる自己リン酸化が起こってタンパク質のコンフォメーションが変化する(図7-7a,b)．この構造変化は膜貫通ヘリックス間の相対配置を変化させ，H_3O^+が膜外に放出される(図7-7c)．放出されたH_3O^+に代わって細胞外でK^+が結合して脱リン酸化が起こり，チャネルがふさがれるとともにK^+が細胞内へ放出され，ポンプはもとのコンフォメーションに戻る．

ヒドロニウムイオンH_3O^+の膜輸送は，おもに4本の膜貫通ヘリックスの構造変化によって行われる．最初の状態では，3分子のH_3O^+が4本のヘリッ

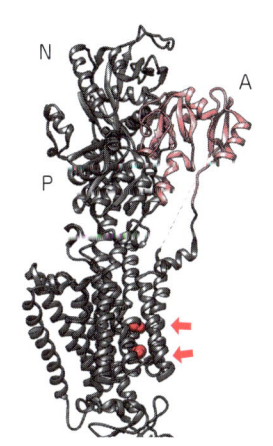

●図7-6 プロトンポンプ
矢印部分はPPIが結合しうるCys残基．(PDB：2XZB)
N：nucleotide binding domain,
A：actuator domain,
P：phosphorylation domain.

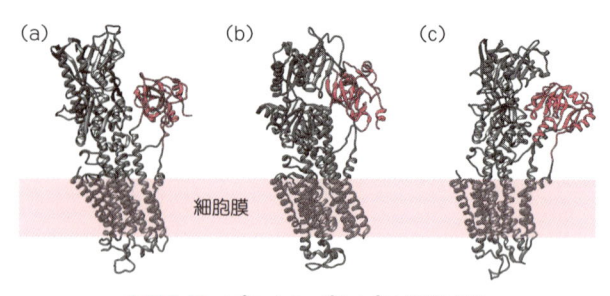

● 図7-7 プロトンポンプの構造変化
(a) E1構造：脱リン酸化されK$^+$イオンを壁細胞内にはき出した状態. (PDB：3W5B)
(b) E1・P構造：リン酸化され壁細胞内のH$_3$O$^+$を取り込んだ状態. (PDB：3WGV)
(c) E2・P構造：リン酸化されH$_3$O$^+$を胃内にはき出した状態. (PDB：3W5B)

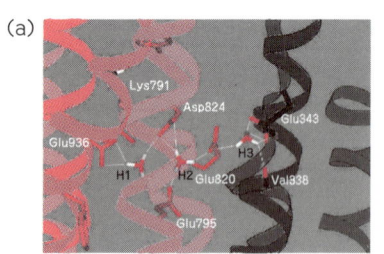

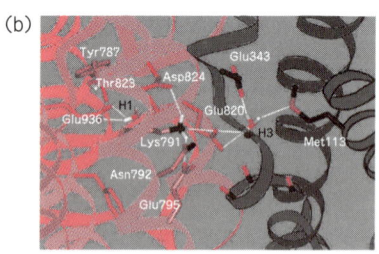

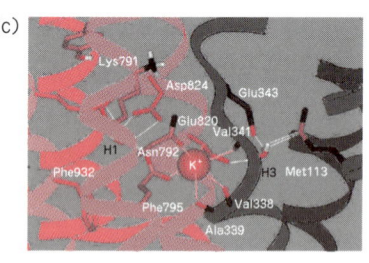

● 図7-8 H$^+$/K$^+$-ATPアーゼプロトンポンプによるヒドロニウムイオンの輸送
(a) E1・P．(b) E2・P．(c) E2・K．K. Munson et al., *J. Biochem.*, **44**(14), 5267(2005), Fig 6 より許可を得て改変して転載. © 2005 American Chemical Society.

クス間のそれぞれの位置に水素結合によって保持されている(図7-8a)．リン酸化によってヘリックス間の相対配置が変わると，5番目の膜貫通ヘリックスにある Lys791 側鎖の NH$_3$$^+$ 基が1分子の H$_3$O$^+$ をはじきだすように動く(図7-8b)．ついで，細胞外の K$^+$ がこの Lys-NH$_3$$^+$ 基の代わりに入り込み，Lys をもとの位置に押し戻して K$^+$ が細胞内へ輸送される(図7-8c)．H$^+$/K$^+$-ATPアーゼプロトンポンプは，リン酸化のエネルギーを利用したこのようなタンパク質構造の変化を利用して，H$_3$O$^+$ と K$^+$ を効率よく交換している．

7.3.3 PPIの作用機序

オメプラゾールはその構造的な特徴によって H$^+$/K$^+$-ATPアーゼプロトンポンプに共有結合し，プロトンポンプ機能を不可逆的に阻害する．経口投与されたオメプラゾールはその脂溶性により十二指腸で吸収され，血流を通じて胃の壁細胞のなかに入る．ついで，その弱塩基性により壁細胞中のプロトンポンプに近い酸性画分に集積する．オメプラゾールは中性付近では安定であるが，強酸性条件下ではスピロ型中間体への変換反応がすみやかに進行する(図7-9)．ピリジン環上へのパラ位電子供与性置換基の導入が活性を強める効果を示したのは，ピリジン環の求核性が上がってスピロ体への反応が進行しやすくなったことによる．生じたスピロ型中間体はさらにスルフェン酸とスルフェンアミドに変換され，これら反応性の高い生成物がプロトンポ

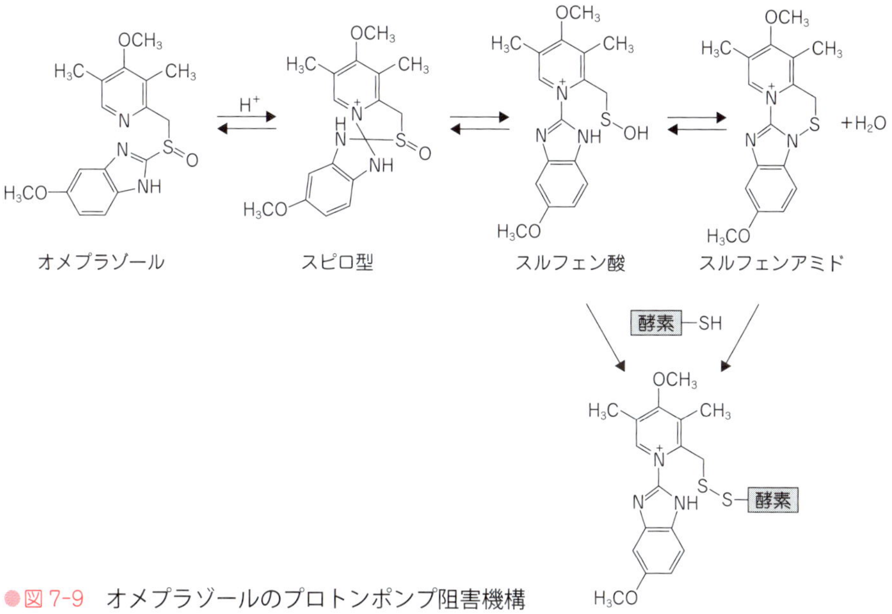

●図7-9 オメプラゾールのプロトンポンプ阻害機構

ンプのシステインチオール側鎖によってすみやかに求核攻撃されるため，安定なジスルフィド結合が形成される．どのチオール側鎖との結合が生じるかは，プロトンポンプ阻害薬によって少しずつ異なる（図7-6）が，阻害薬との共有結合形成によってプロトンポンプ機能が不可逆的に阻害され，胃酸分泌が強く抑制される．オメプラゾールの血中半減期は1～2時間程度であるが，共有結合形成によっていったん阻害されたプロトンポンプ機能の回復には投与中止後3日程度かかる．ポンプ機能の回復には，生体内チオール化合物であるグルタチオンによるジスルフィド交換反応でタンパク質構造を再生するか，プロトンポンプそのものの再合成が必要になるためである．

7.3.4 オメプラゾールに続くPPI

オメプラゾールの開発に引き続いて，ランソプラゾール（タケプロン®），ラベプラゾール（パリエット®），エソメプラゾール（ネキシウム®）などのいくつかのPPIが開発・上市された（図7-10）．ここではオメプラゾールの光学異性体であるエソメプラゾールについて，簡単に述べる．

オメプラゾールは強力な胃酸分泌抑制作用を示したが，患者によって効き目や持続時間が異なることがわかった．これは，個人ごとに肝臓の代謝酵素の種類が違うため，オメプラゾールの代謝不活性化速度*が異なるのだろうと推定された．このため，よりバイオアベイラビリティの高い薬剤の開発をめざして，オメプラゾールの基本骨格上へのさまざまな置換基の導入とその置換位置が検討された．その結果，最終的に候補化合物として残ったのがオメプラゾールの光学異性体である．

オメプラゾールの代謝不活性化速度
欧米人ではこの代謝不活性化酵素をもたない人の割合は2～4％である．一方，日本を含む東南アジアでは約20％の人がこの代謝不活性化酵素をもたない．したがって薬物代謝速度が遅く薬がよく効く．

COLUMN　家庭の常備薬「タカジアスターゼ」

　高峰譲吉は，徳川幕府が日米和親条約を締結した嘉永7(1854)年に生まれた．成長して，維新政府の農商務省工務局の官吏となった高峰は，アメリカのニューオリンズで開かれていた万国工業博覧会を視察し，帰国後，一念発起して東京人造肥料会社を設立した．事業は軌道に乗りはじめたが，高峰は工場の一角で清酒醸造に不可欠な麹の改良も進めており，発酵力がきわめて高い高峰元麹を用いる「高峰式元麹改良法」の特許を申請した．この方法に目をつけたアメリカのウイスキー業者の招きを契機に，高峰はアメリカでのウイスキー事業に乗りだした．しかし残念ながら事業は失敗した．

　高峰は，自分が見つけた高い消化能力をもつ麹ジアスターゼを消化剤として利用する研究に粘り強く取り組み，強力な消化作用をもつ物質の分離に成功する．この強力消化剤こそ，胃腸薬「タカジアスターゼ」であり，明治27(1894)年に特許を申請，製造販売をアメリカで最大の製薬会社であるパークデビス社に委託した．これが大ヒットし，「タカジアスターゼ」は世界の家庭の常備薬となった．日本では，高峰の希望で明治32(1899)年に設立された三共商店（後の三共製薬）が販売し，夏目漱石のベストセラー小説「吾輩は猫である」にも登場する国民的常備薬となった．巨万の富と名声を築いた高峰譲吉は，アメリカンドリームを実現させた最初の日本人となったのである．

オメプラゾール光学異性体

初期の *in vivo* 試験のためには，オメプラゾールをジアステレオマー混合物として合成した後，光学分割する方法がとられた．その後，オメプラゾールの合成中間体をチタニウムによる不斉酸化反応により94% ee でスルホキシドとし，生成物をマグネシウム塩として再結晶することにより光学的に純粋な異性体が得られるようになった．

光学活性体の *in vivo* 試験

最初に検討されたのがラットでの *in vivo* 試験であった．開発の経緯を述べた論文には，もし最初からイヌを使っていたら光学異性体間での差が認められず，さらに検討が行われたかどうかわからなかった，と記載されている．

　オメプラゾールにはスルホキシド構造に由来する光学異性体*が存在する．しかし作用機序から明らかなように，この立体構造の違いは酸触媒によるプロトンポンプ阻害には影響しない．したがって，*in vitro* 試験ではどちらの異性体も同じ阻害活性を示す．ところが，ラットでの *in vivo* 試験では，オメプラゾール R 体が S 体やラセミ体よりも明らかに高いバイオアベイラビリティを示し，胃酸分泌抑制作用も強かった．この結果は，それぞれの異性体に対する代謝酵素の作用が異なることを強く示唆している．イヌでは異性体間での作用の差は認められず*，ヒトではラットの場合と同様に異性体間で異なる作用を示した．ところが，ヒトではラットとは逆に，オメプラゾール S 体に高いバイオアベイラビリティと胃酸分泌抑制作用が認められたのである．オメプラゾールの光学異性体エソメプラゾールは臨床試験を経て，ネキシウム®という商品名で2000年に上市された（ラセミックスイッチ）．

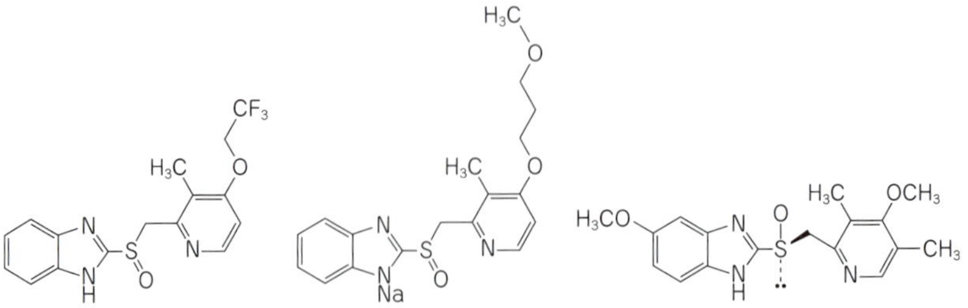

ランソプラゾール（タケプロン®）　　ラベプラゾールナトリウム（パリエット®）　　エソメプラゾール（ネキシウム®）

● 図7-10　オメプラゾールに続く PPI の構造

第8章 降圧薬

8.1 高血圧
8.1.1 高血圧と降圧薬

　心臓が収縮して血液を押しだした瞬間にいちばん強く血管に圧力がかかり（収縮期血圧；最高血圧），収縮した後に心臓がひろがるときに圧力がいちばん低くなる（拡張期血圧；最低血圧）．収縮期血圧と拡張期血圧のどちらが高くても，高血圧とよばれる（表8-1）．日本人の高血圧の大部分は原因が特定できない本態性高血圧で，自覚症状はほとんどない．高血圧自体が死を招くことはきわめてまれであるが，高血圧状態が続くと，対応して心臓は心筋を増やし（心肥大），血管（おもに動脈）は壁を厚くする．高い圧力によって血液の成分が動脈の内壁に入り込んで，それにコレステロールが加わると動脈硬化を引き起こす．これらが原因となって，虚血性心疾患（狭心症や心筋梗塞）や脳卒中などが誘発される．高血圧は，症状がほとんどないまま長年かけて血管をむしばみ，これらの疾患を誘発するという意味を込めて「サイレント・キラー」とよばれる．

　血圧は，心臓が送りだす血液の量（心拍出量）と，それを流す血管の通りづらさ（末梢血管の抵抗）とで決まる．循環血液量が増え心拍数や心収縮力が上

● 表8-1　成人における血圧値の分類

分類	収縮期血圧		拡張期血圧
至適血圧	< 120	かつ	< 80
正常血圧	< 130	かつ	< 85
正常高値血圧	130〜139	または	85〜89
軽症高血圧	140〜159	または	90〜99
中等症高血圧	160〜179	または	100〜109
重症高血圧	≧ 180	または	≧ 110
収縮期高血圧	≧ 140	かつ	< 90

高血圧治療ガイドライン2009年版．血圧の単位はmmHg．

がると血圧は上がり，動脈血管が収縮しても血圧は上がる．したがって，血圧を下げるにはこれらの因子に働く薬剤を用いればよい．1960年代から用いられてきた降圧利尿薬は，尿細管におけるNa^+の再吸収を抑制し，Na^+の等張圧効果による水の再吸収を抑制して血液中の水分量を低下させる．少し遅れて利用されるようになったカルシウム拮抗薬は，細胞内へのCa^{2+}流入を抑えて心筋や血管平滑筋の収縮を抑制し，血圧を下げる．第5章で述べたβブロッカーも同様の効果を示す．本章では，1970年代以降に開発された，レニン-アンジオテンシン-アルドステロン(RAA)昇圧系に作用する降圧薬について説明する．高血圧の治療では，これら作用機序の異なる薬剤の組合せ*が用いられることが多い．

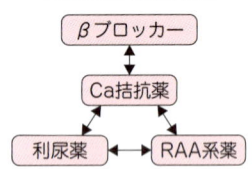

8.1.2 レニン-アンジオテンシン-アルドステロン系

レニン-アンジオテンシン-アルドステロン(RAA)系は昇圧に働く系である（図8-1）．**レニン**(renin)は**腎臓**(renal)でつくられるタンパク質で，長くその作用は不明であった．20世紀半ばになってようやく，レニンがその基質タンパク質アンジオテンシノーゲンからアミノ酸10残基からなるアンジオテンシンIを産生するプロテアーゼ作用をもつ酵素であるとわかった．レニンの作用で生成したアンジオテンシンIは，**アンジオテンシンI変換酵素**(angiotensin converting enzyme；ACE)によって末端の2残基がさらに切断され，アンジオテンシンIIに変換される．アンジオテンシンIIは血管内皮膜にある受容体に作用し，強い血管収縮作用を起こす．また，副腎皮質の受容体に作用してアルドステロンの分泌を刺激する．この血管収縮とアルドステロン分泌促進によるナトリウム貯留がRAA系の昇圧作用機序*である．

降圧薬2剤併用例

βブロッカー ― Ca拮抗薬 ― 利尿薬 ― RAA系薬

RAA系の生理的意義
RAA系は生物が海から陸へ上がったときに備わった体液調節系であろうと推測されている．陸上の乾燥状態による体液量減少と血圧低下を防ぐため，腎臓の糸球体でのろ過量を減少させるとともに，ナトリウム再吸収促進と血管収縮を図ったと考えられる．

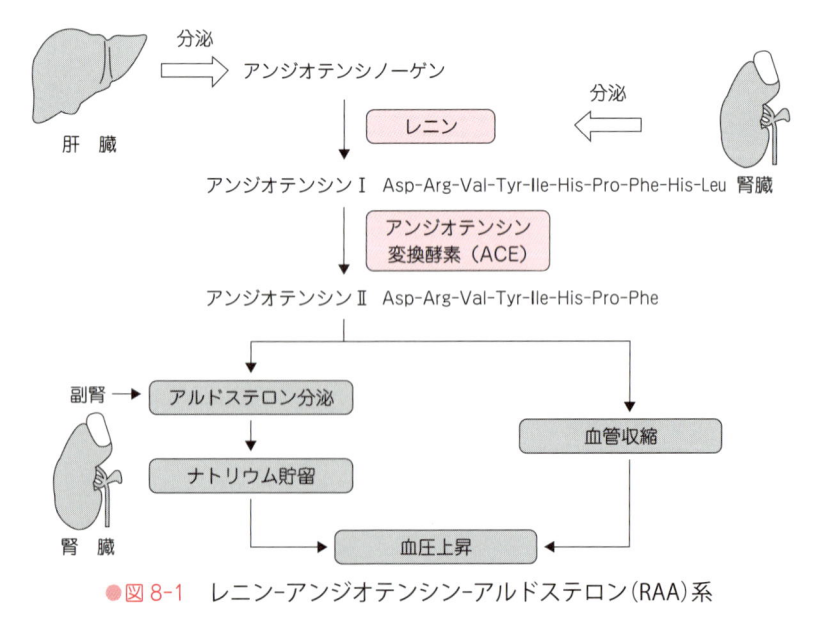

●図8-1　レニン-アンジオテンシン-アルドステロン(RAA)系

肝臓 → 分泌 → アンジオテンシノーゲン ← 分泌 ← 腎臓
レニン
アンジオテンシンI　Asp-Arg-Val-Tyr-Ile-His-Pro-Phe-His-Leu
アンジオテンシン変換酵素（ACE）
アンジオテンシンII　Asp-Arg-Val-Tyr-Ile-His-Pro-Phe
副腎 → アルドステロン分泌 → ナトリウム貯留（腎臓）→ 血圧上昇 ← 血管収縮

8.2 ACE 阻害薬

RAA 系は昇圧に働くので，この系のどこかを止めれば降圧作用が期待できる．まず試みられたのは，RAA 系の第一段階であるレニンによるアンジオテンシン I の産生を抑えるレニン阻害薬の開発である．しかし，開発当時レニンの構造が解明されていなかったこともあり，長くこの作用機序にもとづく薬剤の開発は成功しなかった．代わって 1980 年代までに，一見何の関連もなさそうなヘビ毒の研究から ACE 阻害薬が最初の RAA 系降圧薬として開発された．1990 年代には，アンジオテンシン受容体に結合しその作用を阻害するアンジオテンシン II 受容体拮抗薬の開発が進み，21 世紀に入ってようやくレニン阻害薬が開発された．以下，これらの開発過程について述べる．

8.2.1 カプトプリルとエナラプリルの開発

1965 年，ブラジルに生息する毒ヘビの毒液から，ブラジキニン*の作用を増強するペプチド（テプロタイド，Glu-Trp-Pro-Arg-Pro-Gln-Ile-Pro-Pro）が見いだされた．その後，同じ毒液が ACE も阻害することも見つかった．バナナ園の労働者がこの毒ヘビに咬まれると，血圧が急激に下がって気絶することがヒントとなったといわれている．さらに，テプロタイドは正常レニン血漿の高血圧患者にも弱いながらも血圧を下げる作用を示し，ACE 作用を阻害する化合物が降圧薬になりうることが確認された．テプロタイドそのものは酵素分解を受けやすいペプチドで経口投与に適さなかったため，経口投与のできる ACE 阻害薬の開発がはじまった．

ACE は活性中心に Zn^{2+} をもつジペプチジルカルボキシペプチダーゼ（ペプチドを C 末端から二つ目のペプチド結合で切断する酵素）で，C 末端から 1 残基目のペプチド結合を切断する**カルボキシペプチダーゼ A**（caroboxypeptidase A：CPA）と同様の反応機構でアミド結合を切断すると考えられた．CPA もその活性中心に His と Glu との配位結合で固定された Zn^{2+} をもっており，Arg145 のグアニジノ基が基質ペプチドの C 末端カルボキシ基とイオン結合をつくって基質を固定する．切断されるアミド結合カルボニル基は Zn^{2+} の作用によって分極しており，そのカルボニル炭素が CPA の Glu270 のカルボキシ基によって活性化された水分子の求核攻撃を受ける．同時に，CPA の Tyr248 のフェノール性ヒドロキシ基からのプロトン化が起こり，アミド結合が加水分解される（図 8-2）．ついで，CPA による切断反応がベンジルコハク酸によって競合的に阻害されることがわかり，その相互作用様式が次のように推測された（図 8-3a）．

① ベンジル基が CPA の C 末端アミノ酸側鎖の認識部位に入り，隣接するカルボキシラートアニオンが Arg145 とイオン結合する．

ブラジキニン
ブラジキニンは痛みのメディエータで発痛物質として働くが，降圧系にも働く．

② ベンジルコハク酸のもう一方のカルボキシラートアニオンが，活性中心 Zn^{2+} とイオン結合する．
③ 結合したコハク酸はアミド結合ではなく安定な炭素結合をもっているため，カルボニル基の分極によっても切断反応は起こらない．したがって，CPA に結合したままになり，基質ペプチドの接近を妨げることで CPA 活性を阻害する．

　CPA は C 末端から 1 残基のアミノ酸を除去するが，ACE はジペプチドを切断するペプチダーゼである．したがって，Zn^{2+} とイオン結合するカルボキシ基と C 末端カルボキシ基のあいだにアミノ酸 1 残基分の結合を挿入したコハク酸誘導体を用いれば，CPA と同様の結合様式で ACE と結合する化合物をつくれるのではないかと考えられた（図 8-3b）．開発の端緒をつくったヘビ毒ペプチドは C 末端にプロリンをもっていたため，C 末端にプロリンを導入したサクシニルプロリンについて，その阻害活性が調べられた．

　サクシニルプロリンは弱いながらも ACE 阻害活性を示し，リード化合物創製の出発化合物となることがわかった（表 8-2）．さまざまな構造変換の結果，ⅰ）アミド結合の隣接位に R 配置のメチル基を導入すれば阻害活性は上昇するが，S 配置では低下すること，ⅱ）Zn^{2+} と結合するカルボキシ基の代わりにアミンやグアニジンなどの窒素官能基を入れても阻害活性は上がらないが，チオール基を入れると活性が大きく上昇すること，などがわかった．これらの検討の結果，経口投与が可能な最初の ACE 阻害薬として開発されたのがカプトプリルである．カプトプリルは最初のリード化合物サクシ

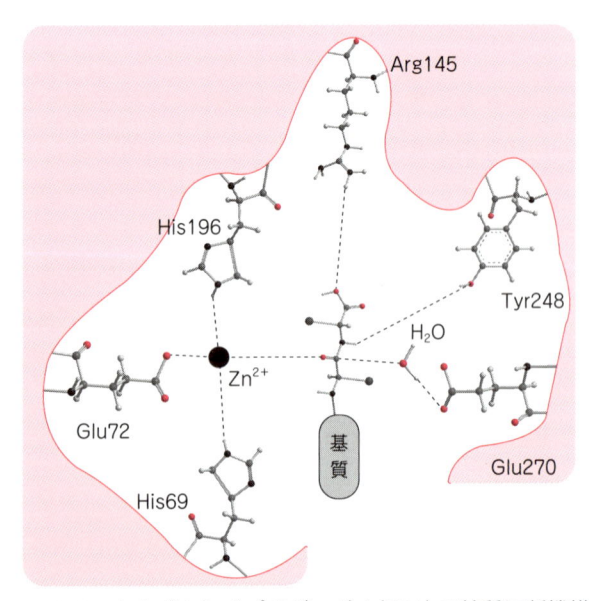

●図 8-2　カルボキシペプチダーゼ A（CPA）の基質切断機構

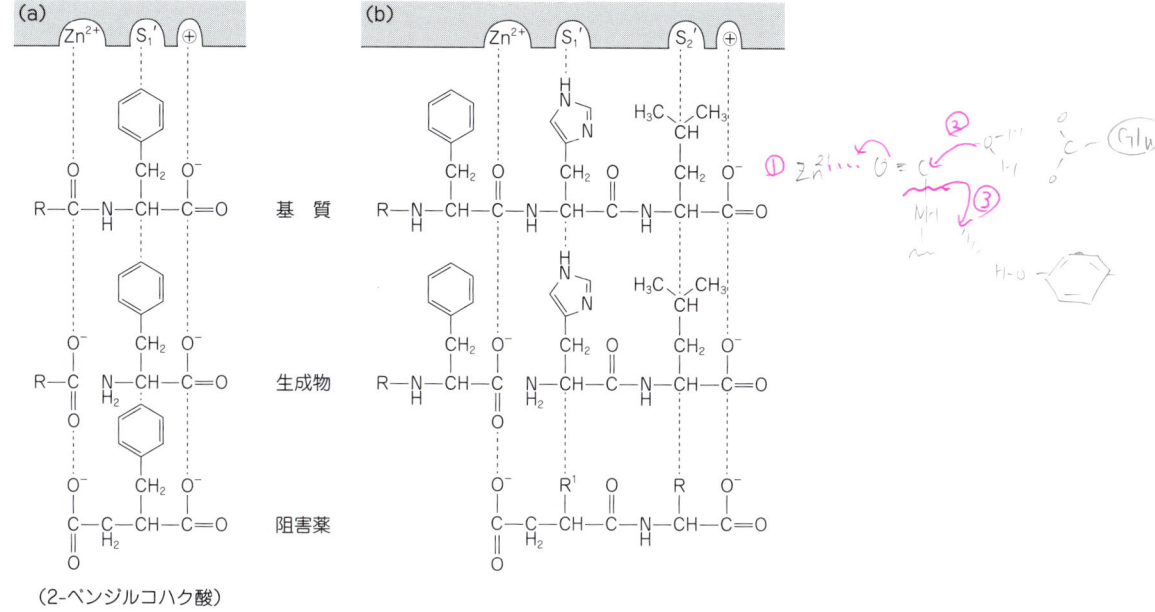

●図8-3 CPAとACEの基質および阻害薬との結合模式図
(a) カルボキシペプチダーゼ(CPA), (b) アンジオテンシン変換酵素(ACE).

ニルプロリンの12,000倍のACE阻害活性を示し，1975年カプトリル®として発売された．

カプトプリルはアンジオテンシンのC末端2残基のアミノ酸構造にもとづくACE阻害薬とも考えられるが，さらにN末側に1残基延長した切断部

●表8-2 カプトプリルとその開発中間化合物のACE阻害活性

化合物	構造	比活性*
サクシニルプロリン		0.002
中間化合物 a		0.008
中間化合物 b		0.025
中間化合物 c		0.0004
カプトプリル（カプトリル®）		24

＊ テプロタイドの活性を1.0として表示．

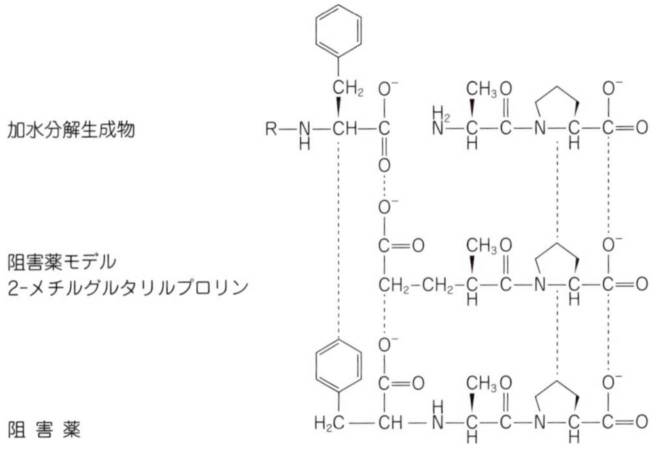

8章　降圧薬

●図 8-4　エナラプリル関連化合物の結合模式図

●表 8-3　エナラプリル酸とその開発中間化合物の ACE 阻害活性

化合物	構造	比活性*
2-メチルグルタリルプロリン	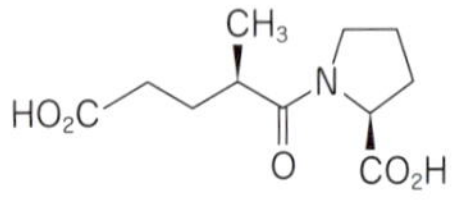 HO₂C-CH₂-CH₂-CH(CH₃)-C(=O)-N(プロリン)-CO₂H	0.11
（窒素原子の導入）	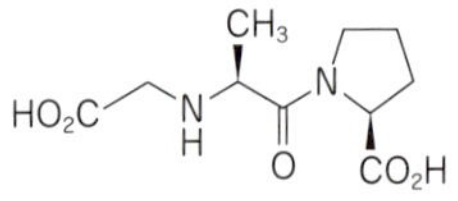 HO₂C-CH₂-NH-CH(CH₃)-C(=O)-N(プロリン)-CO₂H	0.23
（疎水性側鎖の導入）	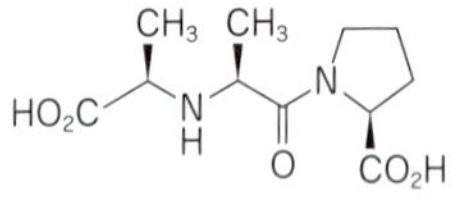 HO₂C-CH(CH₃)-NH-CH(CH₃)-C(=O)-N(プロリン)-CO₂H	6
（疎水性側鎖の導入）	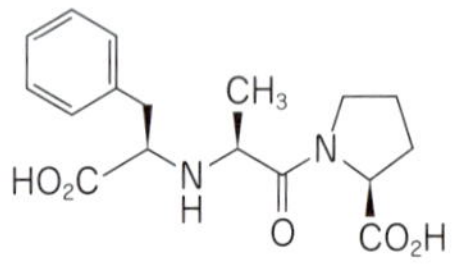 HO₂C-CH(Ph)-NH-CH(CH₃)-C(=O)-N(プロリン)-CO₂H	14
（疎水性側鎖の導入）	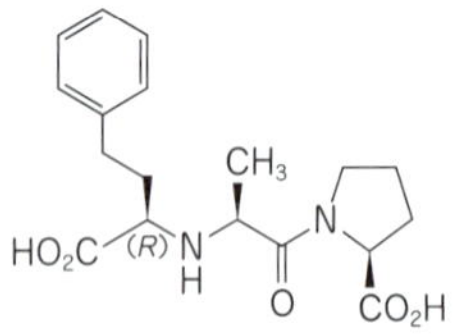 HO₂C-(R)CH(CH₂CH₂Ph)-NH-CH(CH₃)-C(=O)-N(プロリン)-CO₂H	0.7
エナラプリル酸	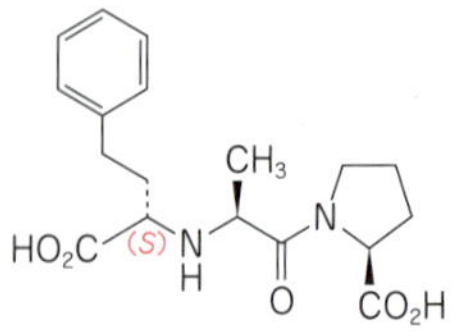 HO₂C-(S)CH(CH₂CH₂Ph)-NH-CH(CH₃)-C(=O)-N(プロリン)-CO₂H	560

＊　テプロタイドの活性を 1.0 として表示.

位3残基に相当するアミノ酸配列をもとに開発されたのがACE阻害薬エナラプリルである．カプトプリルからやや遅れて開発されたエナラプリルでは，基質配列 N-アシル-Phe-Ala-Pro に対応する阻害薬骨格として2-メチルグルタリルプロリンが想定され，基質のPheに相当する置換基の導入が図られた（図8-4）．

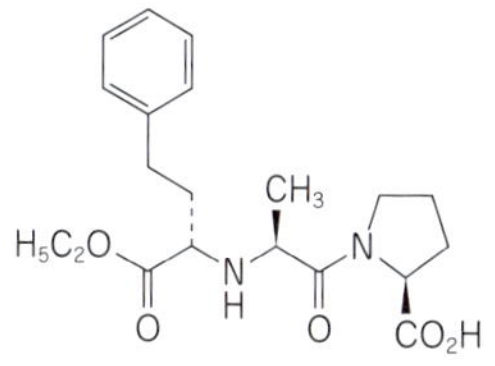

2-メチルグルタリルプロリンはカプトプリル開発の出発化合物であったサクシニルプロリンよりもかなり強いACE阻害活性を示したが，そのN末端に対応するカルボキシ基の隣に疎水性基を導入すると，劇的に阻害活性が上がった（表8-3）．さらに，疎水性置換基としてはフェネチル基がよく，その立体配置はSでなければならないことがわかった．これは酵素の切断部位のN末側がPheであることに対応していると考えられた．こうして得られた化合物エナラプリル酸はカプトプリルよりもACEとの相互作用点が増えていると推定され，in vitro 試験では予想通りきわめて高いACE阻害活性を示した．しかし，in vivo 試験により経口吸収性が悪いことがわかり，カルボキシ基の一つをエステルとしたプロドラッグ誘導体に変換された．導入されたエチルエステルはエステラーゼによる in vivo 分解反応で容易に除去され，活性型エナラプリル酸へと変換された．このカルボキシエチルエステル体がエナラプリル（レニベース®）である．

8.2.2　カプトプリルに続く阻害薬──テモカプリルの開発

カプトプリルやエナラプリルに続いて多くのACE阻害薬が開発された（図8-5）が，いずれの化合物もカプトプリルがもっていたチオール基をもたず，カルボン酸の一つがエステル化されたジカルボン酸という共通構造をもっている．またその構造設計に，ACEとの結合時の三次元構造情報や計算科学が取り入れられるようになった．この項では，**活性型配座固定**という概念にもとづいて開発された阻害薬テモカプリルについて簡単に述べる．

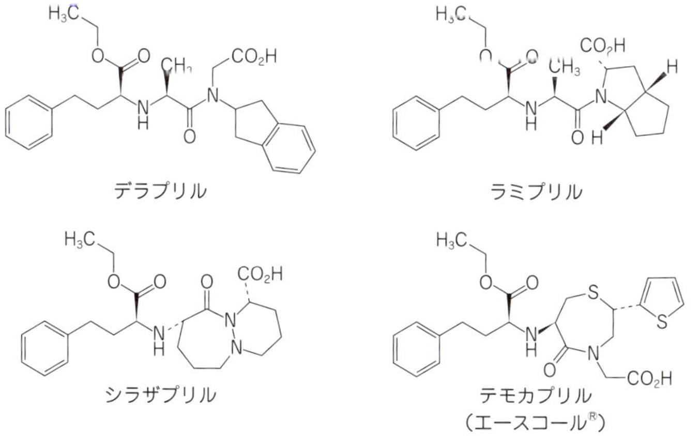

●図8-5　カプトプリルに続く阻害薬

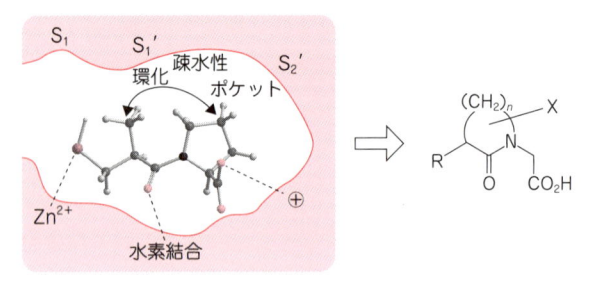

●図8-6 テモカプリルへの構造変換

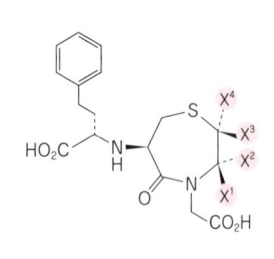

●表8-4 テモカプリル関連化合物のACE阻害活性

化合物	X^1	X^2	X^3	X^4	比活性*
化合物 a	H	H	H	H	0.79
化合物 b	C_6H_5	H	H	H	1.7
化合物 c	H	C_6H_5	H	H	0.07
化合物 d	H	H	C_6H_5	H	0.16
化合物 e	H	H	H	C_6H_5	1.5
テモカプリル酸	H	H	H	2-チエニル	1.6
エナラプリル酸					1.0

＊ エナラプリル酸の活性を1.0として表示．

　テモカプリルはカプトプリルが酵素と結合しているときの三次元構造の推測にもとづいて，設計されている．カプトプリルはACEと二つの疎水性部位で相互作用できるように，ピロリジン環および隣接メチル基の配置を維持していると考えられたが，これらの構造が入り込むACEの構造部位は比較的大きな疎水性をもつポケットであると推測された．そこで，カプトプリルのこれら二つの疎水性基を一つの環状構造に組み込み，その環上に疎水性置換を導入すれば，ACEとより結合しやすい構造に変換できるのではないかと予測したのである（図8-6）．合成が容易でカプトプリルの立体配座に近いと推定された含硫七員環構造が骨格として選ばれ，置換基の導入位置と大きさについて検討された．その結果，チエニル基を環状骨格に導入し，これにエナラプリルに対応するフェネチル基を付加した誘導体テモカプリル酸が，エナラプリル酸よりも強い阻害活性を示すことがわかった（表8-4）．しかし，このジカルボン酸はほかのACE阻害薬と同様に経口吸収性が乏しく，モノエチルエステルプロドラッグとして臨床開発が行われた．1994年，このプロドラッグ・テモカプリルはエースコール®という商品名で上市されている．

8.2.3 ACEとの相互作用解析

　カプトプリルやエナラプリルは，ACEとの相互作用モデルにもとづいて試行を繰り返し，構造が最適化された．ACEの立体構造やその阻害薬との

複合体構造が解明されたのは 2003 年になってからである．ここでそのタンパク質構造について簡単に触れる．ACE は膜貫通型ジペプチジルカルボキシラーゼで，その活性本体は約 600 残基のアミノ酸からなる膜外ドメインにある（図 8-7a）．このドメインはほとんど α ヘリックスからなるラグビーボール状の球状タンパク質で，中央縦部にある谷間の奥に亜鉛が結合し活性中心を形成している．この谷間の上には，2 本の α ヘリックスが蓋をするように位置している．

活性中心の奥にある二つの His383 と His387，および Glu411 との水素結合で Zn^{2+} が固定され，阻害薬の C 末端カルボキシ基は ACE の Lys511 および Tyr520 との水素結合で固定されている（図 8-7b）．さらに，プロリンピロリジン環に隣接するカルボニル酸素も ACE と水素結合を形成しており，これらの相互作用がカプトプリルを ACE 活性中心に強く結合させている．さらにエナラプリルではこれら相互作用に加え，かさ高いフェネチル基が疎水性ポケットに向けて突きだし，カプトプリルよりも隙間なく ACE にはまり込むため，阻害活性はより高い．この構造解析により，カプトプリルやエナラプリル開発の前提となった ACE との相互作用モデルがほぼ正しかったことが証明された．

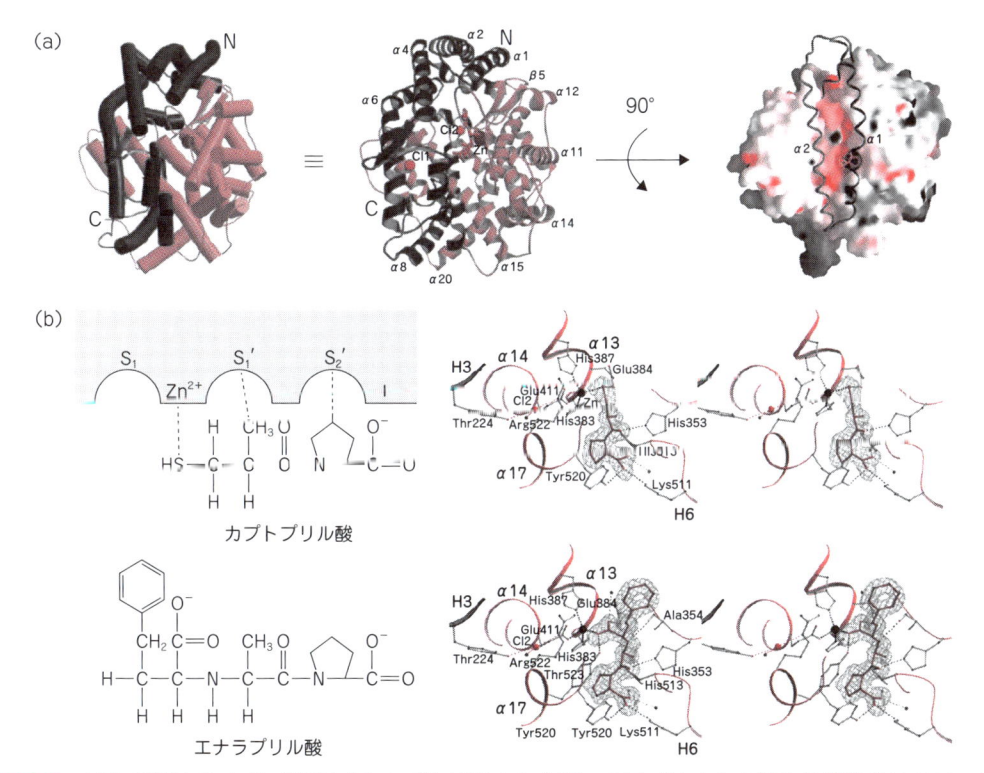

● 図 8-7　ACE の膜外ドメイン構造(a)とカプトプリルおよびエナラプリルとの複合体構造(b)ステレオ図
(a) R. Natesh et al., *Nature*, **42**, 30 (2003), Fig 1, 3 より許可を得て改変して転載．© 2003 Nature Publishing Group, (b) R. Natesh et al., *J. Biochem.*, **43**, 8718 (2004), Fig 2 より許可を得て転載．© 2004 American Chemical Society.

8.3 アンジオテンシンⅡ受容体拮抗薬

生体にはRAA系による昇圧系と同時に，キニン-カリクレイン-プロスタグランジン系からなる降圧系も存在する．ブラジキニンなどのキニン類は，血管内皮細胞表面でその前駆物質キニノーゲンにカリクレインが作用するため生成される．産生されたブラジキニンは血管内皮細胞の受容体を介して一酸化窒素(NO)およびプロスタサイクリン合成を増加させ，血管を拡張させ降圧作用を示す．このブラジキニンを不活化する酵素キニナーゼⅡはACEそのものであり，ACE阻害薬はキニナーゼⅡも同時に阻害する降圧系にも働く降圧薬として作用する．しかし，非ステロイド性消炎鎮痛薬(NSAIDs)などによってプロスタグランジン濃度が低下すると，降圧系を介した作用は減弱される．また，ACE阻害薬の副作用である空咳は，肺に多いキニナーゼⅡの阻害により発痛物質でもあるブラジキニンが肺に蓄積して引き起こされる．この副作用を避けるべく開発されたのが，アンジオテンシンⅡ受容体に直接作用することで降圧作用を示す**アンジオテンシンⅡ受容体拮抗薬**(angiotensin receptor blocker；ARB)である．

8.3.1 ロサルタンの開発

アンジオテンシンⅡ(AT-Ⅱ)はその受容体にアゴニストとして結合し，昇圧作用を示す．AT-Ⅱのアミノ酸配列を一部変換したサララシン([Sar*1, Val5, Ala8]-AT-Ⅱ)もAT-Ⅱ受容体アゴニストとして働き明確な昇圧作用を示したが，その断片ペプチドはパーシャルアンタゴニスト作用を示した．しかしこれらペプチド誘導体は経口で投与できないなどの点から，医薬品としては実用的ではなかった．

ロサルタン開発の端緒となった化合物は，降圧利尿作用をもつベンジルイミダゾール酢酸誘導体である(図8-8a)．この化合物がAT-Ⅱ受容体拮抗作用(アンタゴニスト作用)を示すことは特許記載されていたが，ヒトでの作用が確認できなかったため，開発はいったん中止されていた．AT-Ⅱ受容体拮抗薬を探索していた研究者たちは，この化合物をリード化合物として，AT-Ⅱの溶液中での推定安定配座との重ね合わせを試みた(図8-8)．その結果，リード化合物のカルボキシ基とイミダゾール環をそれぞれAT-ⅡのC末端カルボキシ基と6位Hisに対応させられること，この重ね合わせによりリード化合物の側鎖疎水性アルキル基が5位Ile側鎖と重なる位置にくること，などが推定された．この重ね合わせではリード化合物のベンジル基はAT-ⅡのN末端方向に伸びており，ベンジル基パラ位に酸性官能基を導入すれば，AT-Ⅱの4位TyrやC末端Aspと受容体との相互作用と同様の相互作用が期待できるのではないかと予想された．

そこでベンジル基へカルボキシ基を導入したところ，パラ位にカルボキシ基を導入した化合物(1)がリード化合物の約10倍の活性を示すことがわかっ

Sar(*N*-メチルグリシン)
　　CH₃
　　|
　NH—CH₂—CO₂H

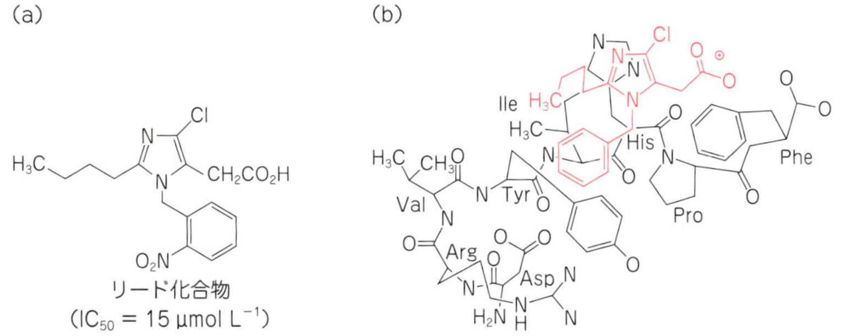

8.3 アンジオテンシンⅡ受容体拮抗薬

● 図 8-8　AT-Ⅱ受容体拮抗薬リード化合物の構造(a)と
　　　　　AT-Ⅱとの重ね合わせ(b)

た(表 8-5 左). フタル酸型の置換基を導入した化合物(4)では，さらに活性が 10 倍以上上昇した. しかし，これらの化合物は経口投与では効果を示さなかったため，化合物の酸性度を変えずに脂溶性を上げることで経口吸収性の改善を試みた(表 8-5 右). その結果，ビフェニル型化合物(8)が経口投与でもある程度の作用を示すことが確認され，ビフェニル芳香環 2 位にカルボキシ基の生物学的等価体(バイオアイソスター)であるテトラゾール環を導入することにより経口吸収性と受容体拮抗作用がさらに向上した. このテトラゾール基が AT-Ⅱ受容体とイオン結合を形成し，ビフェニル基とイミダゾール側鎖アルキル基が受容体との疎水性結合にかかわっていると推定されてい

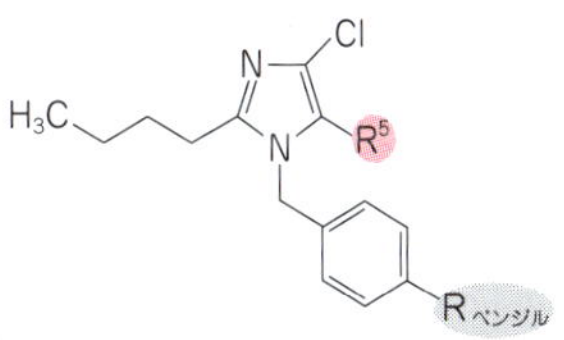

● 表 8-5　ロサルタンと関連化合物の AT-Ⅱ拮抗作用

in vitro 活性化合物	R^5	$R_{ベンジル}$	比活性*	in vivo 活性化合物	R^5	$R_{ベンジル}$	比活性*
(1)	CH_2CO_2H	CO_2H	12.5	(7)	$CH_2CO_2CH_3$	$NHSO_2CF_3$	7.1
(2)	CH_2OH	CO_2H	8.8	(8)	CH_2OH	(2-HOOC-phenyl)	65.2
(3)	CH_2CO_2H	CH_2CO_2H	1.2	(9)	CH_2OH	(2-tetrazolyl-phenyl)	789
(4)	$CH_2CO_2CH_3$	(2-CONH-benzoic acid)	125	(10)	CH_2OCH_3	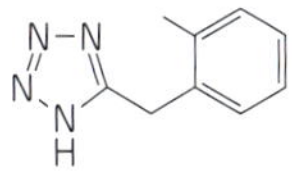 (2-tetrazolyl-benzyl)	50
(5)	$CH_2CO_2CH_3$	(naphthalene CONH-COOH)	2.6	(11)	CH_2OH	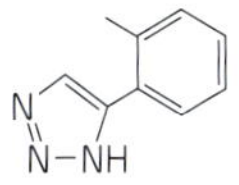 (triazolyl-phenyl)	1.6
(6)	CH_2OH	(phenoxy-benzoic acid)	37.5	(12)	CH_2OH	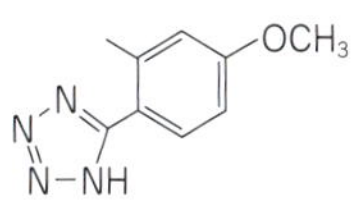 (methoxy-tetrazolyl-phenyl)	125

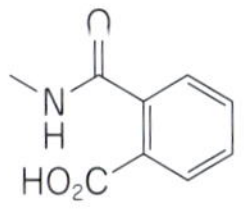

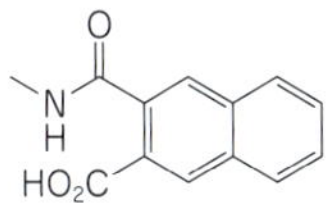

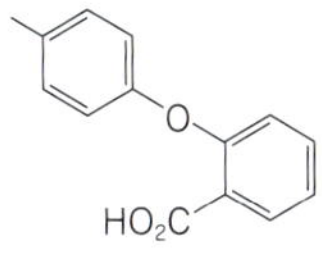

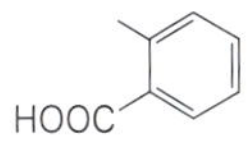

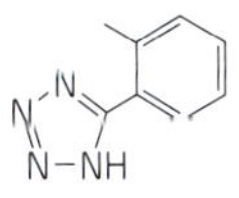

＊　リード化合物(図 8-8a)を 1.0 として求めた値.

ロサルタンカリウム
（ニューロタン®）

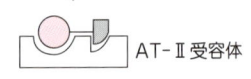

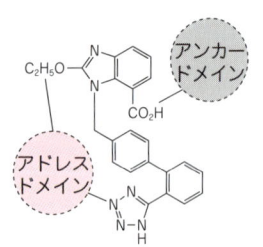

●図 8-9 ロサルタンと AT-Ⅱ受容体との相互作用モデル

る（図 8-9）．この化合物のカリウム塩はロサルタン（ニューロタン®）と名づけられ，1995 年に最初の ARB として上市された．

8.3.2 ロサルタンに続く ARB

ロサルタンの開発とほぼ同時期に，ロサルタンとよく似た構造をもつ AT-Ⅱ受容体拮抗薬 PD-123177（図 8-10）が報告されたが，この化合物は降圧作用を示さなかった．のちにこれは，AT-Ⅱ受容体に二つのサブタイプ（AT_1 と AT_2）があることによるとわかった．二つのサブタイプのうち，AT_1 受容体は血管平滑筋などに存在し細胞内 Ca^{2+} を増加させることで血管収縮作用を示すが，AT_2 受容体は AT_1 受容体と拮抗する作用を示し昇圧には働かない．ロサルタン以後に開発された ARB はすべて AT_1 受容体の拮抗薬で，カルボン酸あるいはその等価体と，疎水性のビフェニル基を共通構造としてもつ化合物が多い（図 8-10）．

このうち，カンデサルタンではベンズイミダゾール骨格上に導入されたカルボキシ基が活性を増強するのに必須であり，このカルボキシ基が受容体に強く結合するアンカードメインとして作用すると推定されている（図 8-11）．ロサルタンにも見られた疎水性部は AT-Ⅱ認識部位に相当し，アドレスドメインとよばれる．カンデサルタンのアドレスドメインがいったん AT-Ⅱ受容体に結合すると，このアンカードメインの働きで解離が起こりにくくな

●図 8-11 カンデサルタンと AT-Ⅱ受容体との相互作用モデル

PD-123177

カンデサルタン シレキセチル（ブロプレス®）

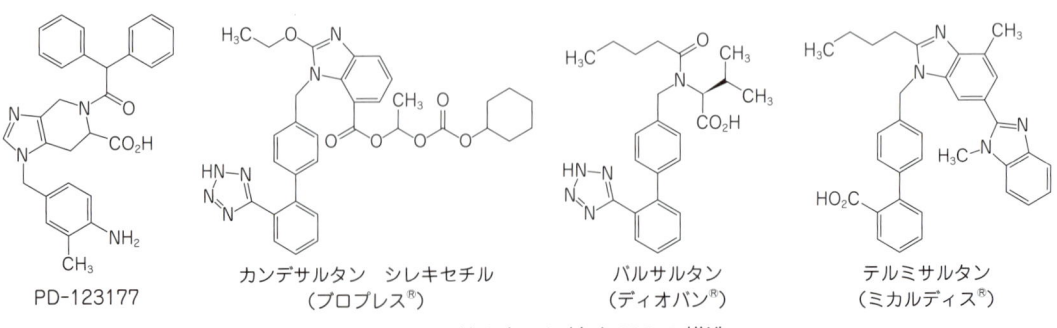

バルサルタン（ディオバン®）

テルミサルタン（ミカルディス®）

●図 8-10 ロサルタンに続く ARB の構造

り，結果的に降圧作用の持続性は向上する．しかし，このカルボキシ基が存在しているため，経口投与によるバイオアベイラビリティ（BA）は 5 % 程度と低い．このカルボキシ基を低級アルキルエステルとすると経口吸収性は向上したが，活性型へは変換されにくかった．最終的に，ダブルエステルであるシクロヘキシルオキシカルボニルオキシエチルエステル体（カンデサルタン　シレキセチル）として開発され，1999 年に商品名ブロプレス®として上市された．

8.4 直接的レニン阻害薬アリスキレンの開発

　レニンは RAA 系の最上流に位置し RAA 系の律速段階として働いているため，早くから降圧薬開発のもっともふさわしい標的タンパク質であるとみなされていた．また，RAA 系のほかの標的に働く ACE 阻害薬や ARB の投与でいったん血圧が下がっても，フィードバック効果によるレニンの作用で効果が一定のレベルでとどまる現象も見られた．1970 年代から行われていた開発研究で高い *in vitro* 活性を示すレニン阻害薬の候補化合物は得られていたが，経口吸収性が悪いため，臨床応用までには至らなかった．最初のレニン阻害薬アリスキレンが上市されたのは，ようやく 2007 年になってからである．

　レニンは 335 個のアミノ酸からなる糖タンパク質で，アンジオテンシノーゲンからアンジオテンシンを産生するタンパク分解酵素（プロテアーゼ）である．レニンは二つの相同ドメインとそのドメイン間の活性部位からなり，活性中心には二つのアスパラギン酸をもつ（図 8-12）．なお，レニンのように活性中心に Asp をもつプロテアーゼはアスパルティックプロテアーゼとよばれ，ACE のように活性中心に Zn^{2+} などの金属をもつプロテアーゼはメタロプロテアーゼとよばれる．

　レニンによる基質切断反応では，一方のアスパラギン酸カルボキシレートで活性化された水分子が基質の切断部位カルボニル基を求核攻撃すると同時

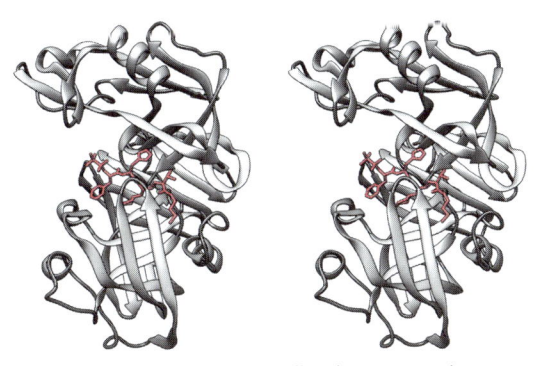

●図 8-12　レニンの構造（ステレオ図）
色のついた化合物は CGP-38560（図 8-14）．（PDB：1RNE）

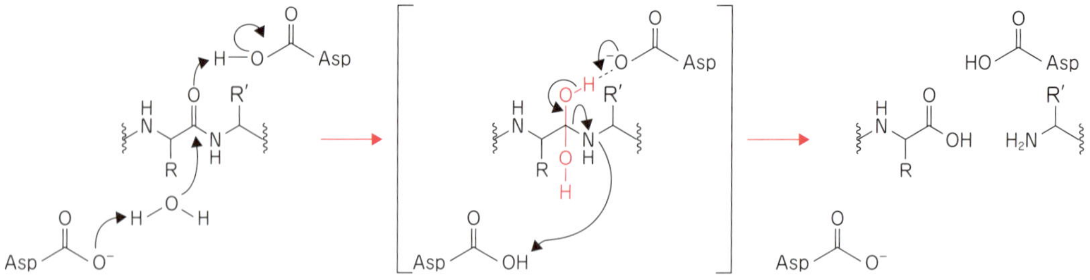

●図 8-13　レニン（アスパルティックプロテアーゼ）による基質切断機構

　に，他方のアスパラギン酸からプロトンが付加される（図 8-13）．このため，この切断反応には 2 残基のアスパラギン酸が必須であり，その遷移状態では基質は正四面体構造をとって酵素と複合体を形成する．この遷移状態構造は不安定ですみやかにペプチド結合の切断反応が進行するが，この遷移状態とよく似た安定構造は遷移状態のレニンと安定な複合体を形成できる．たとえば，遷移状態の二つのヒドロキシ基の代わりにヒドロキシ基を一つだけもつ化合物は，不安定な基質遷移状態によく似たアナログとして働き，レニンに強く結合する．ヒドロキシ基をもつこのような**遷移状態アナログ構造**をレニンの基質配列に挿入したペプチド性化合物は，実際に高いレニン阻害活性を示した（図 8-14）．

　しかし，これらのペプチド性化合物は分子量が大きく，経口吸収性も低かった．このため，ペプチド結合を極力少なくした低分子量誘導体について検討が進められた．その過程で，切断される基質の C 末端側だけをおもに含む誘導体でもレニンによって認識されること（図 8-15a），基質切断部位の N 末側を認識するレニンの疎水性部位にさらにサブサイトが存在すること（図 8-15b），活性中心のアスパラギン酸側鎖がヒドロキシ基だけでなくアミノ基とも相互作用できること，などがわかった．これらの知見をもとに開発されたのがアリスキレンである．アリスキレンの分子量は 500 を超え，ヒトでのバイオアベイラビリティも 2〜3% と低いものであったが，安定な化合物で持続性の降圧作用を示した．2007 年，アリスキレンはヨーロッパではテクターナ®，アメリカではラジレス®という商品名で上市された．その後の市販後調査により，長期使用による腎機能障害やほかの降圧薬との併用による血圧の下がりすぎなどの理由で，糖尿病患者での ACE 阻害薬や ARB との併用は禁忌とされている．

8.4 直接的レニン阻害薬アリスキレンの開発　97

さまざまな基質遷移状態アナログ構造

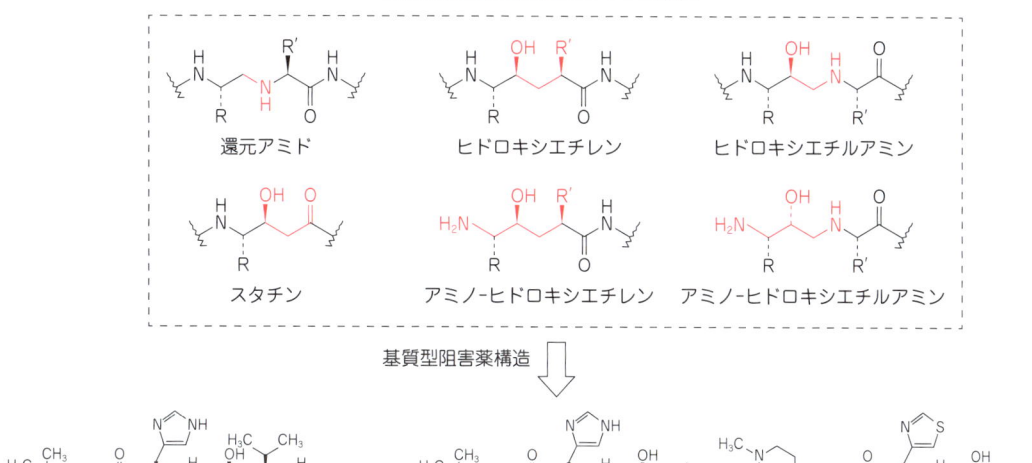

還元アミド　　ヒドロキシエチレン　　ヒドロキシエチルアミン

スタチン　　アミノ-ヒドロキシエチレン　　アミノ-ヒドロキシエチルアミン

基質型阻害薬構造

CGP-38560　　レミキレン　　ザンキレン

●図 8-14　遷移状態アナログ構造を含むペプチド性レニン阻害薬

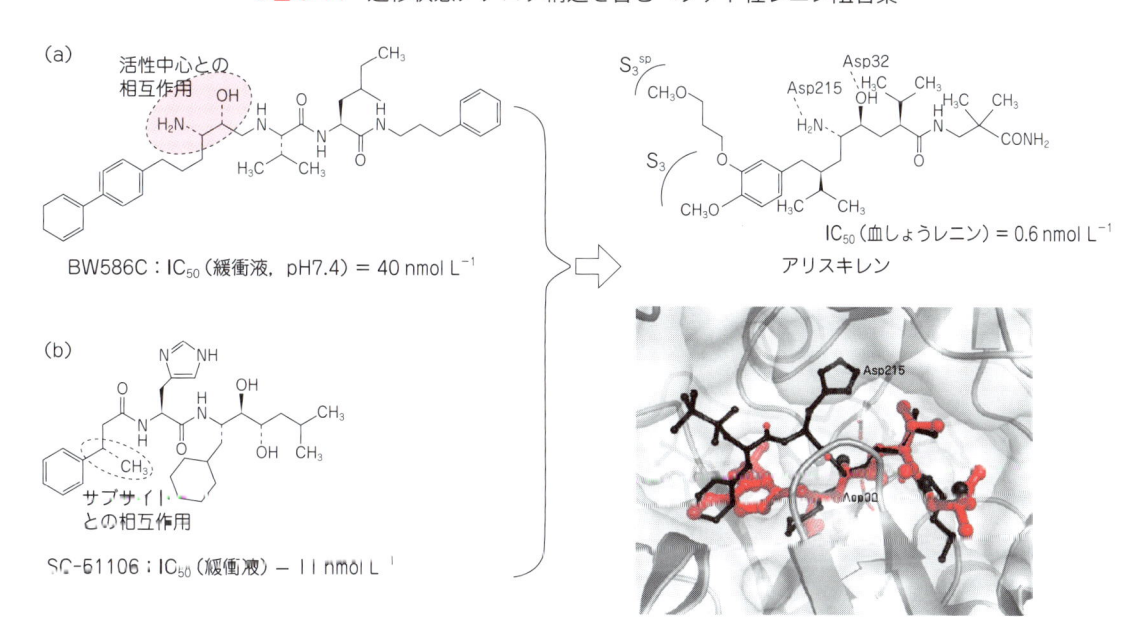

(a) 活性中心との相互作用

BW586C：IC_{50}（緩衝液, pH7.4）= 40 nmol L^{-1}

(b) サブサイトとの相互作用

SC-51106：IC_{50}（緩衝液）= 11 nmol L^{-1}

IC_{50}（血しょうレニン）= 0.6 nmol L^{-1}
アリスキレン

●図 8-15　アリスキレンと関連化合物の構造
右のモデル図では色がついている太い構造式アリスキレン，濃い灰色が CGP38560 を示す．R. L. Webb et al., *J. Med. Chem.*, **53**, 7490 (2010), Fig 4 より許可を得て転載．© 2010 American Chemical Society.

COLUMN　日本人と脳卒中

　かつて日本人の死因のトップは脳卒中であった．塩分の多い食事による高血圧がおもな原因だと考えられている．生活習慣が変わりつつある現在でも，脳血管疾患の総患者数は 100 万人を超え，死亡者も年間 10 万人を超える．脳卒中の危険因子には，高血圧，糖尿病，高コレステロール血症などがあるが，これらは食事や運動などの生活習慣でコントロールすることができる．

　歴史上の人物では，上杉謙信，平清盛，源頼朝，徳川吉宗，山内一豊などが脳卒中であったといわれている．このなかでいちばん確かなのが上杉謙信で，厠（かわや）で意識を消失したという記録がある．謙信はお酒が好きで，"みそ" など塩分の多いつまみを好んだといわれる．平清盛は，氷水が沸騰するほどの高熱を発したという記録があり，マラリアという説と脳出血という説がある．源頼朝は，お酒を飲んだ帰りに落馬（すでに脳出血があり，それで落馬）したといわれている．徳川吉宗は，脳卒中を 2 回起こしていたといわれており，山内一豊も脳出血による麻痺があったとされる．塩分の多い食事に加え，戦国武将にかかるすさまじいストレスもおおいに影響したことだろう．

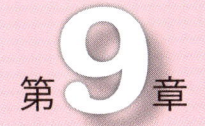

第9章 高脂血症治療薬

9.1 脂質異常症

　脂質異常症とは，血液中にコレステロールや中性脂肪（トリアシルグリセリド）などの脂質が過剰に含まれる症状をいう．血液中に脂質が増えても痛みなどの自覚症状はもちろんないが，放置すると後述するように動脈硬化が起こり，脳梗塞や心筋梗塞につながる．脂質は油であるから水には溶けない．したがって，いわゆる善玉あるいは悪玉コレステロールとよばれるコレステロールは単独で血液中に存在しているわけではない．コレステロールやトリアシルグリセリドなどの脂質はアポリポタンパク質とよばれるタンパク質と複合体をつくることで水に可溶なリポタンパク質となり，血流を通じて組織から組織へと運ばれる．リポタンパク質はミセル状の粒子で，コレステロールエステルやトリアシルグリセリドなどの非極性部分を中心に含み，リン脂質やアポリポタンパク質，遊離コレステロールなどの親水性部分が外層を形成することで脂質を可溶化している（図9-1）．リポタンパク質表層のアポリポタンパク質は，リポタンパク質が細胞に取り込まれる際の細胞表面受容体のリガンドとしても機能している．なお，血液検査値にある総コレステロー

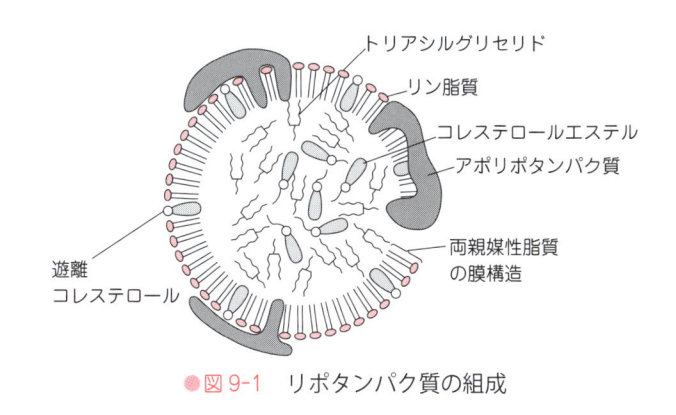

●図9-1　リポタンパク質の組成

ル値はリポタンパク質に含まれるコレステロール量を示し，中性脂肪値はリポタンパク質に含まれる中性脂肪(トリアシルグリセリド)量を表している．

おもなリポタンパク質には，カイロミクロン，VLDL，LDL，HDLの4種類がある．この順番にサイズが小さくなり，もっとも大きなカイロミクロンはもっとも小さな HDL の約 10 倍の粒子直径をもつ．逆に密度は **HDL**(high density lipoprotein)がもっとも高く，**LDL**(low density lipoprotein)，**VLDL**(very low density lipoprotein)の順に低くなる．カイロミクロンは小腸から吸収された外因性(食事性)のトリアシルグリセリドを主成分として含み，脂肪細胞や筋肉細胞の表面でトリアシルグリセリドが分解されることで徐々にサイズを小さくしながら肝臓に取り込まれる(図 9-2)．肝臓で合成された(内因性の)トリアシルグリセリドとコレステロールは，VLDL として肝臓から血液中に分泌される．VLDL のトリアシルグリセリドが徐々に分解されることでリポタンパク質は小型化し，コレステロールを多く含む LDL へと変わっていく．こうしてできた LDL が末梢組織に取り込まれ，末梢細胞にコレステロールを供給する．とくに小型で比重の重い LDL は血中滞在時間が長く，血管内皮細胞と長時間接触する．この LDL は酸化を受けやすくサイズが小さいため，血管内皮細胞間隙を通過して動脈壁に浸透し炎症を引き起こす．これが動脈硬化を引き起こす原因となり，心筋梗塞や脳梗塞を誘発する危険性が高まる．一方，肝臓と小腸で合成される HDL は末梢組織の細胞表面から遊離コレステロールを引き抜き，エステルに変化させることで HDL 中心部に取り込む作用をもつ．つまり，悪玉とされる LDL は肝臓からコレステロールを末梢組織へ運び，善玉とされる HDL は末梢組織からコレステロールを肝臓へ戻す作用をもつ．

高脂血症とは，日本動脈硬化学会による診断基準(2007 年 4 月)により示された三つのタイプの脂質異常症を指す．すなわち「LDL コレステロール

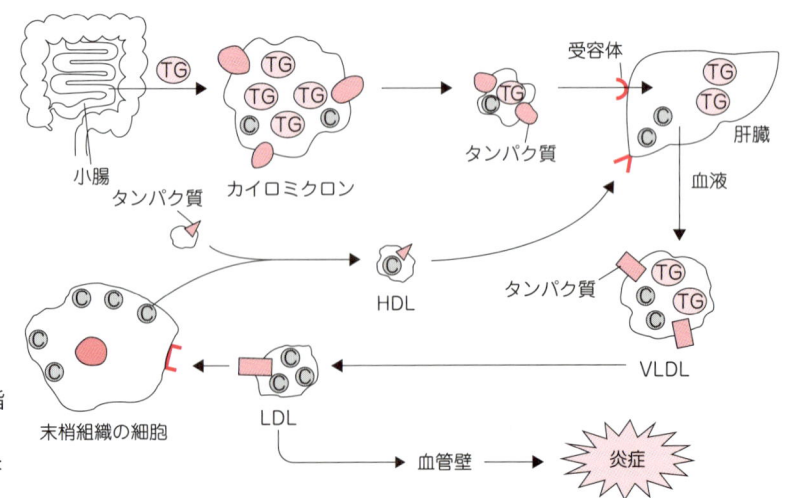

●図 9-2
各種リポタンパク質による脂質の輸送
TG：トリアシルグリセリド，C：コレステロール．

● 表 9-1　脂質異常症の診断基準（空腹時採血による数値）（2007 年 4 月）

	コレステロール	血清中基準値
高 LDL コレステロール血症	LDL コレステロール値	140 mg/dL 以上
低 HDL コレステロール血症	HDL コレステロール値	40 mg/dL 以下
高トリグリセリド血症 （高中性脂肪血症）	トリグリセリド値	150 mg/dL 以上

値が高い」「HDL コレステロール値が低い」あるいは「中性脂肪（トリグリセリド）値が高い」状態が継続している状態をさす（表9-1）．上述したように，血中コレステロール濃度が上昇すると，コレステロールが次第に動脈壁に蓄積して動脈硬化を引き起こす．高脂血症治療の基本は，動物性脂肪の摂取を制限する食餌療法であるが，コレステロールやトリアシルグリセリドの血中濃度を低減させる治療薬も多く開発されてきた．以下にこれら治療薬開発について述べるが，その前にまずコレステロール生合成過程と治療薬の作用点について簡単に説明する．

9.2　コレステロール産生のメカニズムとその阻害

　生体中のコレステロールは，食物から摂取されるだけでなく，生体内ではおもに肝臓で生合成される．ヒトでは肝臓で生合成されるコレステロール量のほうが食物から摂取されるコレステロール量より多く，前者が全体の約 70％を占める．このコレステロール生合成あるいは食事からの吸収を抑えることができれば，血中コレステロール量を下げることができる（図9-3）．肝臓で生合成されるコレステロールの原料は，炭水化物や脂肪などの代謝分解で得られるアセチル CoA である．アセチル CoA3 分子から 3-ヒドロキシ-3-メチルグルタリル-CoA（HMG-CoA）が生合成され，これが還元されることでメバロン酸ができる（①）．メバロン酸を原料とする多段階反応でコレステロールが生合成され，脂肪酸から合成されるトリグリセリドなどと一緒に

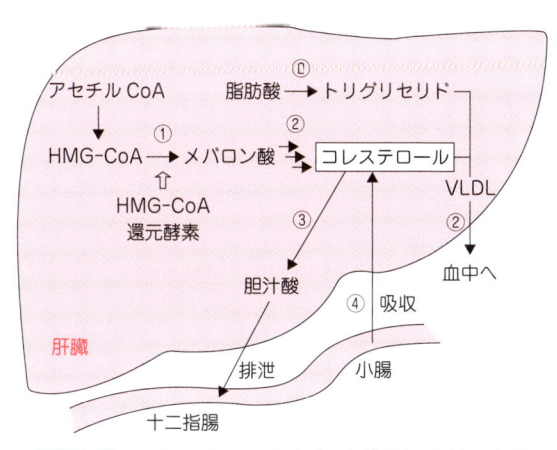

● 図 9-3　コレステロールとトリグリセリドの産生

VLDLを形成して血中に移行する(②). ただ, 肝臓で生合成されたコレステロールすべてが血中に移行するわけではなく, 一部は胆汁酸へと変換され排泄される(③). 一方, 食事から得られるコレステロールは小腸から吸収される(④). したがって, この①から④までのどこかをコントロールできれば血中コレステロール量を低減させることが期待できる. 現在おもに使用されている高脂血症治療薬は, ①の段階に作用するスタチンとよばれる薬剤である. そこで, 以下にスタチンとそれ以外の②から④の段階に作用する薬物に分けて, その概要を説明する.

9.3 スタチン系薬剤以外の抗高脂血症治療薬

上記②の段階に作用する代表的な薬剤として, アセチルCoAカルボキシラーゼ活性を抑制することでトリアシルグリセリド生合成を抑制するベザフィブラート(図9-4)がある. これはメバロン酸への合成抑制作用も示す. また, 上記③の胆汁酸への変換を促進させれば血中コレステロール値は下がるはずである. この機構による代表的薬剤がプロブコール(図9-4)である. 本剤はもともと抗酸化剤として合成されたビスフェノール系化合物で, のちにコレステロールの胆汁酸への異化排泄促進作用が見いだされた. また, その抗酸化作用によりLDLの酸化変性を防ぎ, 動脈硬化を予防する作用をもつとされている. 上記④の小腸からのコレステロール吸収を抑制する薬剤にはエゼチミブ(図9-4)がある. 本剤は小腸細胞膜にある膜貫通型コレステロール結合タンパク質とコレステロールとの複合体が細胞内移行する過程を阻害することで, コレステロールの取り込みを阻害する.

9.4 HMG-CoA還元酵素阻害薬(スタチン系薬剤)の開発

9.4.1 コレステロール生合成経路とHMG-CoA還元酵素阻害薬

コレステロールの炭素原子はすべて酢酸(アセチルCoA)に由来する(図

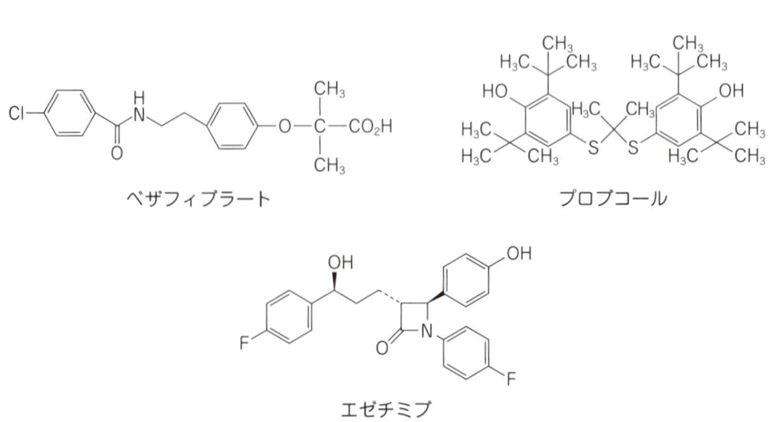

●図9-4 スタチン系薬剤以外の抗高脂血症治療薬

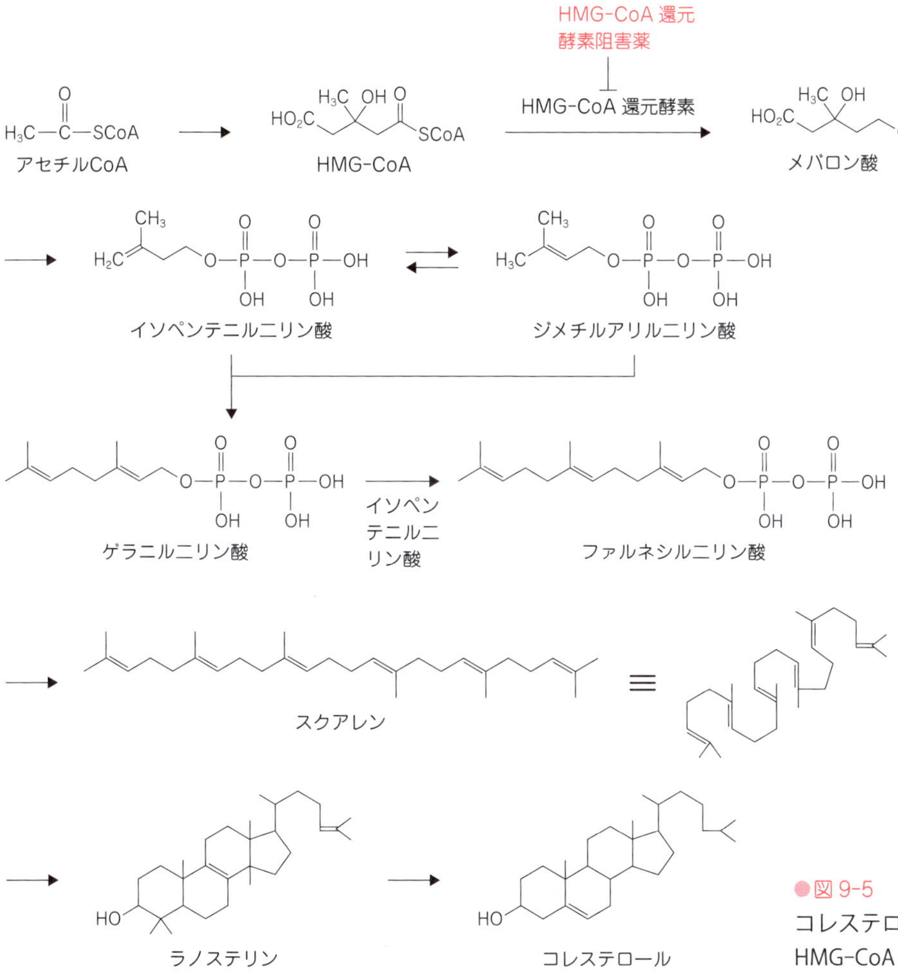

●図9-5 コレステロール生合成経路とHMG-CoA還元酵素阻害薬

9-5).まず,3分子のアセチルCoAから産生されるHMG-CoAは,おもにNADPHを補酵素として利用することでHMG-CoA還元酵素によりアルデヒドを経てメバロン酸に還元される.メバロン酸はイソプレン*骨格へと変換され,ファルネシル二リン酸を経てスクアレンが合成される.最後にスクアレンの環化と骨格転移反応によってコレステロールが生成する.コレステロール合成にかかわる多くの酵素のうち,HMG-CoA還元酵素は律速酵素であり,この還元酵素を阻害すれば生体でのコレステロール合成が阻害されヒト血漿中のコレステロール量が下がると予想できる.このため,HMG-CoA還元酵素は新たな高脂血症治療薬開発の標的タンパク質と考えられた.

*イソプレン
二重結合を二つ含む炭素5個からなる炭化水素.イソプレンと総称される天然有機化合物の共通構造モチーフ.

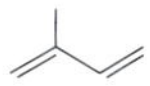

9.4.2 プラバスタチンとロバスタチン,シンバスタチンの開発

1970年代の日本の製薬企業研究所では,微生物生産物のなかから酵素阻害剤を求める試みが続けられていた.新しいタイプの高脂血症治療薬の探索

研究では、^{14}C 酢酸を基質とする肝酵素系における基質放射能のコレステロールへの取り込み抑制を指標とするスクリーニングが行われた．6,000 株におよぶ微生物の培養液のスクリーニングから，1975 年，青カビの一種から強いコレステロール合成阻害活性を示す化合物 ML-236B（メバスタチン）（図 9-6）が見つかった．

その後の研究で，メバスタチンは HMG-CoA 還元酵素阻害作用とともに LDL 受容体を活性化することで血中コレステロール濃度減少作用を示すと考えられた．しかし，メバスタチンの血中濃度モニタリングからこの化合物がすみやかに代謝され排泄も比較的早いことがわかり，その活性持続性をうまく説明できないこともわかってきた．そこで，ラットおよびビーグル犬にメバスタチンを投与したときの代謝産物を詳しく解析したところ，主代謝産物としてメバスタチンのラクトン環が開環した M-1 と酸化を受けた M-3，少量の代謝産物としてラクトン環の開環とともにデカリン骨格の 6β 位にヒドロキシ基の入った M-4 が同定された（図 9-6）．M-3 の活性は弱く，この代謝産物は排泄型産物と考えられた．M-1 の活性はメバスタチンと同程度であったが，M-4 はメバスタチンの約 10 倍の活性を示した．これら代謝産物の活性強度と，メバスタチン自体はすみやかに血中濃度は低下するが，その代謝物でメバスタチンより活性の高い M-4 の血中濃度が上昇していることから，メバスタチン投与によるステロール合成の総阻害活性が持続することををうまく説明できることがわかった（図 9-7）．この代謝産物 M-4 はメバスタチンよりも HMG-CoA 還元酵素阻害活性が強いばかりでなく安定な化合物であったため，そのナトリウム塩がプラバスタチンナトリウムとして 1989 年に認可された（メバロチン®）．**プラバスタチン**は，最初に見つけられ

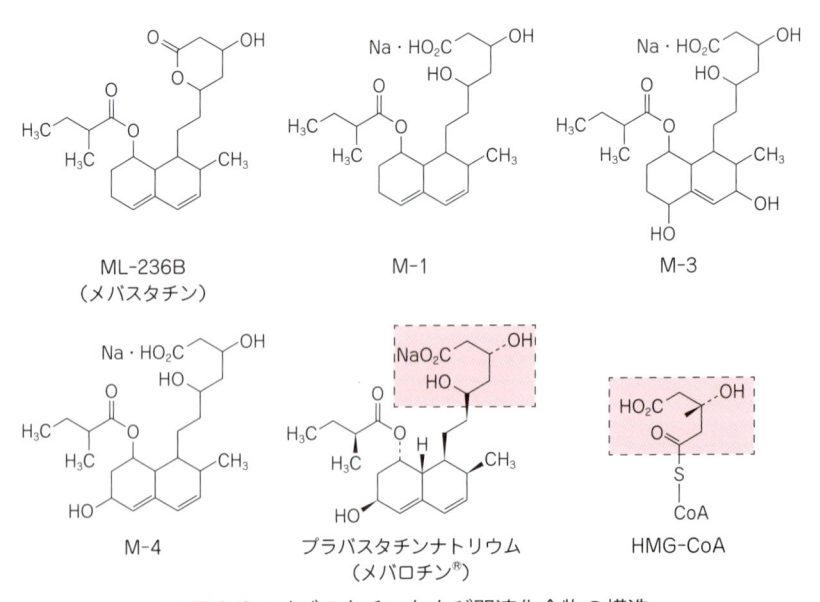

●図 9-6 メバスタチンおよび関連化合物の構造

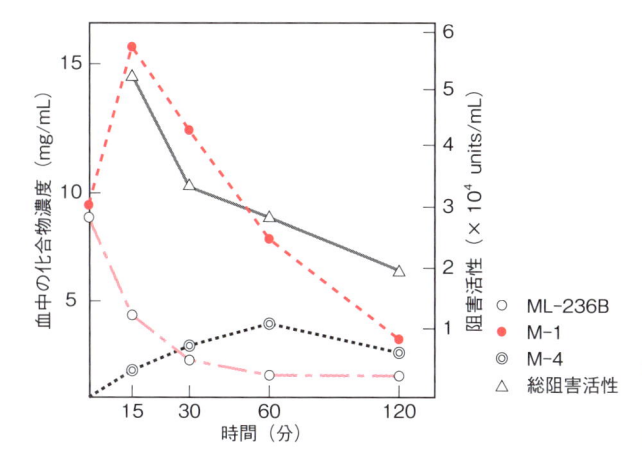

●図 9-7 メバスタチンおよびその代謝産物の血中濃度推移とステロール合成阻害活性

た微生物由来の活性化合物(メバスタチン)の代謝産物と活性との相関を解析するという新しいアプローチによって開発された薬物といえる．微生物が産生する化合物に由来する複雑な構造をもったプラバスタチンの大量合成では，まずメバスタチンを培養液から抽出したのち，放線菌の一種によりヒドロキシ基を導入する方法が用いられている．

一方，アメリカの研究グループは，コウジカビの一種から HMG-CoA 還元酵素を強力に阻害する**ロバスタチン**を発見した(図 9-8)．これは 1987 年に認可され，初の HMG-CoA 還元酵素阻害薬となった．さらに同グループでは，ロバスタチン側鎖へ官能基を化学的に導入した誘導体のスクリーニングによって，ロバスタチンの約 2 倍の HMG-CoA 還元酵素阻害作用をもつ**シンバスタチン**を発見した(リポバス®，1988 年販売開始)．シンバスタチンはロバスタチンのデカリン側鎖にメチル基が導入された構造をもち，投与後ラクトン環が開いたカルボキシ型となって活性を示す(図 9-8)．ラクトン型は活性体のカルボキシ型よりも標的臓器である肝臓に選択的に分布しやすく，全身循環への移行が少ないプロドラッグとして開発された．

プラバスタチンおよびシンバスタチンの活性体は，共通の化学構造として「3,5-ジヒドロキシヘプタン酸」構造(図 9-6 および図 9-8 で示した各構造中の点線で囲んだ部分)をもち「スタチン」と称されている．3,5-ジヒドロキシヘプタン酸の構造は HMG-CoA の構造(図 9-6)とよく似ており，基質 HMG-CoA と競合し HMG-CoA 還元酵素を拮抗阻害することでその作用を示す．

9.4.3 HMG-CoA 還元酵素の構造と基質認識機構

ヒト HMG-CoA 還元酵素は約 890 残基のアミノ酸からなる膜タンパク質の一種であり，8 回膜貫通型の膜部分と膜外活性ドメインに分かれる．膜外活性ドメインはモノマータンパク質二つがややねじれて向き合ったダイマー

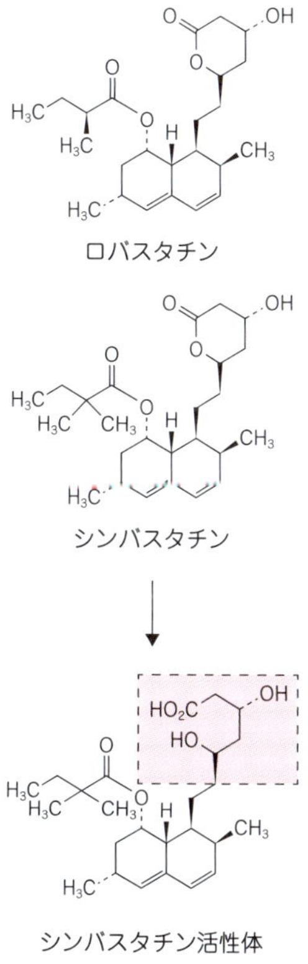

●図 9-8 ロバスタチンおよびシンバスタチンの構造

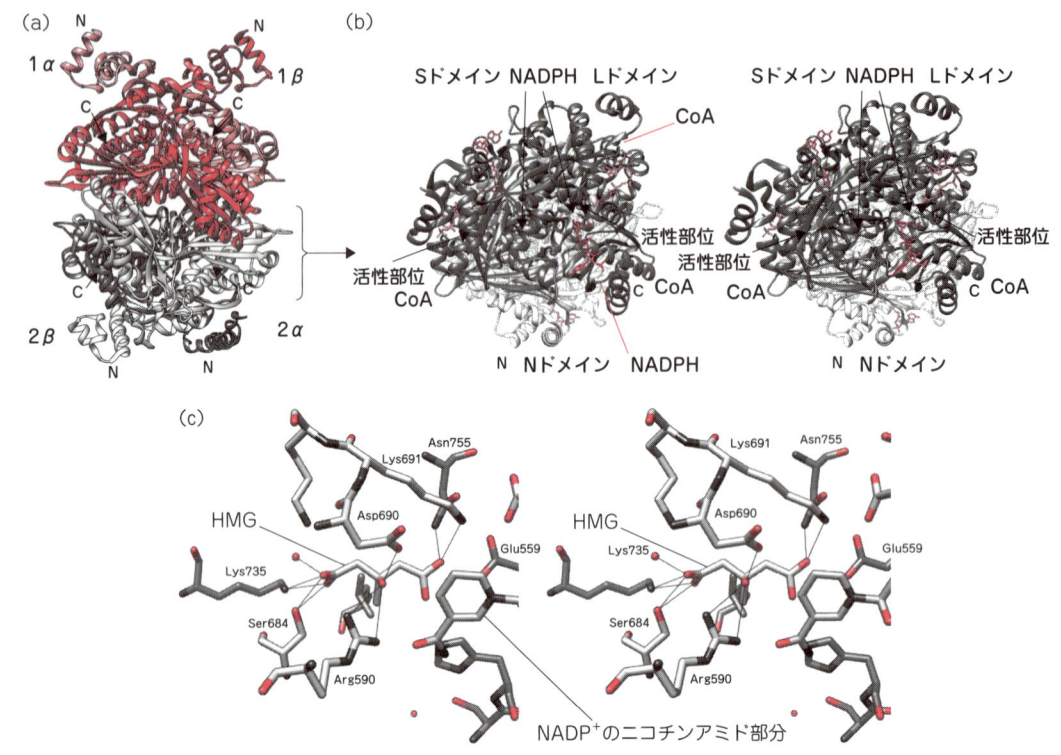

● 図 9-9　ヒト HMG-CoA 還元酵素の活性ドメインの構造と基質認識
(a) テトラマー構造(PDB：1QAX)．(b) ダイマー構造(ステレオ図)(PDB：1QAX)．
(c) HMG-CoA 還元酵素と HMG および NADP$^+$ との結合様式(ステレオ図)．

がさらに二つ結合したテトラマー構造をもつ(図 9-9a)．酵素活性が発現する部分はそれぞれのダイマー中に存在し(図 9-9b)，補酵素である NADPH はモノマーのサブドメインに結合し酵素活性中心は二つのモノマーの接触面に存在する．図 9-9(c)には，HMG-CoA 還元酵素と HMG，CoA，および NADP$^+$ との結合様式を示した．HMG の末端のカルボニル基は一方のモノマーの Ser684 や他方のモノマーの Lys735 などと水素結合で保持され，NADP$^+$ や CoA(図には示されていない)はモノマーの Lys691 や他方のモノマーの Glu559 などとの水素結合によって反応距離に近づけられている．また，基質の CoA 部分は酵素のヘリックス構造がつくる細長い疎水性ポケットに挿入され，基質全体が HMG-CoA 還元酵素にすっぽりと収まっている (図 9-9b)．

9.4.4　プラバスタチンとシンバスタチンに続く HMG-CoA 還元酵素阻害薬と酵素の結合様式

プラバスタチン，シンバスタチンの開発に続き，化学合成により得られたフルバスタチンナトリウム(ローコール®)(1989 年)，アトルバスタチンカルシウム水和物(リピトール®)(2001 年)，ピタバスタチンカルシウム(リバ

9.4 HMG-CoA 還元酵素阻害薬の開発

ロ®)(2003年),ロスバスタチンカルシウム(クレストール®)(2005年)が開発され,現在使用されている(図9-10).

　これら阻害薬は,共通の化学構造として3,5-ジヒドロキシヘプタン酸側鎖をもっており,それぞれ特徴的な疎水性の高い堅牢な環状骨格をもっている.この疎水性構造は,図9-9に示したHMG-CoA還元酵素が基質のCoA部分を認識する疎水性ポケットと相互作用する.図9-11にこれら新しい疎水性骨格をもったスタチン化合物とHMG-CoA還元酵素との結合様式を示す.いずれの化合物もメバスタチンやシンバスタチンがもっていたデカリン骨格の代わりにヘテロ環構造をもち,この硬い環構造部分が疎水性基としてHMG-CoA還元酵素の疎水性ポケットに収まっている.

　フルバスタチンは,デカリン環の代わりにインドール環を疎水性環状母核としてもつ.インドール環3位のp-フルオロベンゼンがシンバスタチンのデカリン環側鎖2,2-ジメチルブタン酸に対応する置換基として働いているが,これはほかのアトルバスタチンやロスバスタチンでも同様である.このフルオロベンゼン基のフッ素原子は,HMG-CoA還元酵素のArg590との静電気的相互作用により,それぞれのヘテロ環骨格を酵素の疎水性ポケットに固定するように働いている(図9-11c).アトルバスタチンは,デカリン環の代わりにピロール環をもっており,ピロール環の2位と4位にp-フルオロベンゼン基とカルボン酸アミドをもつ.このためアトルバスタチンでは,フルバスタチンで見られた側鎖フッ素原子との相互作用に加えて,カルボン酸

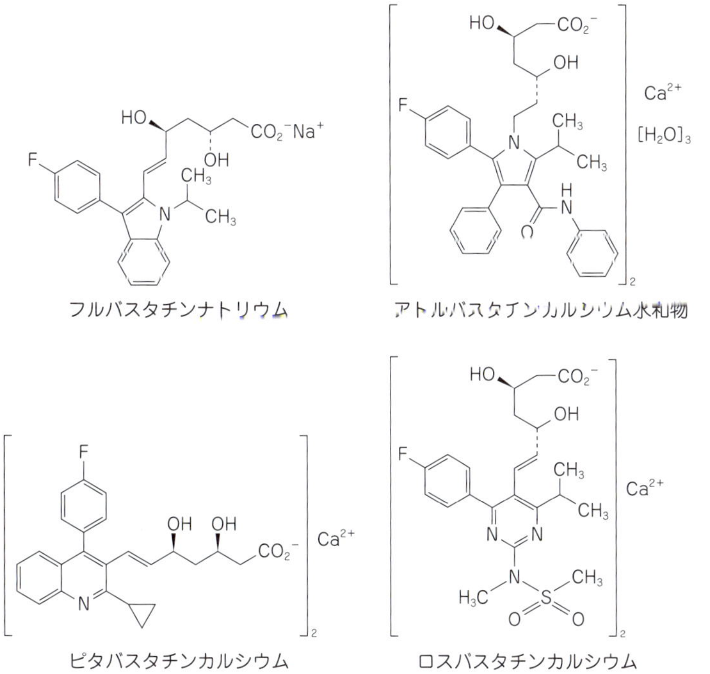

●図9-10　プラバスタチン,シンバスタチンに続くHMG-CoA還元酵素阻害薬の構造

アミドの窒素原子が HMG-CoA 還元酵素の Ser565 とも水素結合を形成できる（図9-11d）．また，ロスバスタチンでは母核がピリミジン環に置換されており，その2位と4位にスルホン酸アミド構造と p-フルオロフェニル基が導入されている．p-フルオロフェニル基での相互作用に加え，スルホニル基の二つの酸素原子がアトルバスタチンと同様に HMG-CoA 還元酵素の Ser565 と水素結合を形成している（図9-11e）．これらヘテロ環型スタチン化合物は，このような追加的な水素結合による強い HMG-CoA 還元酵素との相互作用によって高い HMG-CoA 還元酵素阻害活性を示す．さらに，ロスバスタチンのスルホン酸アミド構造は極性をもち，プラバスタチンについで親水性が高い．そのため，細胞への受動拡散が低く肝臓組織への選択性が高くなった．このように，プラバスタチンとロバスタチンに続く新しい HMG-CoA 還元酵素阻害薬の開発は，ⅰ) HMG-CoA 還元酵素の活性中心と相互作用する 3,5-ジヒドロキシヘプタン酸側鎖を共通の化学構造としてもたせ，ⅱ) HMG-CoA 還元酵素の疎水性領域との相互作用を考慮した特徴的な疎水性環状母核を設計することにより推進された．

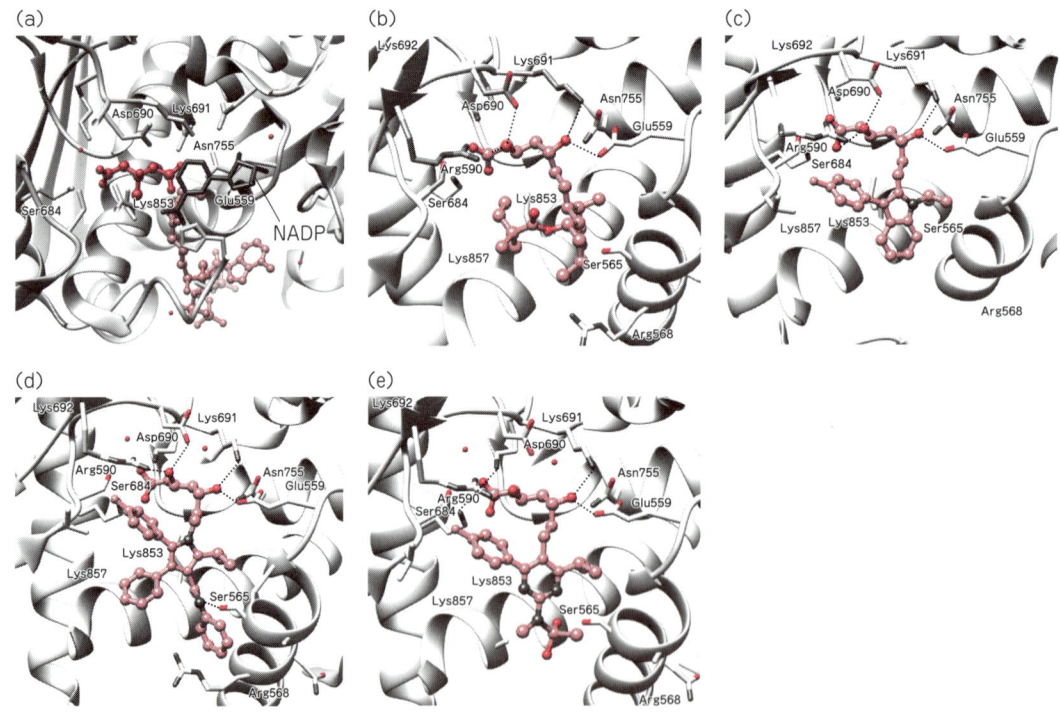

●図9-11 ヘテロ環をもつスタチン類と HMG-CoA 還元酵素との相互作用様式
(a) HMG-CoA との相互作用（PDB：1DQA），(b) シンバスタチンとの相互作用（PDB：1HW9），(c) フルバスタチンとの相互作用（PDB：1HWI），(d) アトルバスタチンとの相互作用（PDB：1HWK），(e) ロスバスタチンとの相互作用（PDB：1HWL）．

第10章 糖尿病治療薬

10.1 抗糖尿病薬

10.1.1 糖尿病

　グルコースは生体のエネルギー源として重要な分子である反面，高濃度のグルコースは生体成分を糖化し，微小血管に障害を与える．このため，ヒトの血液内グルコース濃度（血糖値）は，血糖値を下げるインスリン，血糖値を上げるグルカゴン，アドレナリン，コルチゾール，成長ホルモンなどにより，非常に狭い範囲に保たれている．飢餓状態などで血糖値が極度に下がる（50 mg/dL以下）と，大脳のエネルギー代謝が維持できなくなる．このため，精神症状を起こし意識消失を経て死に至る．通常はこの状態に至る前に血糖値を上げるためアドレナリンが大量放出され，交感神経刺激症状が現れる（大量の冷や汗，動悸，振戦，譫妄などの低血糖発作）．一方，動物は血糖上昇に対する防御機構をほとんど備えていない．したがって，糖を多く含む清涼飲料水を毎日大量に飲むだけで糖尿病性ケトアシドーシスのような重篤な疾患を起こしうる（ペットボトル症候群）．このように，さまざまな理由によって血糖調節機構が破綻し，血糖値が高い状態が続く代謝性疾患が糖尿病*である．

　糖尿病の診断には，血糖値とヘモグロビン糖化度の指標（ヘモグロビンA1c；HbA1c）が用いられる（コラム参照）．糖尿病には，まったく症状がでない状態から，のどの渇き・大量の尿排泄，さらには意識障害，昏睡に至るまでさまざまな段階がある．糖尿病では，高血糖が引き起こす症状のほか，長期の高血糖状態による高濃度グルコースのアルデヒド基が血管内皮のタンパク質と結合する糖化反応が起こる．このため，微小血管が徐々に破壊され，目，腎臓を含むさまざまな臓器に障害が起こる．これが糖尿病の**三大合併症（糖尿病性神経障害・糖尿病性網膜症・糖尿病性腎症）**である．高血糖がさらに長期にわたると大血管障害におよび，動脈硬化による心筋梗塞や脳梗

尿 糖
血糖値がおよそ180 mg/dLを超えると，腎臓の尿細管でグルコースの再吸収が追いつかなくなり尿に排出されるようになる．尿糖は糖尿病の原因ではなく結果である．

塞につながる．糖尿病治療のおもな目的は血中グルコース濃度をコントロールし，それらの合併症を防ぐことにある．平成19年人口動態統計によると，糖尿病による死者は年間で1万4千人程度にのぼる．また，糖尿病による腎臓障害で人工透析をはじめる人は年間1万5千人ほどで，糖尿病が原因の視覚障害の発症も年間約3,000人と推定されている．

血糖値が高くなったとき，それを調節できるホルモンはインスリンだけである．インスリンの血糖降下作用は次の三つの経路による．ⅰ）骨格筋と脂肪組織のグルコーストランスポーターを動員し，グルコース取り込みを促進する．ⅱ）肝臓でのグリコーゲン合成を促進し，糖新生とグリコーゲン分解を抑制する．ⅲ）膵α細胞に入って直接グルカゴンの産生を抑制する．このインスリンによる調節メカニズムが破綻したときに糖尿病を発症する．

破綻の仕方には大きく2種類ある．一つは**1型糖尿病**とよばれ，膵臓で

COLUMN　糖尿病の診断（血糖値とHbA1c）

ヘモグロビン（α鎖2本とβ鎖2本からなる成人型ヘモグロビン）は赤血球のなかに大量に存在するタンパク質で，身体の隅々まで酸素を運搬する役割を担っている．高血糖状態が続くと，ヘモグロビンのアミノ基がグルコースのアルデヒド基を求核攻撃することでヘモグロビンの非酵素的糖化反応が起こる．ヘモグロビンのβ鎖N末端アミノ酸とグルコースが結合したものがヘモグロビンA1c（HbA1c）である．HbA1cは安定で糖化ヘモグロビン中の主要成分であるため，糖化度の指標として用いられる．赤血球の生体内における平均寿命は約120日（4か月）なので，HbA1c値は赤血球の寿命の半分くらいにあたる時期（検査を受けた1〜2か月前）の血糖値の平均を反映する．

日本ではこれまで，日本糖尿病学会（Japan Diabetes Society；JDS）がHbA1c値の国内標準化を行っていたが，国際的にはアメリカのNational Glycohemoglobin Standardization Program（NGSP）が標準化を行っている．2012年4月より日本でも臨床検査標準化についてはNGSPのHbA1c値を用いることとされた．JDSのHbA1cが5.0〜9.9％のあいだであれば，0.4％を加えるとNGSP値に換算できる．このHbA1c値と血糖値（図①）を組みあわせて糖尿病の診断が行われている．

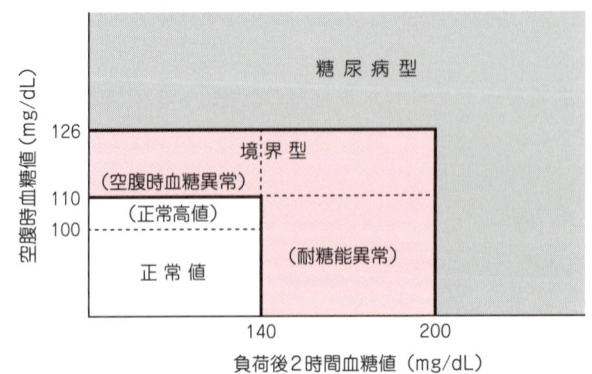

図①　血糖値による糖尿病の判定

インスリンをつくるβ細胞が自己免疫機構の破綻によって破壊され，インスリン量が絶対的に足りなくなって起こる．子供のうちにはじまることが多く，以前は小児糖尿病あるいはインスリン依存型糖尿病とよばれていた．糖尿病患者に占める割合は数％と低いが，毎日インスリンを注射する必要がある．もう一つは**2型糖尿病**とよばれ，血中にインスリンは存在するが膵臓のβ細胞からのインスリン分泌量が減少しているものと，肝臓や筋肉などの細胞がインスリン作用をあまり感じなくなる(**インスリン抵抗性**)ものとがある．食事や運動などの生活習慣が関係している場合が多い．日本の糖尿病の95％以上が2型糖尿病である．

10.1.2　インスリン分泌能低下および抵抗性の改善薬

血糖値を下げるためには，直接あるいは間接的にインスリン作用を増強することが必須である．グルコース濃度上昇によるインスリン分泌では，まずグルコースが膵β細胞上のグルコース輸送体を介して細胞内に取り込まれる(図10-1)．取り込まれたグルコースはリン酸化を経て解糖系に入りATPを産生する．またミトコンドリアでのTCAサイクルを経てリン酸化されATPを産生する．細胞内ATP濃度が上がるとATP依存性K^+チャネルが閉じて脱分極が生じ，その結果Ca^{2+}チャネルが開口する．Ca^{2+}が流入すると細胞内Ca^{2+}濃度が上昇し，インスリン分泌顆粒は細胞外へ開口放出される．次節で述べるインクレチンとその受容体の結合によってもサイクリックAMPを介する細胞内Ca^{2+}濃度上昇が起こってインスリンの放出が生じる．2型糖尿病治療ではこのインスリン分泌を促進する経口血糖降下薬，あるいはインスリン抵抗性改善薬が用いられてきた．本節でその概要を簡単に述べる．2006年以降急速に適用が拡大しつつあるインクレチン関連薬については，項をあらためて述べる．

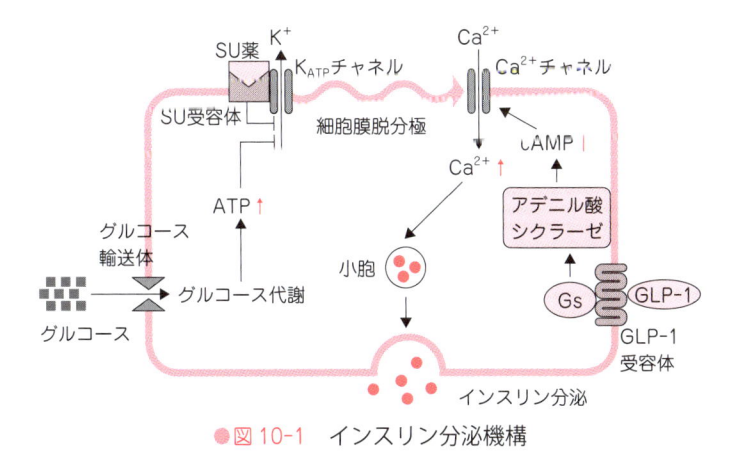

●図10-1　インスリン分泌機構

(a) スルホニル尿素薬

経口血糖降下薬のなかでもっとも古くから使用されているインスリン分泌

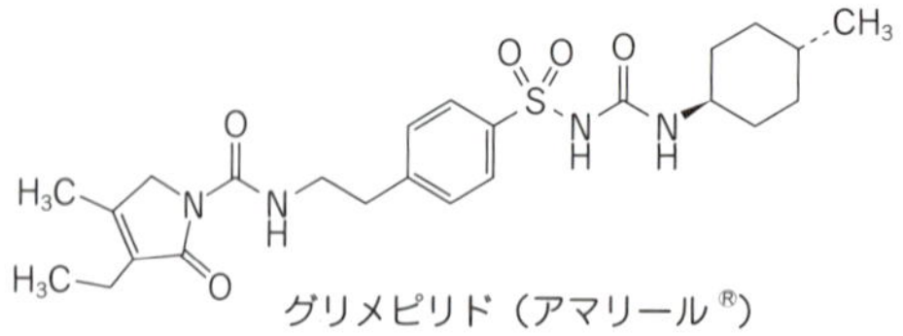

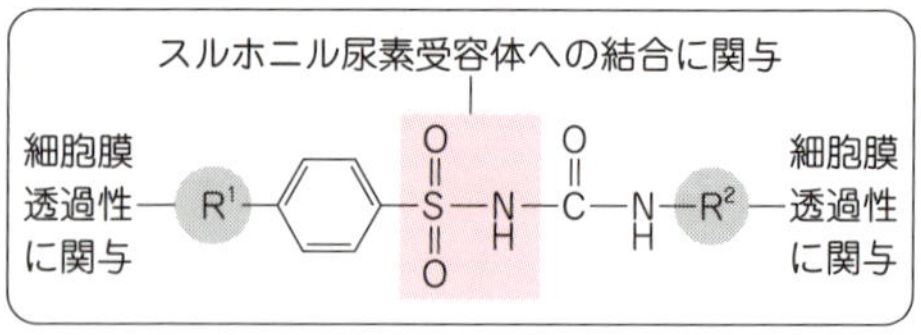

●図10-2　スルホニル尿素薬の構造

促進薬がスルホニル尿素(sulfonylurea；SU)薬である．抗菌薬開発の過程で創製されたスルホンアミド系薬物が副作用として血糖降下作用を示したことから，この副作用を主作用に転化させた薬剤である．膵β細胞上のスルホニル尿素受容体に結合し，糖代謝系を介さずにK^+チャネル活性を阻害することでインスリン分泌を亢進させる(図10-1)．細胞膜透過性に関与する置換基と受容体への結合に関与するスルホンアミド基を尿素構造で結合させた構造をもつ(図10-2)．第三世代薬として，グリメピリド(アマリール®)が開発されている．後述するインクレチン関連薬との併用はインスリン分泌をもっとも強力に賦活する組合せであるが，低血糖を起こす可能性がある．

(b) ビグアナイド系薬剤

ヨーロッパの湿地や低地に分布する多年草マメ科植物(ガレガソウ，別名フレンチライラック)が，多尿や口渇などの糖尿病症状を緩和する作用をもつことは中世から知られていた．20世紀前半になって，ようやくその抽出物であるグアニジンに血糖値を降下させる作用があることがわかったが，毒性が強くそのままでは使えなかった．1950年代後半になって，グアニジン2分子が窒素原子1個を共有して連なったイミドジカルボンイミド酸ジアミド構造をもつビグアナイド系薬剤*が開発された．ビグアナイド薬は肝臓における糖新生を抑制し，骨格筋における糖取込みを促進させるインスリン抵抗性改善薬である．その作用発現は，細胞内の糖および脂質代謝の調節をつかさどっている**AMP活性化プロテインキナーゼ**(AMP-activated protein kinase；AMPK)の活性化によると考えられている．副作用として乳酸アシドーシスがあるが，適応を誤らなければ発症頻度は低い．

(c) チアゾリジン薬

チアゾリジン薬の標的は核内受容体の一種，ペルオキシソーム増殖剤活性化受容体γ(PPARγ)である(第2章 p.24)．PPARγは脂肪細胞に強く発現しており，成熟脂肪細胞への分化とその機能維持に関与している．PPARγを活性化させることにより，脂肪細胞からインスリン受容体を介さない糖の取込みを促進させるタンパク質(アディポネクチン)の分泌を亢進させるとともに，インスリン抵抗性を引き起こす因子TNFα*の分泌を抑制する．その結果，骨格筋や肝臓でのインスリン抵抗性が改善し，肝臓での糖産生抑制や骨格筋での糖取込み亢進によって，血糖値の低下が起こる．代表的なチアゾリジン薬の一つに，脂質低下薬クロフィブラート研究の過程で見つかった2-

ビグアナイド系薬剤
日本では1961年にメトホルミン(メルビン®)が発売された．

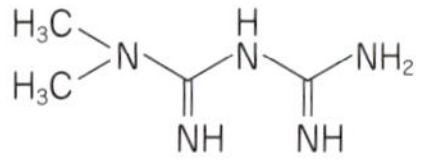

メトホルミン(メルビン®)

TNFα(腫瘍壊死因子α)
tumor necrosis factor α.

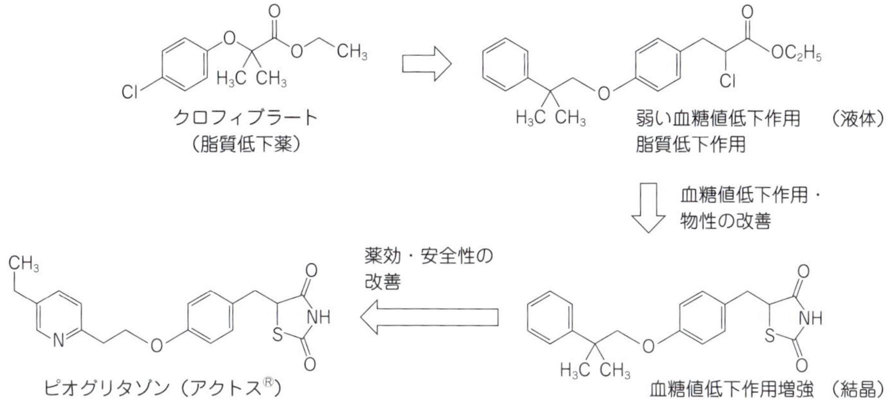

●図10-3 ピオグリタゾンの開発

クロロ-3-フェニルプロピオン酸誘導体をリード化合物として開発されたピオグリタゾン（アクトス®）がある（図10-3）．

10.2 インクレチン関連薬

　インクレチンは血中グルコース濃度が上昇すると消化管から分泌されるペプチドホルモンで，膵臓からのインスリン分泌を亢進させる作用をもつ．したがって，インクレチン作用が亢進しても従来のインスリン分泌刺激薬あるいは抵抗性改善薬で見られたような低血糖を起こす可能性は低いことが期待できる．ヒトで働くおもなインクレチンには，**グルコース依存性インスリン分泌刺激ポリペプチド**（glucose-dependent insulinotropic polypeptide；GIP）と**グルカゴン様ペプチド-1**（glucagon-like peptide-1；GLP-1）の二つがある．食物を摂って数分後にはGIPが分泌され，引き続いてGLP-1が分泌される．しかし分泌後ただちに分解反応が進むため，その血漿中半減期はGIPで4分，GLP-1で1～2分である．この分解反応は，それぞれのペプチドホルモンのN末端から2残基のアミノ酸が切断される反応で，ジペプチジルペプチダーゼ-4（DPP-4）とよばれるセリンプロテアーゼによって触媒される．

　GIPとGLP-1は，膵β細胞膜上のGタンパク質共役型受容体に結合し，細胞内Ca^{2+}濃度を上げることによりインスリン放出を促進させる（図10-1）．この作用は，経口摂取されたグルコースによる血漿グルコース濃度が上昇したときに現れる．一方で，GIPはグルカゴン分泌を亢進させ，GLP-1はグルカゴン分泌を抑制する．また一般に，2型糖尿病ではGLP-1分泌が少なくなっているが，その機能は保たれている．これらの点から，インクレチン作用を利用した血糖値低下作用が期待できる糖尿病治療薬開発の戦略としては，次の二つが考えられる．

① GLP-1作用を増強するため，分解抵抗性の高いGLP-1受容体作動薬（アゴニスト）を開発する．

② DPP-4 による分解反応を抑えることで、GLP-1 作用を持続させる。このため、DPP-4 阻害薬(アンタゴニスト)を開発する。

以下この二つの戦略による医薬品開発について、その概略を説明する。

10.2.1 GLP-1 受容体作動薬

GLP-1 は 37 残基からなるペプチドで、N 末端から 6 残基のアミノ酸が切断されることで活性体 GLP-1(7-37) および GLP-1(7-36) アミドに変換される。GLP-1 は膵 β 細胞からのインスリン分泌を亢進させるとともに、グルカゴン分泌を抑制する。さらに、胃の内容物排出速度を遅らせたり満腹感を助長したりすることによっても、食後の急峻な血糖上昇を抑制する(図 10-4)。しかし、この活性型 GLP-1 は DPP-4 によってすみやかに分解されるため、GLP-1 そのものを薬物として用いることはできない。

アメリカ毒トカゲの唾液にはエキセンジン-4 とよばれる 39 残基からなるペプチドが含まれているが、その 51% のアミノ酸配列が GLP-1 と同じであった。そこで、エキセンジン-4 を化学合成し GLP-1 受容体との結合を調べたところ、強い親和性が認められた。さらに、このペプチドの皮下注射での半減期は 4〜5 時間と GLP-1 よりも格段に安定性が高くなっており[†]、1 日 2 回の投与でも血糖降下作用と体重減少効果を示した。2005 年このペプチド誘導体は、2 型糖尿病治療薬エキセナチド(バイエッタ®)としてアメリカで承認された(図 10-5)。

エキセナチドの問題点は、投与後 30 週までに約 40% の患者に抗体が産生されたことである。抗体産生による明らかな副作用は認められなかったものの、GLP-1 とのアミノ酸配列の違いが大きいことが抗体産生を促進させた原因と推測された。この点を改良したのが GLP-1 と 97% の相同性をもつペ

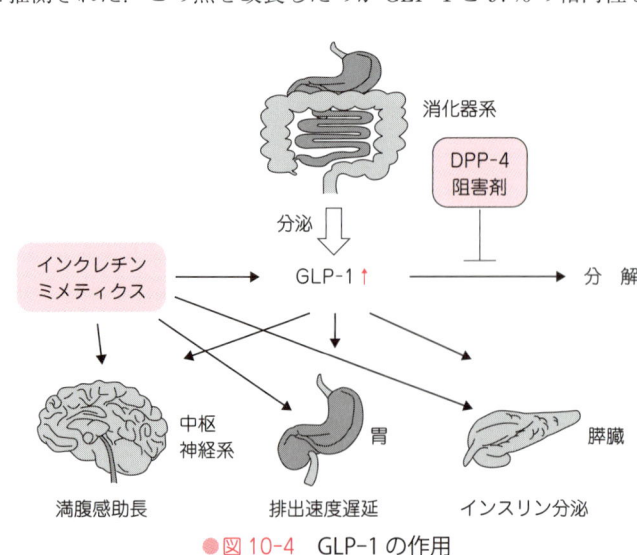

[†] DPP-4 切断配列の His-Ala が His-Gly に変わっていることで、DPP-4 抵抗性を示すため。

● 図 10-4　GLP-1 の作用

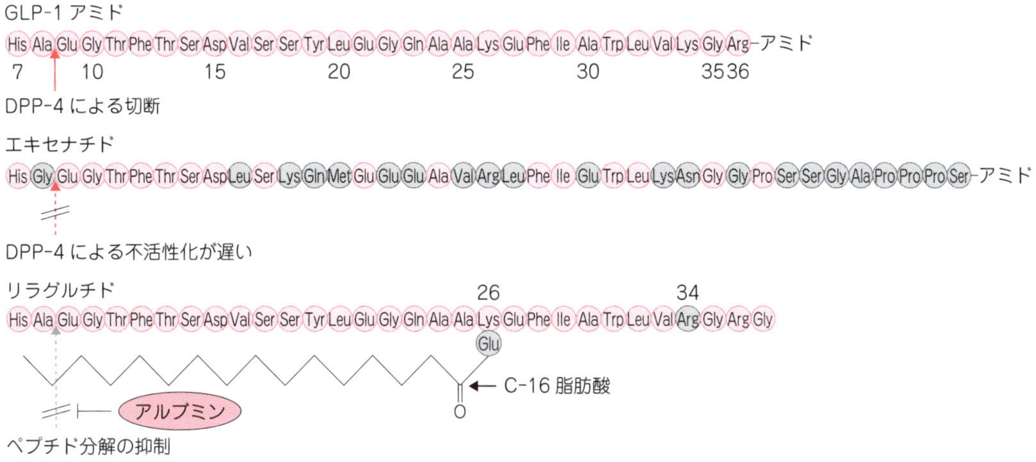

GLP-1 アミド

His Ala Glu Gly Thr Phe Thr Ser Asp Val Ser Ser Tyr Leu Glu Gly Gln Ala Ala Lys Glu Phe Ile Ala Trp Leu Val Lys Gly Arg–アミド
7　　　　10　　　　　　15　　　　　　20　　　　　　25　　　　　　30　　　　　　35 36

DPP-4 による切断

エキセナチド

His Gly Glu Gly Thr Phe Thr Ser Asp Leu Ser Lys Gln Met Glu Glu Glu Ala Val Arg Leu Phe Ile Glu Trp Leu Lys Asn Gly Gly Pro Ser Ser Gly Ala Pro Pro Pro Ser–アミド

DPP-4 による不活性化が遅い

リラグルチド
　　　　　　　　　　　　　　　　　　　　　　　　　　　　　　　　26　　　　　　　34
His Ala Glu Gly Thr Phe Thr Ser Asp Val Ser Ser Tyr Leu Glu Gly Gln Ala Ala Lys Glu Phe Ile Ala Trp Leu Val Arg Gly Arg Gly
　　　　　　　　　　　　　　　　　　　　　　　　　　　　　　　　Glu

← C-16 脂肪酸

アルブミン

ペプチド分解の抑制

●図 10-5　GLP-1 と関連ペプチド誘導体の構造

プチド誘導体リラグルチドである．リラグルチドは，GLP-1 の 34 位の Lys が Arg に変換され，さらに 26 位 Lys に Glu を介して脂肪酸(パルミトイル基)が結合した構造をもつ．この高い相同性のため，リラグルチドに対する抗体産生は顕著に抑制された．リラグルチドの脂肪酸部分はアルブミンと高い親和性を示し，血漿中でタンパク複合体をつくることでペプチド部分の分解を抑える働きをしている．これにより皮下注射での血漿中半減期は 10〜14 時間と大幅に延長され，1 日 1 回の投与で効果を現すことができる．リラグルチドは，2 型糖尿病治療薬(ビクトーザ®)として 2009 年にヨーロッパで承認された．

10.2.2　ジペプチジルペプチダーゼ-4 阻害薬

GLP-1 をすみやかに分解する DPP-4 は，Xaa-Pro(Xaa は Pro 以外のアミノ酸)配列あるいは Xaa-Ala 配列をもつジペプチドを N 末端から切断するセリンプロテアーゼの一種である．セリンプロテアーゼはその活性中心に Asp，His，Ser の 3 残基を含むタンパク質分解酵素で，Ser 残基の側鎖ヒドロキシ基が基質のアミド結合を求核攻撃することによって加水分解反応がはじまる(図 10-6)．基質がセリンプロテアーゼと複合体をつくると，Asp 側鎖のカルボキシレートが His 側鎖イミダゾール基からプロトンを引き抜く．それに伴ってこのイミダゾール環内で電子の移動が起こり，Ser ヒドロキシ基のプロトンがイミダゾール基と結合する．このため Ser ヒドロキシ基の求核性が上がり，基質のアミドカルボニルを攻撃する(図 10-6①)．正四面体中間体の形成を経てペプチド結合が切断され，Asp と His の側鎖はもとの状態に戻る(図 10-6②)．切断された基質の N 末端断片と酵素が共有結合したアシル化中間体がいったん形成された(図 10-6③)のち，この中間体に水分子が入り込み，①と同様の電子移動で活性化されることで加水分解反応が

進行し(図10-6④〜⑥),酵素が再生される.

　DPP-4は766残基からなる一回膜貫通型膜タンパク質で,膜外ドメインが二量化することでペプチダーゼとして作用する(図10-7).この膜外ドメインは,N端側のプロペラドメインとC端側の加水分解ドメインの二つから構成される.加水分解ドメインのプロペラドメイン側には反応中心となるSer,Asp,His残基が並び,プロペラドメインとのあいだの大きな谷間が活性中心を構成している.プロペラドメインは8枚の羽根のようなサブユニットからなる中空のプロペラ様構造をもち,その中心トンネルが活性中心につながっている.このトンネル部分と活性中心の谷間によってできる空間に基質が入り込み,切断反応を受けたのち断片が排出される.現在では,この切断反応が進行するときのプロリンカルボニル基とDPP-4のSer残基との共有結合(図10-8b)や,イオン性結合や疎水性結合基質を利用した基質ア

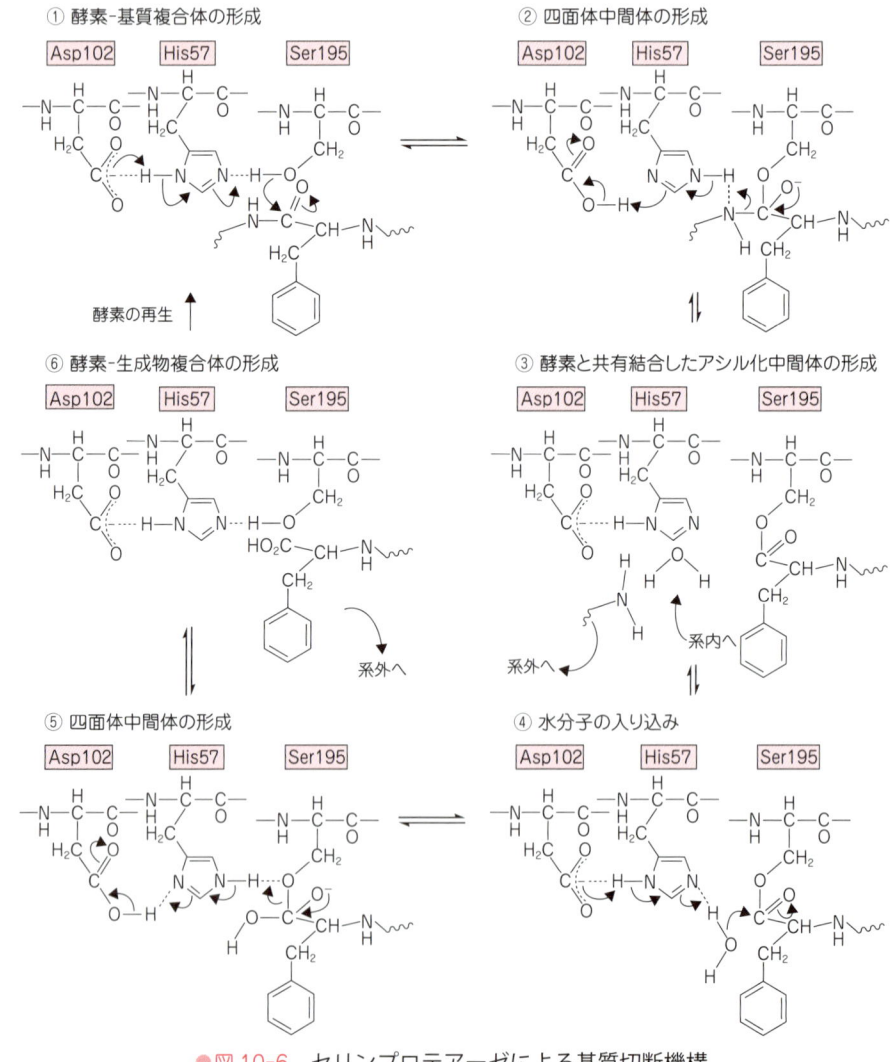

● 図10-6　セリンプロテアーゼによる基質切断機構

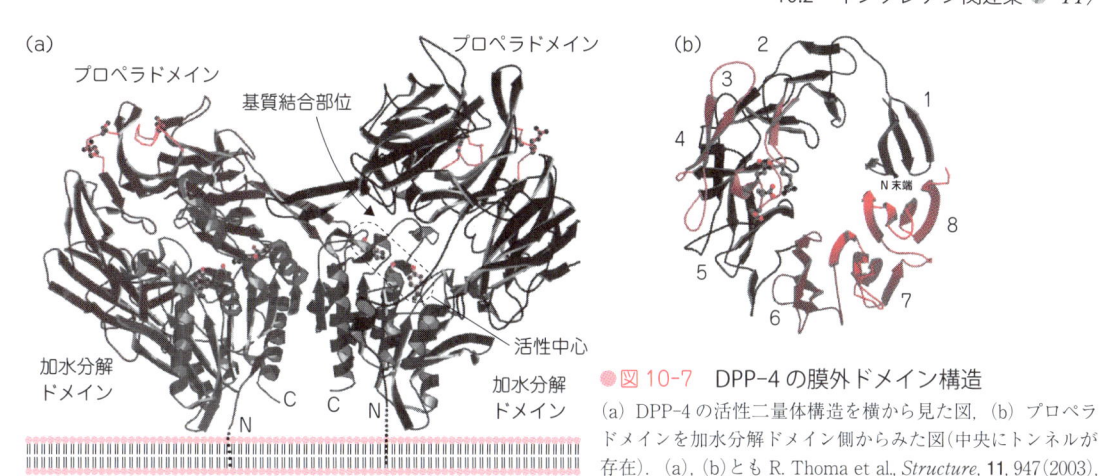

● 図10-7 DPP-4の膜外ドメイン構造
(a) DPP-4の活性二量体構造を横から見た図. (b) プロペラドメインを加水分解ドメイン側からみた図(中央にトンネルが存在). (a), (b)ともR. Thoma et al., *Structure*, **11**, 947 (2003), Fig 2, 3より許可を得て改変して転載. © 2003 Elsevier.

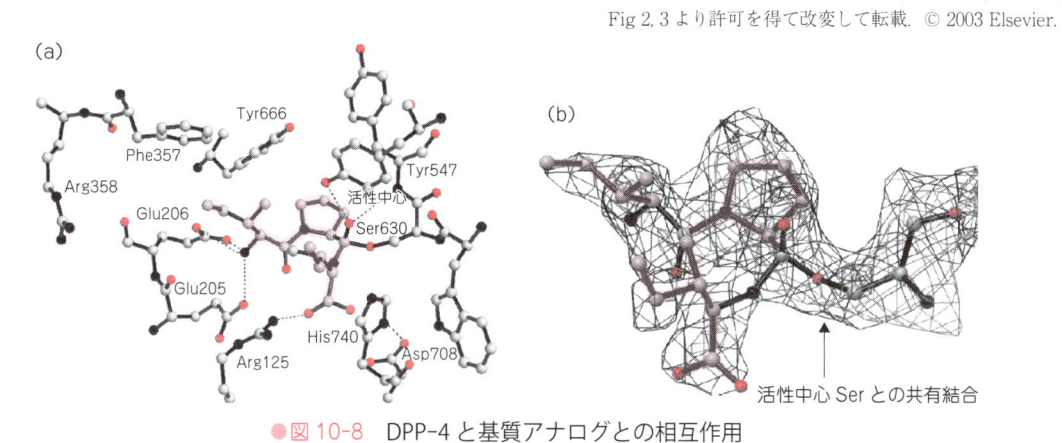

● 図10-8 DPP-4と基質アナログとの相互作用
(a) DPP-4と基質アナログ(Ile-Pro-Ile, 色アミで示した化合物)の結合, (b) 結合状態の基質アナログ(Ile-Pro-Ile)の電子密度. (a), (b)ともR. Thoma et al., *Structure*, **11**, 947 (2003), Fig 5より許可を得て改変して転載. © 2003 Elsevier.

ナログとDPP-4との相互作用様式(図10-8a)がX線構造解析によって明らかにされている. しかし, このような分子レベルでの構造解析は, 以下に述べる最初の特異的DPP-4阻害薬であるシタグリプチンの探索研究には間に合わなかった.

(a) シタグリプチンの開発

DPP-4はXaa-Pro配列を特異的に認識し切断する. したがってこの認識配列を模倣したジペプチド型化合物はDPP-4に高い親和性を示すと予想され, そのDPP-4阻害能がまず検討された(図10-9, 化合物P32/98). その結果, これらの化合物には明らかな阻害活性が認められたが, イヌでの試験で急性毒性を示すことがわかった. DPP-4にはいくつかのサブタイプがあり, 生体の多くの組織および細胞でそれぞれの生理作用を示す. Xaa-Pro誘導体による毒性発現は, DPP-4関連酵素(DPP-8あるいはDPP-9)の阻害によるものと推測された. これらの結果は, DPP-4阻害薬は有効な血糖降

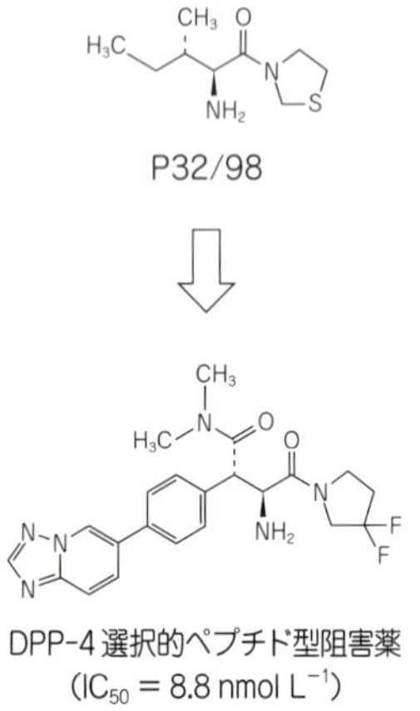

P32/98

DPP-4 選択的ペプチド型阻害薬
(IC_{50} = 8.8 nmol L^{-1})

● 図 10-9
ペプチド型 DPP-4 阻害薬の開発

下薬になりうるが，選択性の向上が必須であることを示している．そこで DPP-4 と関連酵素の基質認識能についてあらためて調べたところ，Xaa の位置へ極性官能基を導入するのが DPP-4 選択性を上げるのに有効であろうと推測された．いくつかの構造活性相関研究から，i) チアゾリジン環をピロリジン環に変更して硫黄原子を除くとともにフッ素原子を導入する，ii) 大きな疎水性置換基と分極できる官能基を導入する，ことで DPP-4 選択的阻害活性の向上と毒性の軽減が図れることが確認された(図 10-9).

基質型阻害薬の探索と並行して行われたさまざまな関連化合物の評価 (HTS) では，メラノコルチン-4 受容体 (MC4-R) アゴニスト関連化合物が弱い DPP-4 阻害活性を示すことがわかった (図 10-10，ヒット化合物)．このピペラジン環をプロリンピペリジン環相同体とみなしてペプチド型阻害薬への構造変換が試みられたが，経口吸収性のよい DPP-4 阻害薬は得られなかった．一方で，ピペラジン環の代謝分解抵抗性を上げるためにヘテロ環およびトリフルオロメチル基を導入すると，DPP-4 阻害活性とともに経口吸収性をも向上させられることがわかった．この芳香環上の水素原子をフッ素原子と置換することでさらに阻害活性を向上させた化合物がシタグリプチンである (図 10-11a).

ジペプチド基質配列から誘導された化合物 **1** では，その疎水性部を変換しても阻害活性を大きく下げないが，プロリンに対応するピロリジン環へ置換基を導入すると，フッ素原子を除いて活性を大きく減弱させる．一方，ピペラジン骨格から誘導されたシタグリプチン型化合物 **2** では，ピペラジン骨格への置換基導入では阻害活性を大きく下げないが，芳香環上へ置換基を導入すると，フッ素原子を除き大きく活性を減弱させる．アミノ基を中心に二つの化合物を重ねあわせてこの構造活性相関の結果を考察すると，ピペラジン型阻害薬が基質型阻害薬とは逆の向きで DPP-4 と結合していることが強く示唆された (図 10-11a)．のちに，DPP-4 とシタグリプチンとの複合体構造が解

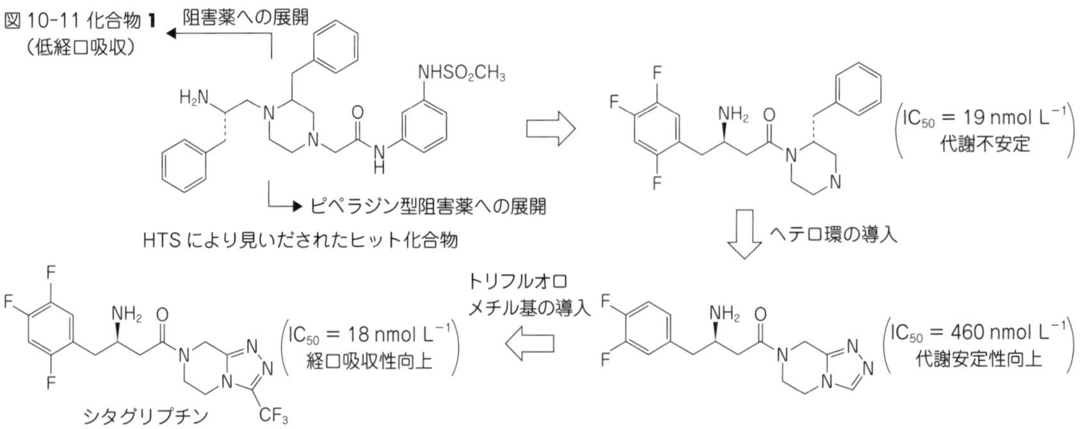

図 10-11 化合物 **1**
(低経口吸収)

← ペプチド型阻害薬への展開

HTS により見いだされたヒット化合物
→ ピペラジン型阻害薬への展開

(IC_{50} = 19 nmol L^{-1})
代謝不安定

⇓ ヘテロ環の導入

(IC_{50} = 460 nmol L^{-1})
代謝安定性向上

← トリフルオロメチル基の導入

シタグリプチン
(IC_{50} = 18 nmol L^{-1})
経口吸収性向上

● 図 10-10　シタグリプチンの開発

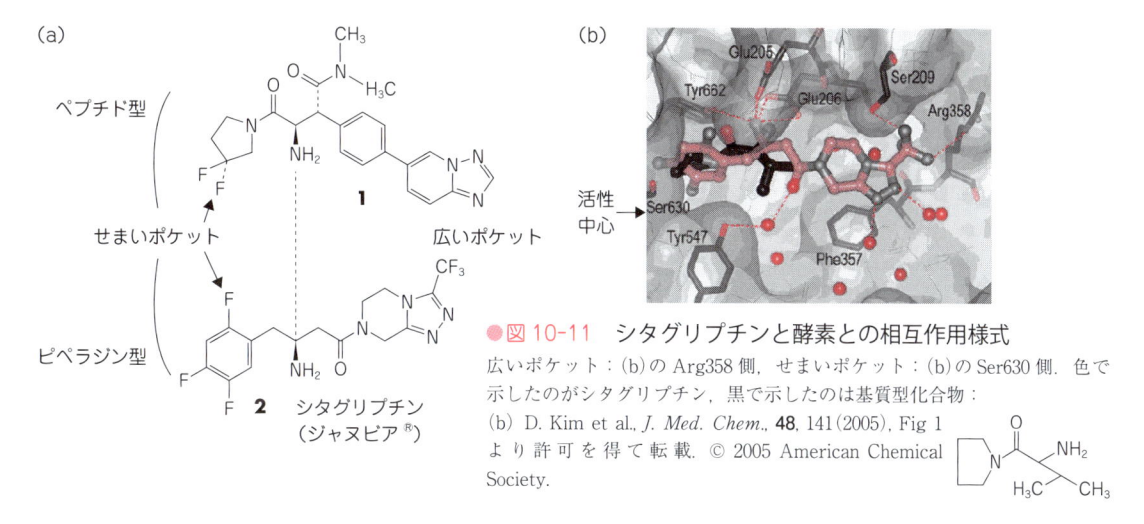

(a) ペプチド型 / ピペラジン型
せまいポケット ↔ 広いポケット
1
2 シタグリプチン（ジャヌビア®）

(b)
活性中心 → Ser630

● 図10-11 シタグリプチンと酵素との相互作用様式
広いポケット：(b)のArg358側，せまいポケット：(b)のSer630側．色で示したのがシタグリプチン，黒で示したのは基質型化合物：
(b) D. Kim et al., *J. Med. Chem.*, **48**, 141 (2005), Fig 1 より許可を得て転載．© 2005 American Chemical Society.

析され，この推定相互作用様式が正しかったことが証明された（図10-11b）．

2006年，アメリカで2型糖尿病に対する最初のDPP-4阻害薬としてシタグリプチン（ジャヌビア®）を単独療法およびほかの経口糖尿病治療薬（メトホルミンあるいはチアゾリジン薬）との併用療法に用いることが承認された．

(b) シタグリプチンに続くDPP-4阻害薬

シタグリプチンに続き，いくつかのDPP-4阻害薬が開発され，臨床で用いられている（図10-12）．多くの化合物はDPP-4による切断ジペプチドXaa-Pro配列にもとづく基質型阻害薬である．ビルダグリプチンを例にとって，その構造要素について簡単に説明する．

ビルダグリプチンは，基質プロリン類似構造としてのピロリジン環にDPP-4の活性中心Serのヒドロキシ基の求核攻撃を受けやすい親電子性官能基を導入した基本骨格をもつ．開発のリード化合物となったのが，NVP-DPP728である（図10-13a）．このタイプの化合物は親電子性官能基としてピロリジン環上にシアノ基をもっており，DPP-4との反応でこのシアノ基がSerのヒドロキシ基と反応して可逆的にイミノエステルを生成する（図10-14）．しかしこの骨格をもつ化合物は不安定で，NVP-DPP728の血漿中での半減期は40分以下であった．これはシアノ基が分子中の第二級アミンとすみやかに反応し，安定なジケトピペラジン型化合物に変換されるためである

● 図10-14 NVP-DPP728とDPP-4との結合

ビルダグリプチン（エクア®）　　アログリプチン（ネシーナ®）　　リナグリプチン（トラゼンタ®）　　サキサグリプチン（オングリザ®）

● 図10-12 シタグリプチンに続くDPP-4阻害薬

COLUMN　αグリコシダーゼ阻害薬と糖質制限ダイエット

　食事として摂取した糖分（砂糖やでんぷん）は消化管でグルコースにまで消化され，吸収される．糖尿病では，このグルコースをうまく取り込めなくなり血糖値が上がる．したがって，グルコースの生成を抑えられれば，結果的にその消化吸収を抑えることができる．グルコースは，摂取した糖分の非還元末端のα1→4結合を切断する酵素αグルコシダーゼの作用で生成するので，この酵素を阻害すればグルコース産生が抑えられる．グルコースに似たシクロヘキサン環をもつアナログであるアカルボース（グルコバイ®）やボグリボース（ベイスン®）はこのような発想でつくられた抗糖尿病薬で，食後の急峻な血糖値上昇を抑える作用をもつ（図①）．

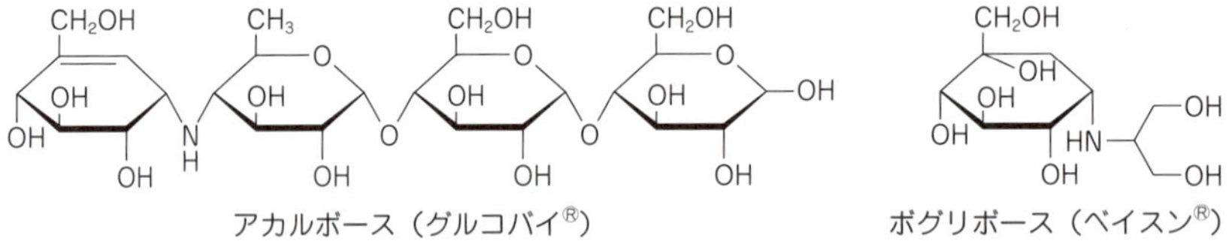

アカルボース（グルコバイ®）　　　　　ボグリボース（ベイスン®）

図①　αグルコシダーゼ阻害薬

　一方で，そもそも糖分を摂取せず，糖質から得られるエネルギーをタンパク質や脂質から摂るようにすれば，血糖値は上がりようがない．これが糖質制限による糖尿病食事療法の考え方である．ヒトの祖先は火を使わずに食事行動を行い，現在われわれが加熱調理によって主食としている米や小麦，じゃがいもなどは食べていなかったと推測されている．元来摂取していなかった糖質を過剰に摂取するようになったことが，糖尿病の一つの原因ではないかとも考えられている．穀物を栽培できないエスキモーの食餌は一種の糖質制限食であり，糖質制限の安全性は数千年におよぶとも考えられる．

（図10-13b）．この自己縮合反応を避けるため，第二級アミンにかさ高いアダマンチル基を導入したのがビルダグリプチン（エクア®）である．ビルダグリプチンの半減期は3時間程度に延長され，1日2回の服用で血糖降下作用を維持できるようになった．なお，図10-12に示すほかの阻害薬も，ビルダグリプチンと同様に分子内に親電子性官能基をもったDPP-4高親和性阻害薬である．

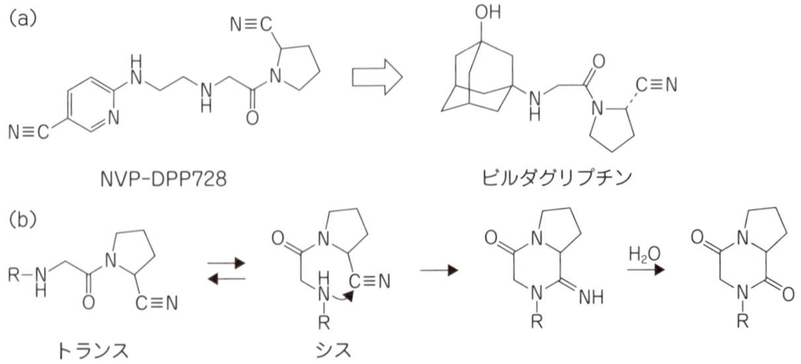

(a) NVP-DPP728　　　　⇒　　　　ビルダグリプチン

(b) トランス　⇌　シス　→　　→ H_2O　→

●**図10-13**　ビルダグリプチンの開発(a)と自己縮合反応(b)

第11章 感染症治療薬

11.1 感染症と薬

感染症(infectious disease)とは，寄生虫や細菌，真菌，ウイルスなどの病原体が宿主（ヒト）に侵入（感染）することにより引き起こされる病気をいう．ペストや結核，天然痘，コレラ，腸チフス，破傷風，インフルエンザなどの感染症は，有史以前から近代まで，ヒトの病気の大部分を占めてきた．20世紀前半になされた最初の抗生物質（ペニシリン）の発見まで感染症の根本的治療法はなく，衛生状態の悪さと無知による感染症の爆発的な広がり（伝染病[*]）は周期的に人口を激減させた．

19世紀に入り，ようやくパスツールやコッホらによる微生物学の研究がはじまり，現在の細菌学の基礎が築かれた．しかし今日でも，マラリアや結核，エイズ（AIDS），腸管感染症などの感染症は発展途上国における大きな問題であり続けている．さらに，先進国でも病原体の変異による新興・再興感染症や多剤耐性菌の出現が問題となっている．本章では，作用機序が解明されつつあるいくつかの抗菌薬と抗ウイルス薬に焦点を絞り，その開発経緯を説明する．

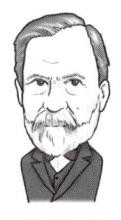

パスツール
(1822～1895年)

伝染病
「感染症」と似た表現に「伝染病」があるが，医学分野では「感染症」が用いられる．伝染病は，病気を起こした個体（ヒトや動物など）から病原体が別の個体へ侵入することで連鎖的に感染者数が拡大する感染症の一種である．伝染病は「家畜伝染病予防法」などの法令で限定的に用いられている．

11.2 抗菌薬

抗菌薬(antibacterial drugs)は，細菌の増殖および発育を抑制したり（静菌性），菌そのものを殺したり（殺菌性）する働きのある医薬品である．抗菌薬は，病原菌が感染した宿主細胞よりも病原細菌に対して強い毒性（選択毒性）を示さなければならない．これまでに開発されてきた抗菌薬は，宿主細胞と病原細菌との構造や代謝系の差異を利用して選択性をもたせている．その選択毒性発現のもととなる差異には，以下のようなものがある．

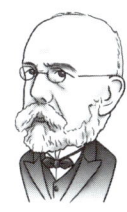

コッホ
(1843～1910年)

① **代謝拮抗薬**（サルファ剤） 細菌は自身で必須ビタミン類を合成するが，

化学療法(chemotherapy)
化学物質の選択毒性を利用して疾患の原因となっている微生物やがん細胞の増殖を阻害し体内から駆逐することを目的とする治療法。今日、単に化学療法といった場合は、抗がん剤治療（がん化学療法）をさす場合が多い。もともとはエールリヒの造語で、感染症の化学薬品による治療を意味していた。

エールリヒの選択毒性
当時の化学工業の中心生産物であった染料が、絹・羊毛と綿に対して異なる染色特性をもつことがヒントになったといわれている。

魔法の弾丸（魔弾；magic bullet）
ドイツの伝説からきた言葉で歌劇にもなっている。発射すれば必ず狙った標的にあたる弾丸、すなわち「百発百中」の弾丸のことをさす。射手の思い通りに意図した標的にあたることから、副作用なしに病原体のみに薬効がおよぶ特効薬を表す言葉としてエールリヒが用いた。

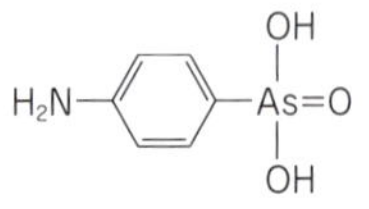

アトキシル

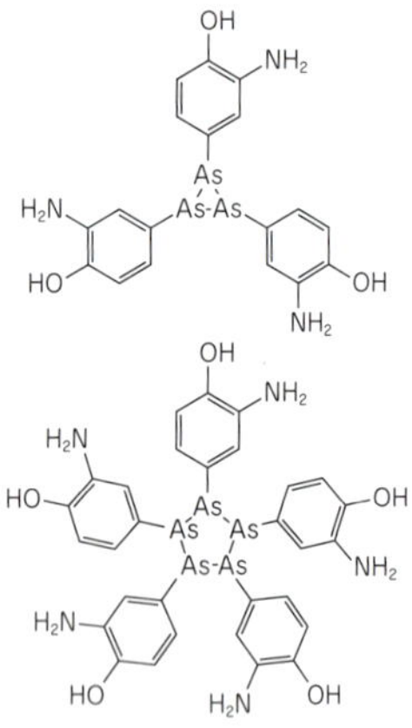

サルバルサン

ヒトはできない（代謝系をもたない）。

② **細胞壁合成阻害薬**（βラクタム系抗生物質）　動物細胞は細胞膜のみをもつが、細菌は細胞膜と細胞壁をもつ。

③ **タンパク質合成阻害薬**（マクロライド系やテトラサイクリン系抗生物質）動物と細菌ではリボソーム構造が異なる。

④ **酵素阻害薬**（キノロン系抗菌薬）　動物と細菌では核酸の転写や複製にかかわる酵素（ジャイレース）が異なる。

なお、いわゆる**抗生物質**(antibiotics)とは、微生物の産生物でほかの微生物などの増殖や機能を阻害する物質の総称である。一般に**抗菌薬**(antibacterial drugs)と同義だが、抗真菌薬や抗がん剤まで含むこともある。このため現在では、抗菌薬、抗ウイルス薬、抗真菌薬、抗寄生虫薬とよぶことが多い。

11.2.1　細菌感染症治療薬開発のはじまり——サルバルサンからサルファ剤へ

病原菌に対して効果を示す化学療法剤*として最初に見つかった合成化合物がサルバルサンである。20世紀初頭ドイツのパウル・エールリヒは、感染の原因となる微生物に対してヒトの細胞とは異なる親和性をもつ化合物を探せば*感染症治療薬になるのではないかとのアイデア*のもと、多くの合成化合物の生理活性を調べていた。対象となった化合物には、色素由来の有機化合物、窒素やリン、ヒ素などを含む化合物、重金属を含む化合物などが含まれていた。そのなかで当時ヒ素よりは毒性の低い化合物として知られていたアトキシルをもとに、エールリヒと日本の秦佐八郎が1909年に合成した有機ヒ素化合物がサルバルサンである。サルバルサンはアゾ染料のジアゾ結合と似たヒ素結合をもつ化合物で、梅毒の病原スピロヘータに効力を示した。このサルバルサンは世界最初の化学療法剤で、ペニシリンが開発されるまで広く使われた。

エールリヒの研究以後多くのアゾ染料関連化合物について、致死性菌株を投与されたマウスに対する作用を指標とする抗菌作用が調べられた。そのなかからドイツのドマークらによって1935年に見つけられた化合物がプロントジルである（図11-1）。この化合物は、アゾ染料にスルホン基を導入すると羊毛への染色性が高まることをヒントに合成された多くの化合物群の抗菌活性評価によって見つけられた。最初にこの化合物を経口投与された生後

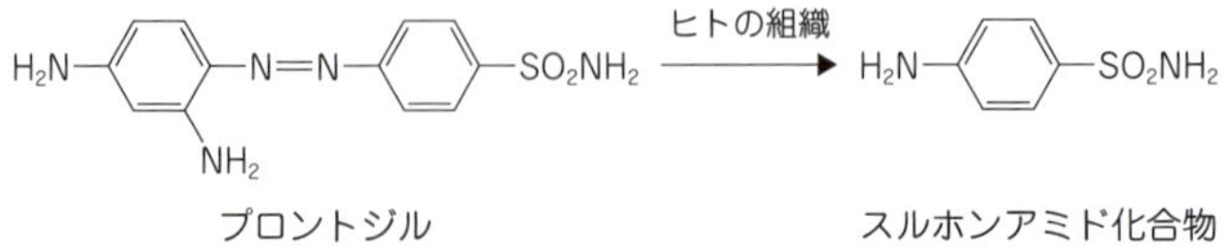

●図11-1　プロントジルとその代謝産物

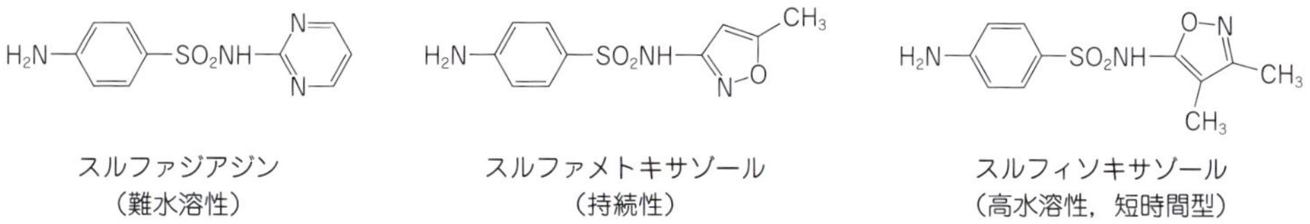

スルファジアジン　　　スルファメトキサゾール　　　スルフィソキサゾール
（難水溶性）　　　　　（持続性）　　　　　　　　　（高水溶性，短時間型）

● 図 11-2　サルファ剤

10か月の幼児は，ブドウ球菌が原因の敗血症による瀕死状態から劇的に回復し，これ以後，実際の患者による治療を経てプロントジルという名で発売された．これら一連のスルホンアミド（$-SO_2-NR^1R^2$）構造をもつ合成抗菌剤は，サルファ剤と総称される．

プロントジルはマウス病態モデルでは著効を示したが，試験管内 in vitro 試験では抗菌活性を示さなかった．このことから，プロントジルの有効成分はその代謝産物ではないかと推測された．その後の研究により，活性本体はプロントジルのアゾ基が生体内で還元的開裂を受けて生成するスルホンアミドであることが確認された（図 11-1）．この基本骨格をもとに合成された多くの類縁化合物の評価によって，サルファ剤の抗菌活性発現には，ⅰ）パラ位アミノ基が必須である，ⅱ）スルホンアミド窒素上にヘテロ環置換基を導入すると抗菌活性が向上する，ⅲ）ベンゼン環上にスルホンアミドとアミノ基以外の置換基を導入すると抗菌活性が消失することなどが明らかにされた（図 11-2）．

サルファ剤は細菌の葉酸生合成系を阻害することにより，抗菌作用を示す．葉酸は炭素1個の運搬にかかわるテトラヒドロ葉酸の前駆物質で，核酸合成に必須のビタミンである．細菌の葉酸合成の初期段階では，ジヒドロプテリジン二リン酸に p-アミノ安息香酸（PABA）が縮合する．PABA とよく似た構造をもつサルファ剤が多く存在すると，PABA の代わりにサルファ剤が取り込まれる（図 11-3）．サルファ剤との反応で生成する化合物は以降の葉酸生合成の基質にはなりえないため，結果的に細菌の核酸塩基合成が阻害され細菌の増殖が阻止される（静菌作用）．この作用機序によって，前述の構造活性相関が合理的に説明できるようになった．ヒトは葉酸を生合成することができず，ジヒドロ葉酸合成酵素をもたないため，サルファ剤の作用を受けない．

11.2.2　βラクタム系抗生物質

この項では，非常に多くの種類が知られているβラクタム系抗生物質のなかから，その作用機序の分子メカニズムや構造変換過程が比較的よく解明されているペニシリン系抗生物質とセファロスポリン系抗生物質を中心に説明する．

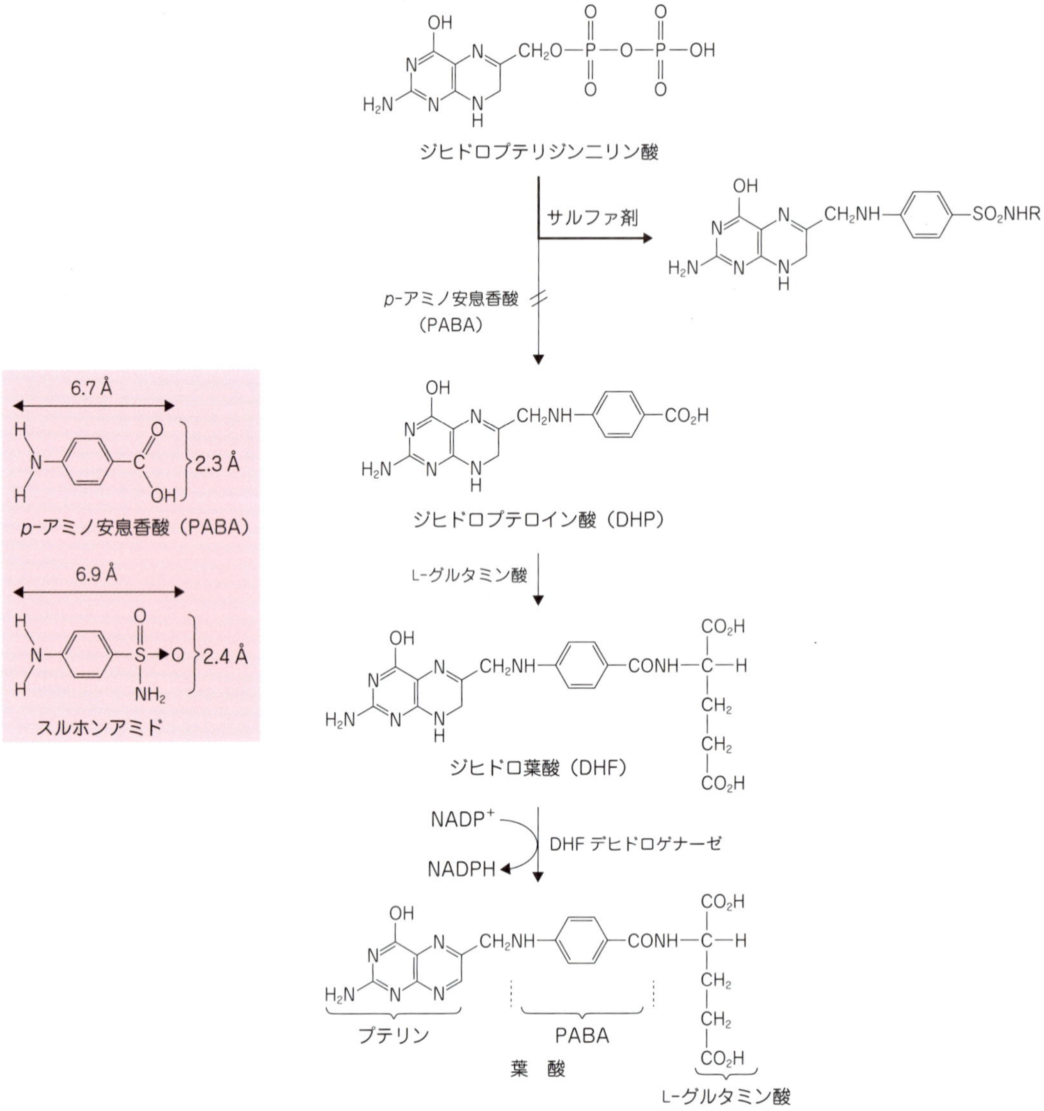

●図11-3 葉酸の生合成とサルファ剤の作用

(a) βラクタム系抗生物質とその作用機序

ほとんどのβラクタム系抗生物質は**四員環ラクタム**(βラクタム, β-lactam)骨格がもう一つの環と縮環した構造をもつ．基本的な構造は四員環ラクタムと五員環の縮環構造をもつペニシリン類，四員環ラクタムと六員環の縮環構造をもつセファロスポリン類，およびβラクタム骨格のみからなるモノバクタムの3種類である(図11-4)．ペニシリン類には，ペニシリンなどのペナム，二重結合を含むペネム，硫黄原子が酸素原子に置き換わったオキサペナム，硫黄原子が炭素原子に置き換わりかつ二重結合をもつカルバペネムの4種類がある．セファロスポリン類には，セフェム，オキサセフェ

ペニシリン類

ペナム（ペニシリン）　ペネム　オキサペナム　カルバペネム

セファロスポリン類

セフェム（セファロスポリン）　オキサセフェム　カルバセフェム　モノバクタム

●図11-4　βラクタム系抗生物質の基本構造

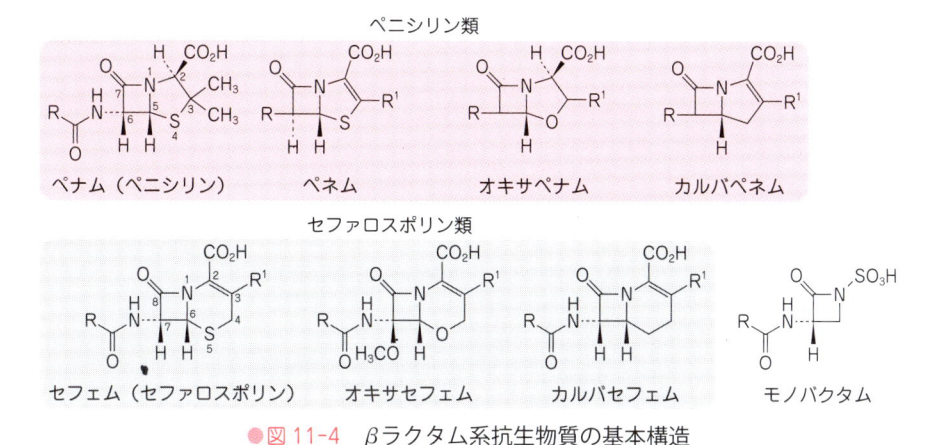

ム，カルバセフェムの3種類がある．

βラクタム系抗生物質の作用機序は細菌の細胞壁合成阻害である．動物細胞は細胞膜のみをもち細胞壁をもたないので，βラクタム系抗生物質の作用を受けない．細胞壁の本体はペプチドグリカンである．ペプチドグリカンは，N-アセチルムラミン酸とN-アセチルグルコサミンからなる糖鎖がペプチド鎖で架橋された構造をもつ（図11-5）．細菌はこのような網目構造を**ペニシリン結合タンパク質**（penicillin-binding proteins；PBPs）とよばれる膜結合酵素を使って生合成している．

PBPsは，糖鎖を形成する**グリコシルトランスファー**（glycosyltransfer；GT）活性と**ペプチドクロスリンク**（transpeptidation；TP）活性をもつ．① GT作用によってN-アセチルグルコサミンとN-アセチルムラミルペンタペプチドからなるペプチドグリカン鎖が形成され，② ついでペプチド鎖中のLys側鎖に5残基のGlyが導入される．③ 続いて，ペプチドグリカン末端のD-Ala-D-AlaペプチドG結合へのGlyアミノ基の求核攻撃がTP作用によって触媒され，ペプチドグリカン鎖間の架橋が形成される．この架橋反応の繰

●図11-5　ペプチドグリカンの形成

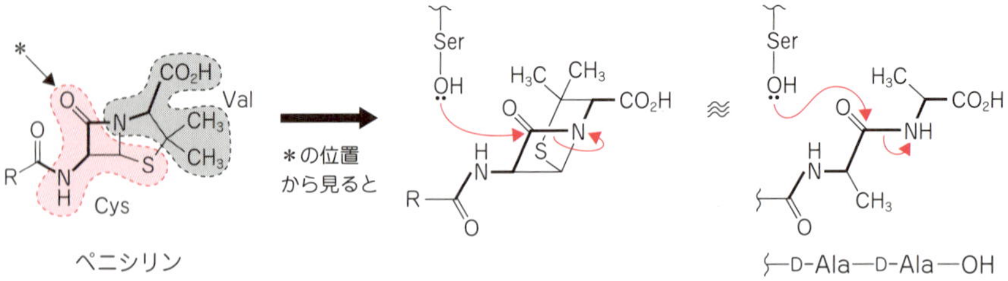

●図11-6　ペニシリンとD-Ala-D-Ala-OHの構造類似性

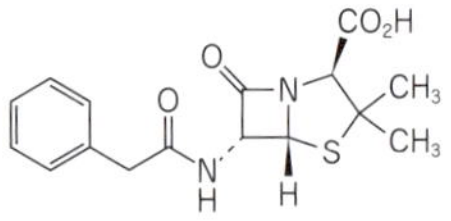

返しによって細胞壁の硬い網目構造が構築され，浸透圧作用にもとづく細胞内部への水の進入による細胞の膨潤および破裂を阻止している．

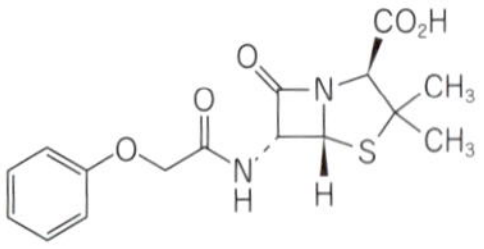

βラクタム系抗生物質の抗菌活性はこのPBPs活性を阻害することにもとづいている．ペニシリンの側鎖アミド結合からβラクタムアミド結合を経てカルボキシ基にいたる構造（コンホメーション）が本来の基質であるD-Ala-D-Ala-OHと類似しているため（図11-6），PBPsのTP酵素ドメインがD-Ala-D-Ala-COOH基質の代わりにペニシリンを取り込んでしまう．PBPsのTP酵素はセリンプロテアーゼ（第10章 p.115）であるため，取り込まれたペニシリンは酵素活性中心のSer側鎖ヒドロキシ基をアシル化する．ペニシリンのかさ高さによって，続く加水分解に必要となる水が活性中心に近づきにくくなり，酵素機能の再生が阻害される．このため，βラクタム構造は抗菌活性発現に必須の構造となる．これら一連のタンパク質相互作用については，後述の(d)であらためて触れる．

(b) ペニシリンと半合成ペニシリン

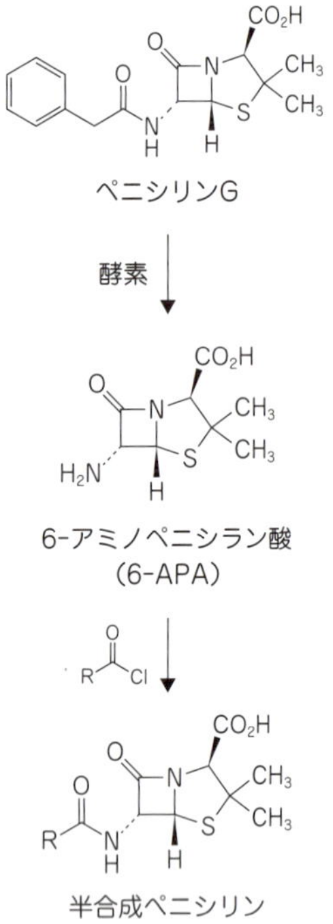

ペニシリンはβラクタム環とチアゾリジン環が縮環した二環性化合物で，CysとValから生合成される．それまでβラクタム構造が天然から発見された例がないことや側鎖アシル基が発酵培地の成分によって変化することもあって，化学的手法による構造決定は難航し，最終的にX線結晶構造解析によってこの縮環構造が確定された（1945年）．初期のペニシリン生産の培地にはフェニル酢酸を多く含む培地が用いられていたためペニシリンGが主成分となったが，フェノキシカルボン酸を添加すればペニシリンVを生産することができる．これら6位アシル基の異なる各種ペニシリン類は，アシル基のないペニシリン母核である**6-アミノペニシラン酸**（6-aminopenicillanic acid；6-APA）を原料として合成できる（図11-7）．発酵法で得たペニシリンGあるいはペニシリンVをペニシリンアシラーゼとよばれる酵素で加水分解して6-APAとし，これをさまざまなアシル化剤でアシル化して側鎖アシル基の構造を変換する手法である．この6-APAを経て創製された各種ペニシリン誘導体は，半合成ペニシリンとよばれる．

半合成ペニシリン合成の原料となる6-APAは化学的な脱アシル化反応を利用すると，より効率的に得ることができる（図11-8）．この反応では，β

●図11-7
半合成ペニシリンの合成

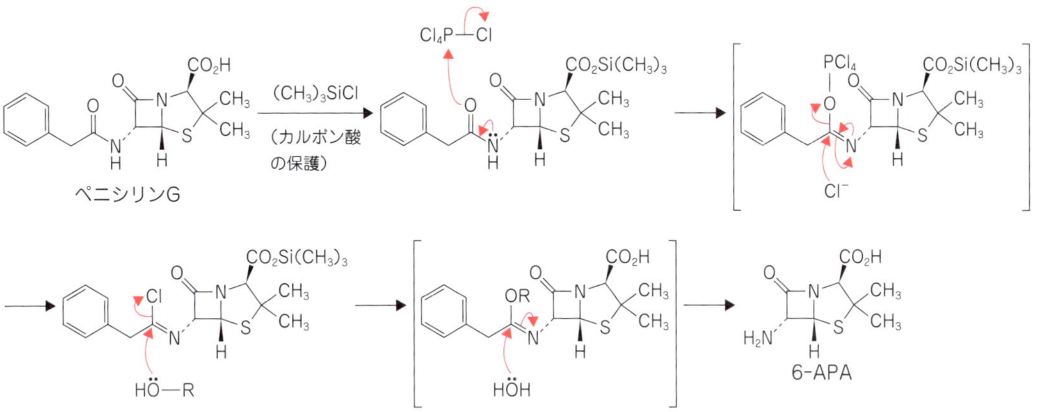

● 図 11-8　ペニシリン G からの 6-APA の合成

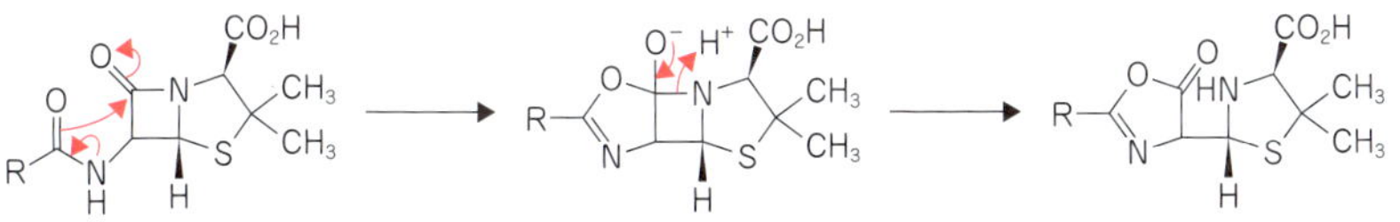

● 図 11-9　隣接基関与によるβラクタム環の開裂

ラクタム環内のアミド結合と側鎖中の通常のアミド結合との化学的性質の差をうまく利用している．通常のアミド結合は窒素原子上の非共有電子対がアミド結合に一部流れ込むことによって二重結合性をもち，回転障害の大きな平面性結合となっている．しかしβラクタム環内のアミド結合では窒素原子が縮環原子となっているため，平面構造をとることができない．化学合成ではこの違いを利用して側鎖アミド結合のみを，イミノクロリドを経由し加水分解して 6-APA を得ている．

ペニシリン G は酸に弱く，抗菌作用に必須のβラクタム環が胃酸によって開裂するため，経口投与ができない．このβラクタム環の開裂には，側鎖アミド結合の隣接基関与が働く（図 11-9）．側鎖アミドカルボニル基がβラクタム環のアミドカルボニル基を求核攻撃し，続くプロトン化によって二環性のひずみをもつβラクタム環が開裂する．この分子内反応を抑え酸に対する安定性を上げるためには，アシル基のカルボニル酸素原子の電子密度を下げ，その反応性を抑えればよい．実際，側鎖アミド基の隣に電気陰性度の大きな酸素原子をもつペニシリン V では経口投与が可能である．同様に電子求引性のイソキサゾール基をもつオキサシリンやクロキサシリンなども経口投与が可能である．

しかし，これらのペニシリンを長期連用すると，ペニシリンが効果を示さないペニシリン抵抗性の菌（薬剤耐性菌）が現れるようになる．これはペニシリナーゼとよばれるβラクタム環加水分解酵素（βラクタマーゼ*）を耐性菌が産生するためである．この問題に対応するため，ペニシリナーゼの基質にはならないが PBPs の基質にはなりうる化合物の探索が行われ，メシチレン

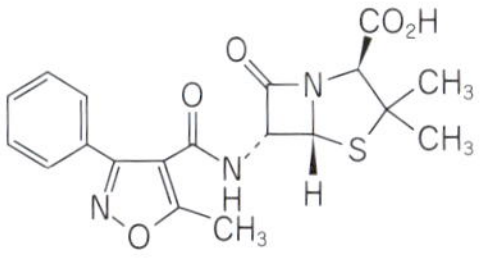

オキサシリン

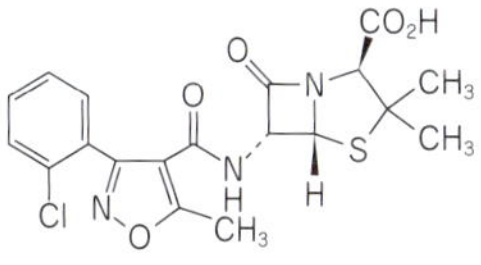

クロキサシリン

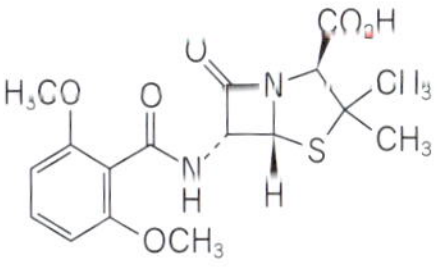

メチシレン

βラクタマーゼ

βラクタム環を開裂させる酵素はβラクタマーゼと総称される．βラクタマーゼのうち，ペニシリンのβラクタム結合を開裂させるのがペニシリナーゼでセファロスポリンのβラクタム結合を開裂させるのがセファロスポリナーゼである．この両者はいずれもセリンプロテアーゼである．

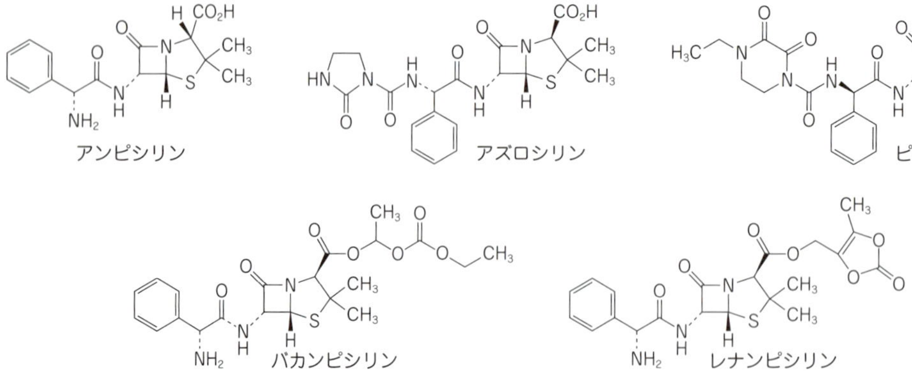

●図11-10 抗菌スペクトルを拡大させたペニシリン系抗生物質の構造

が開発された(1960年).メシチレンは側鎖フェニル基上に適度なかさ高さをもつメトキシ基を二つ導入することによって,ペニシリナーゼが近づきにくいように設計されている.ただし,側鎖上に電子求引性基をもたないため酸で分解されやすく,経口剤ではなく注射剤として用いられる.その後に開発された上述のオキサリシンやクロキサシリンは適度なかさ高さをもっており,ペニシリナーゼ抵抗性を示す経口・注射剤として使用されている.

これらのペニシリン類はグラム陽性菌と一部のグラム陰性球菌に効果を示したが,比較的狭い範囲の抗菌スペクトルをもつ抗菌薬であった.このため,グラム陰性菌にも抗菌力を示すペニシリンの開発がすすめられ,グラム陰性桿菌にも効果を示す(中域抗菌スペクトル)アンピシリンが開発された.アンピシリンは側鎖アミド基の隣接位に電子求引性のアミノ基をもつため経口投与が可能である.そののち,このアミノ基に尿素(−HN−CO−NH−)型の修飾を加えることによって,緑膿菌に有効なアズロシリンや広い抗菌スペクトルをもつピペラシリンなどが開発された(図11-10).

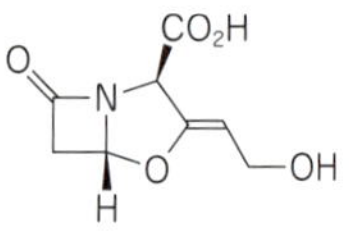

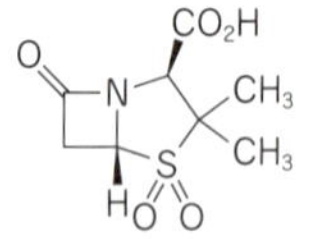

一方,経口投与可能なアンピシリンはアミノ基とカルボキシ基を同時にもつため消化管での吸収が悪く,小腸から大腸を経由して糞便中に排泄される.アンピシリンはこの腸管滞在中に消化管内の常在細菌も殺菌してしまうため,軟便や下痢などの副作用を起こしやすい.この問題点を解決するためアンピシリンのカルボキシ基をエステル化して脂溶性を上げたプロドラッグであるバカンピシリンやレナンピシリンが開発された.

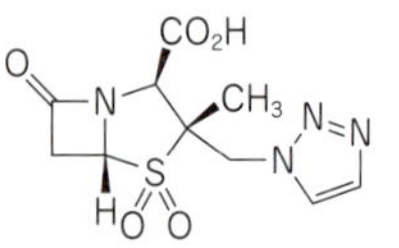

耐性菌にもペニシリン類が効果を示すようにするための一つの方法が,βラクタマーゼを阻害する薬剤との併用である.βラクタマーゼ阻害薬として最初に開発されたクラブラン酸に続き,スルバクタムやタゾバクタムなどが開発されている.スルバクタムはアンピシリンとの配合剤として,タゾバクタムはピペラシリンとの配合剤として用いられている.

(c) セファロスポリン

セファロスポリンはペニシリン耐性菌出現に対する解決策の一つとして開

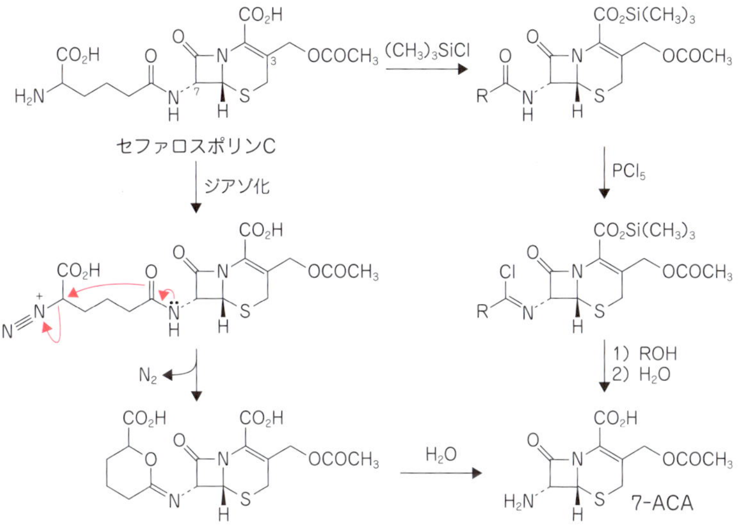

●図 11-11　7-ACA の合成

発された抗菌剤である．βラクタム環に六員環のジヒドロチアジン環が縮環した構造をもち，ペニシリンよりもβラクタム環にかかるひずみが多少小さくなっている．最初に開発されたセファロスポリンは，1948 年にサルジニア島の下水中のカビから単離されたセファロスポリン C である（図 11-11）．セファロスポリン類は構造上 7 位アミノ基と 3 位側鎖ヒドロキシ基の二か所での化学修飾が可能であり，ペニシリン系抗生物質よりも多様な誘導体（半合成セファロスポリン）を合成できる．半合成セファロスポリンの合成には**7-アミノセファロスポラン酸**（7-aminocephalosporanic acid；7-ACA）が必要になるが，当初は半合成ペニシリン合成に利用されたような側鎖アミド基を特異的に切断できる酵素が得られず，酵素的に 7-ACA を得ることができなかった．このため，βラクタム環内と側鎖のアミド基との化学的性質の差を利用したイミノクロリドを経由する方法や，末端アミノ基のジアゾ化と続く分子内閉環反応で得られるイミノエーテルを利用する化学的合成法が開発された（図 11-11）．

これまでに 7-ACA を基本骨格とするセフェム系抗生物質と総称される多くの抗生物質が開発されている（図 11-12）．抗菌力がそれほど強くなく比較的限られた抗菌スペクトルをもつ第一世代セフェム系抗生物質にセファゾリンやセファレキシンがある（図 11-12a）．セファゾリンは 7 位側鎖にテトラゾリル基，3 位側鎖にメチルチアジアゾイル基をもつ比較的長い血中半減期を示す注射用セファロスポリンである．セファレキシンは 3 位側鎖のヒドロキシ基を除去してメチル基に変え，7 位側鎖にはアンピシリンと同様側鎖アミドの隣接位にアミノ基を導入した．このため経口投与が可能になり，良好な吸収特性を示した．

(a) セファゾリン（注射用） 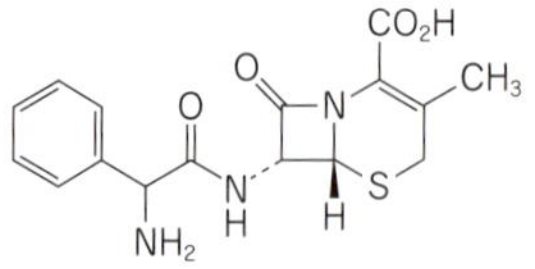　セファレキシン（経口）

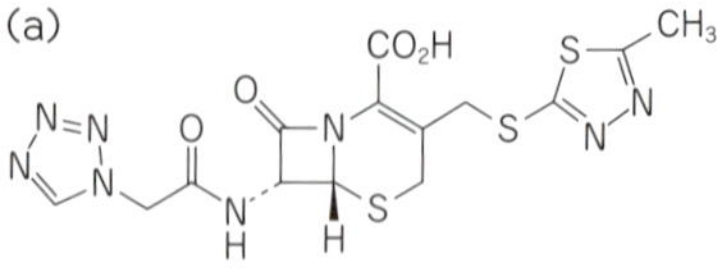

(b) セフォチアム（注射用） 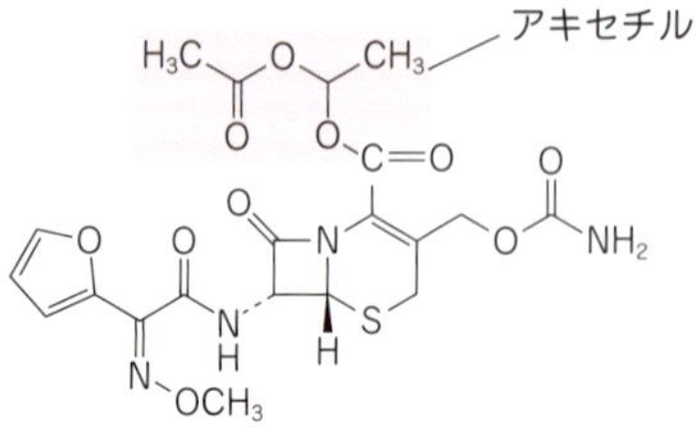　セフロキシム　アキセチル（経口）

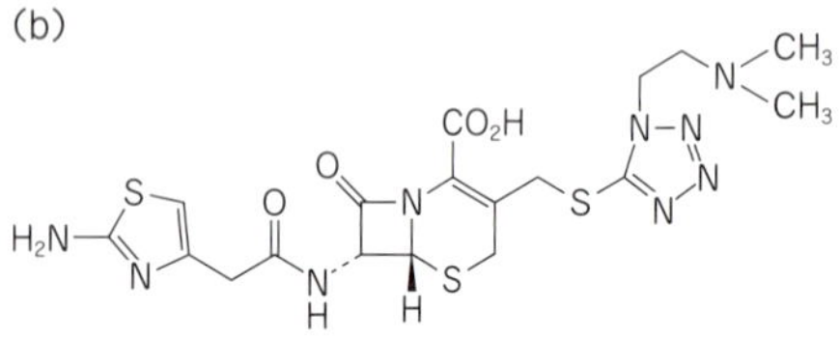

(c) セフォタキシム 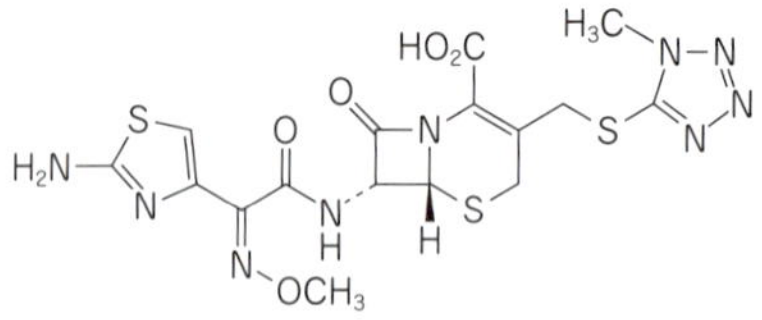　セフメノキシム

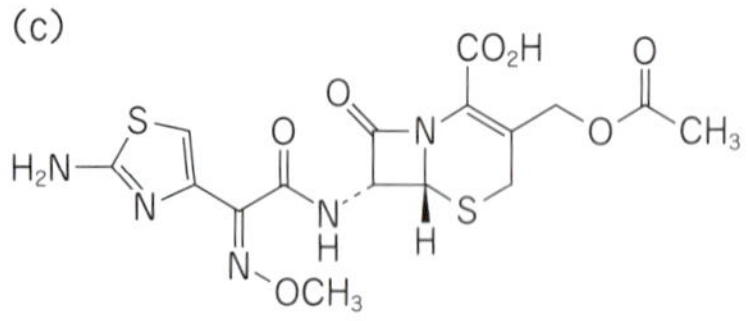

(d) セフィキシム 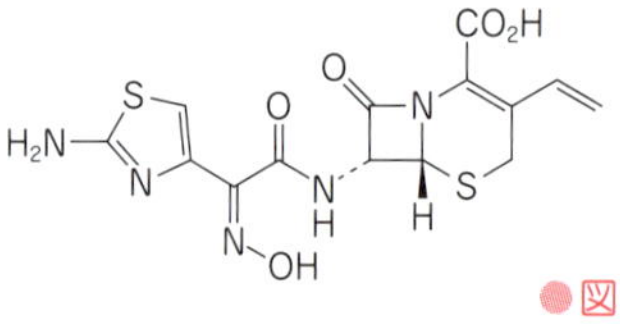　セフジニル

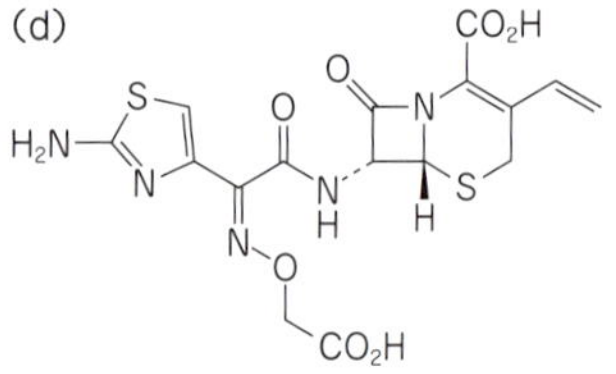

● 図11-12　セフェム系抗生物質の構造
(a) 第一世代セフェム，(b) 第二世代セフェム，
(c) 第三世代注射用セフェム，(d) 第三世代経口セフェム．

　グラム陰性菌へと抗菌スペクトルを広げた第二世代セフェム系抗生物質には，セフォチアムやセフロキシム　アキセチルなどがある（図11-12b）．これら第二世代薬の構造上の特徴として，7位側鎖へのアミノチアゾリル基（セフォチアム）やメトキシイミノ基（セフロキシム）の導入，3位へのテトラゾリル基の導入（セフォチアム）などがある．これら第二世代薬はおもに注射剤として用いられ，経口用としてはセフロキシムのカルボキシ基をエステル化したプロドラッグ（セフロキシム　アキセチル）などが用いられている．

　第三世代薬では，緑膿菌を含むグラム陰性菌に対する抗菌力の向上と抗菌スペクトルの拡大が図られた．注射薬として，セフォタキシムやセフメノキシムなどがある（図11-12c）．これら第三世代薬では，前述の第二世代薬の構造上の特徴とされる置換基の二つ以上が同時に組み込まれている．第三世代経口剤には，7位側鎖アミノチアゾイル基とイミノ基および3位ビニル基をもつセフィキシムやセフジニルなどがあり，広く使われている（図11-12d）．

(d) ペニシリン結合タンパク質 PBPs

11.2.2 項の(a)で述べたペニシリン結合タンパク質(PBPs)は，細菌がその細胞壁をつくるために必須の酵素である．PBPs のうちペプチドクロスリンク(TP)活性を示す酵素ドメインは，約 320 残基のアミノ酸からなるセリンプロテアーゼである(図 11-13a)．酵素中心部に 5 本の β シート構造をもち，そのまわりを α ヘリックスが取り巻いている．基質結合部位は図 11-13a の右下部分のくぼみの部分で，基質とプロテアーゼ活性中心の 370 位 Ser ヒドロキシ基が共有結合を形成したアシル化中間体へのアミノ基の求核攻撃によってペプチド架橋形成反応が進行する．

β ラクタム系抗生物質は基質の代わりにこの活性中心 Ser ヒドロキシ基と反応し，基質と同様にアシル化中間体を生成する(図 11-13a ではセフォタキシムが結合している)．この結合はいくつかの水素結合によって安定化されており，そのかさ高さのため抗生物質との結合の加水分解に必要な水分子が反応中心に近づけなくなる(図 11-13b)．このため，PBPs の酵素機能が阻害され，本来のペプチド架橋が形成されなくなる．一方，抗生物質の長期連用により生じる耐性菌では，この基質結合部位の入り口付近(図 11-13a の矢印部分)に多くの変異が生じ，結合部位の立体構造が変化する．このため，β ラクタム系抗生物質が活性中心にきちんとはまり込めなくなり，PBPs の酵素機能を阻害できなくなる．

先に述べた β ラクタマーゼの多くはセリンプロテアーゼであり，同様の機構で β ラクタム環を開裂させアシル化中間体を形成する．しかし，ここで生

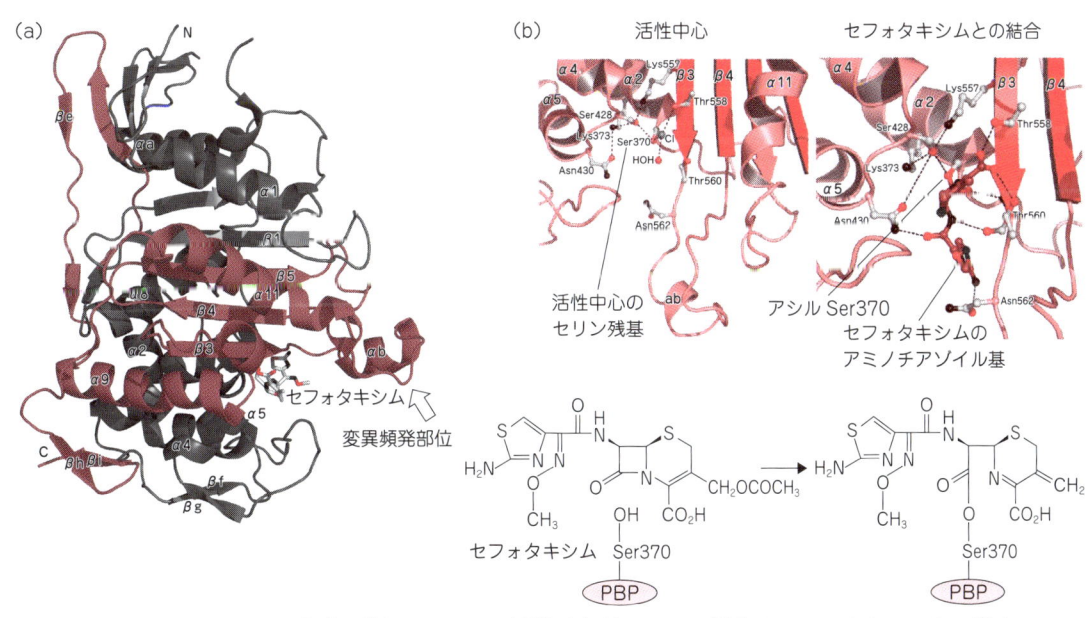

●図 11-13 PBPs のペプチドクロスリンク活性酵素ドメインの構造とセフォタキシムとの結合
(a) (PDB：2C5W)，(b) (PDB：2C5W)．

成するアシル化中間体はペニシリンやセファロスポリンとPBPsとの結合とは異なり，すみやかに加水分解されβラクタム環の開裂反応が完結する．同時にβラクタマーゼの酵素活性が再生されβラクタム環の開裂反応が進むため，薬剤は失活する．

11.2.3 キノロンとニューキノロン

キノロン系抗菌薬は，4-オキソ-3-キノリンカルボン酸骨格および関連骨格をもつ化合物群である．最初のキノロン系抗菌薬であるナリジクス酸（図11-14）は，抗マラリア薬クロロキンの合成副産物（図11-14a）やミカン科アルカロイドの分解産物（図11-14b）が抗菌活性を示したことを契機に開発された．ナリジクス酸の開発をきっかけとして多くの関連化合物が検討された結果，図11-15に示すいくつかの骨格をもったキノロン系抗菌薬が1960年代から70年代初頭にかけて開発された．しかしこれらの化合物は，ⅰ）ペニシリンなどの抗生物質に比べて抗菌力が弱い，ⅱ）疎水性が高いため中枢性の副作用が避けられない，などの問題点をもっていた．

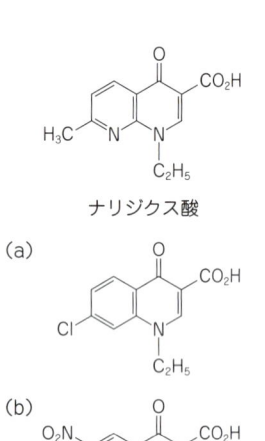

1980年に発表されたノルフロキサシンは，キノロン系抗菌薬ピペミド酸のもつ広い抗菌スペクトルとフルメキシンが示す強い抗菌力という利点をあわせもっていた（図11-16）．一般にキノロンの6位がフッ素置換され，7位に塩基性基が導入された骨格をもつキノロン系抗菌薬は，強い抗菌力とグラム陰性菌や緑膿菌にも効果を示す広い抗菌スペクトルをあわせもつことから，ニューキノロン系抗菌薬と総称されている．ノルフロキサシンのほかに，オフロキサシン（タリビット®）やシプロフロキサシン（シプロキサン®）などが開発されている．このうち，不斉炭素を1個含むオフロキサシンはラ

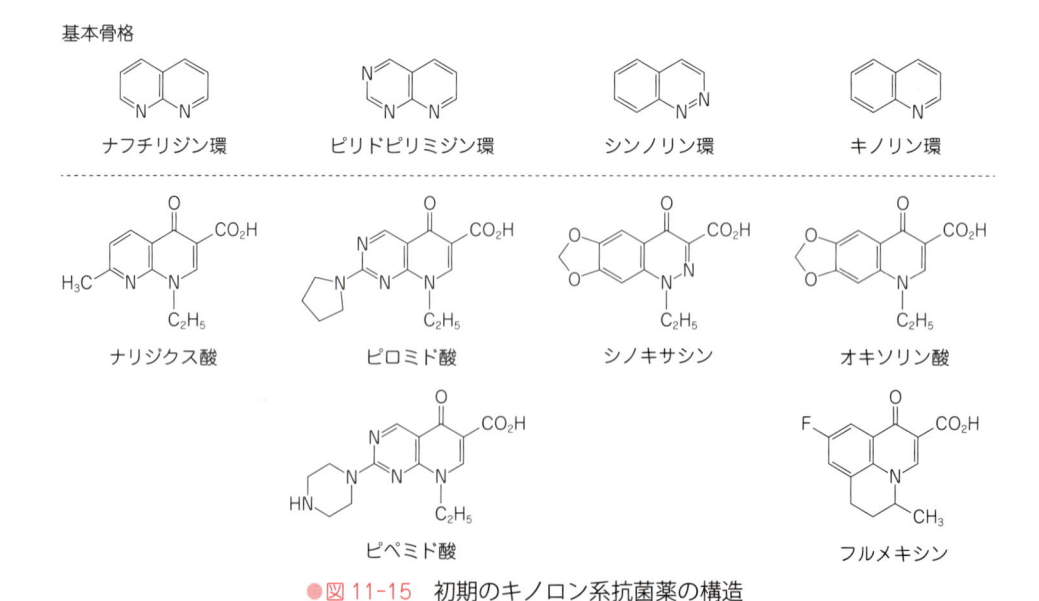

● 図11-14 ナリジクス酸と関連化合物の構造（a, b）

● 図11-15 初期のキノロン系抗菌薬の構造

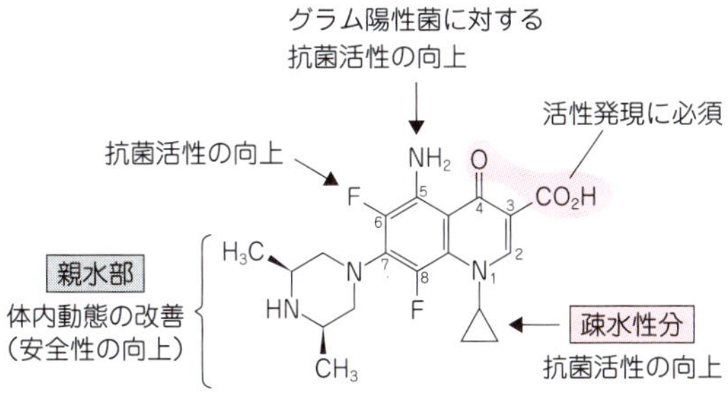

スパルフロキサシン（スパラ®）

●図 11-17 キノロン系抗菌薬の構造活性相関

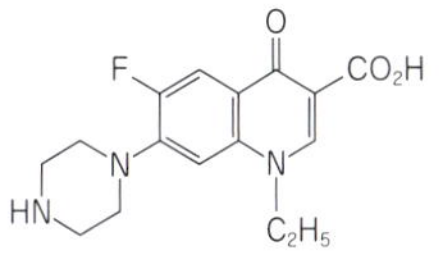

ノルフロキサシン

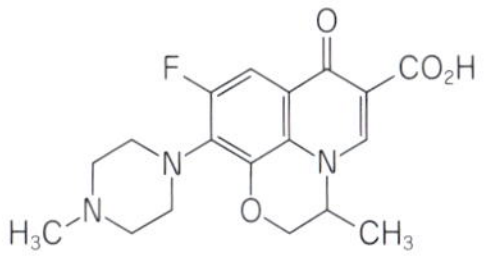

オフロキサシン
（タリビット®）

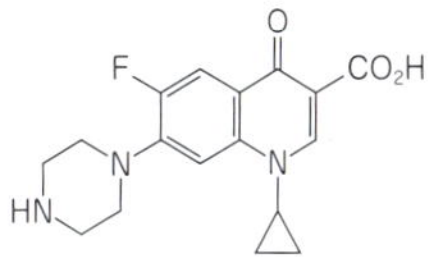

シプロフロキサシン
（シプロキサン®）

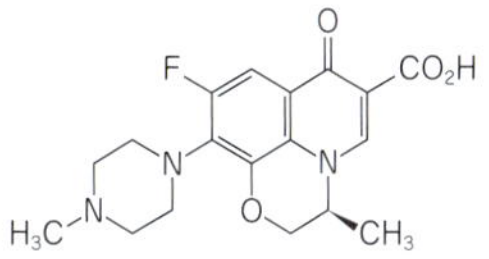

レボフロキサシン
（クラビット®）

●図 11-16
ニューキノロン系抗菌薬の構造

セミ体として用いられていたが，その後の研究で活性体は *S* 体であることがわかった．さらに，*R* 体は抗菌活性がないにもかかわらず副作用は *S* 体よりも強いことがわかり，*S* 体のみからなる光学活性体がレボフロキサシン（クラビット®）として開発された．

キノロン系抗菌薬の構造活性相関の特徴は次のようにまとめられる（図 11-17）．ｉ）キノリン環が母核としてもっとも適しており，以下ナフチリジン＞ピリドピリミジン＞シンノリンの順になる，ⅱ）1 位置換基は活性に大きく影響するが，2 位は無置換がよい，ⅲ）3 位カルボキシ基と 4 位カルボニル基は活性発現に必須，ⅳ）一般に 5 位に置換基を入れると活性が低下するが，スパルフロキサシン（スパラ®）のように活性が向上することもある，ⅴ）6 位にフッ素を導入すると活性が向上する，ⅵ）7 位の置換基には五員環や六員環のヘテロ環がよい，などである．

キノロン系抗菌薬は，細菌の DNA 複製過程で DNA 鎖のねじれ構造を戻すジャイレースやトポイソメラーゼⅣを阻害することで抗菌作用を表す．各種キノロン系抗菌薬の抗菌スペクトルの違いは，この二つの標的タンパク質のどちらにより強く阻害作用を示すかに由来する．しかし，ペニシリン耐性菌の発現と同様に，これらの細菌タンパク質に変異が生じることによって，ニューキノロン系抗菌薬に対しても耐性菌が発現する．

11.3 抗ウイルス薬

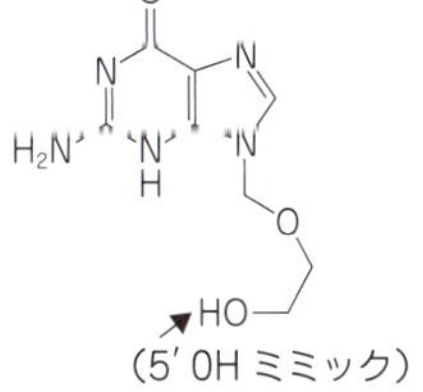

アシクロビル

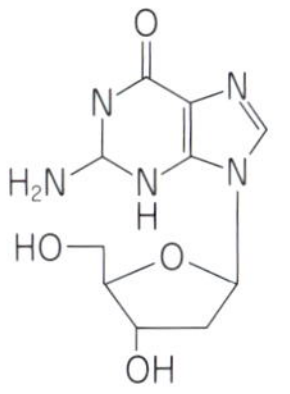

デオキシグアノシン

単純ヘルペスウイルス感染症（単純疱疹）や帯状疱疹の治療などに使われる抗ウイルス薬であるアシクロビルは，感染細胞内でリン酸化され DNA ポリメラーゼを阻害することでウイルスの増殖を防ぐ．アシクロビルにはヌクレオシド 5′ 位に相当するヒドロキシ基はあるが 3′ 位ヒドロキシ基に相当するヒドロキシ基がないので，いったん取り込まれると以後の DNA 合成が止まってしまうからである．しかしこのような核酸類似構造をもつ抗ウイルス薬は，その作用機序からウイルス選択性が乏しい．この節では，ウイルスの生活環に作用点をもつため比較的高い選択性を示す抗ウイルス薬に焦点を

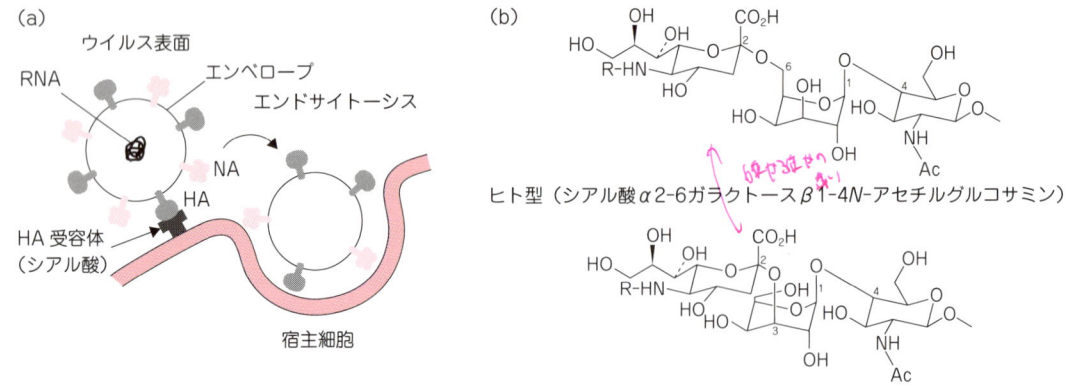

●図 11-18　インフルエンザウイルスとそのHA受容体構造中のシアル酸構造

ヒト型（シアル酸α2-6ガラクトースβ1-4N-アセチルグルコサミン）

トリ型（シアル酸α2-3ガラクトースβ1-4N-アセチルグルコサミン）

絞って説明する．

11.3.1　抗インフルエンザ薬

インフルエンザウイルスは−（マイナス）鎖の一本鎖 RNA 鎖とエンベロープをもつウイルスである（図 11-18a）．もともとは水鳥の直腸細胞を宿主細胞とするが，ⅰ）水鳥の糞に含まれていたウイルスがブタに感染し，増殖を繰り返すうちに変異を起こす，ⅱ）ヒトのウイルスが同時にブタに感染し，交雑によるハイブリッドウイルスができる，ⅲ）鳥のウイルスがニワトリで増殖を繰り返すうちに変異を起こす，などの理由によってヒトにも感染できる変異ウイルスが生成する．

インフルエンザウイルスの表面には，**ヘマグルチニン**（hemagglutinin；HA，赤血球凝集素）と**ノイラミニダーゼ**（neuraminidase；NA）とよばれる糖タンパク質が突きでている（図 11-18a）．HAには 16 種類の，NAには 9 種類の抗原性の異なる型が存在し，その組合せによって H1N1 から H16N9 までの亜型*に分類される．

インフルエンザウイルス感染では，まずウイルス表面の HA が宿主細胞表面の HA 受容体と結合し，続くエンドサイトーシスによって宿主細胞内に入り込む．この侵入の鍵となる宿主 HA 受容体は，グルコースからなる糖鎖の先端にシアル酸（N-アセチルノイラミン酸とその誘導体）またはガラクトースが結合した構造をもつ（図 11-18b）．この受容体先端部の構造が動物によって異なるため，トリウイルスはヒトには感染できない．しかし，先に説明した交雑や変異によってヒトのHA受容体に親和性をもつHAを獲得した変異ウイルスが生じれば，ヒトへの感染が可能になる．

宿主細胞内で増殖したウイルス粒子が細胞外へでるとき，ウイルス表面には宿主細胞に由来するシアル酸が存在する．このままではウイルス HA の認識作用でウイルスどうしや宿主細胞との結合が起こり，宿主細胞からのウ

インフルエンザ亜型
20 世紀に起こったインフルエンザ大流行（パンデミック）にはスペイン風邪（1918 年），アジア風邪（1957 年），香港風邪（1968 年）があるが，これらはすべて亜型が異なり，スペイン風邪は H1N1，アジア風邪は H2N2，香港風邪は H3N2 である．流行の規模がもっとも大きかったスペイン風邪では，世界人口の四分の一が感染し 4000 万人以上が死亡したといわれている．ほかの二つの流行でも，100 万人以上が感染し 2000 人から数千人の死者がでた．

イルス放出が妨げられる．これを避けるため，シアル酸構造を認識するウイルス NA がシアル酸をウイルス表面から切断する．この NA の作用を阻害すれば宿主細胞からウイルスが離脱できなくなり感染の広がりを抑えられるとの推測にもとづき，シアル酸（N-アセチルノイラミン酸）構造をもとに開発された抗インフルエンザ薬がザナミビルとオセルタミビルである．

(a) ノイラミニダーゼ阻害薬——ザナミビルとオセルタミビルの開発

ザナミビルとオセルタミビルの開発では，候補薬剤と NA との複合体構造解析が薬剤設計に大きく役立った（図 11-21）．ザナミビルの開発では，N-アセチルノイラミン酸のテトラヒドロピラン環の脱水化合物（DANA）との複合体構造がもとになった（図 11-19）．DANA はウイルス NA 阻害作用をもっていたが，ヒト NA との選択性が低いことが知られていた．DANA とトリインフルエンザ NA との複合体構造では，テトラヒドロピラン環 4 位のヒドロキシ基付近に，Glu や Asp などの酸性残基が存在していた．そこで選択性のより高い化合物設計をめざし，このヒドロキシ基を塩基性基に変えた化合物が検討された．その結果，ヒドロキシ基をグアニジノ基に変換した化合物がウイルス NA に対し，ヒト NA の 10^6 倍以上の阻害能をもつことがわかった．ただ，この化合物（ザナミビル，リレンザ®）は経口吸収性が悪いため，吸入剤として用いられる．

一方，N-アセチルノイラミン酸や DANA と NA との複合体構造の解析から，これらの化合物のテトラヒドロピラン環は安定な椅子型よりもひずみのかかったボート型に近い構造をとっていることがわかった．これらの化合物中の 2 位カルボキシ基と NA の Arg との強いイオン性結合によってピラン環酸素原子の電子が引き寄せられ，オニウム塩構造をとることがその理由と考えられた．実際，テトラピラン環を対応するシクロヘキセン構造に変換した平面に近い構造をもつ化合物（**a**；R ＝ グリセロール）は高い NA 阻害活性を示した．さらに，（**a**）の側鎖グリセロール基が NA の疎水性部分と近い位置にあることから，この部分の疎水性基への変換についても検討された（図

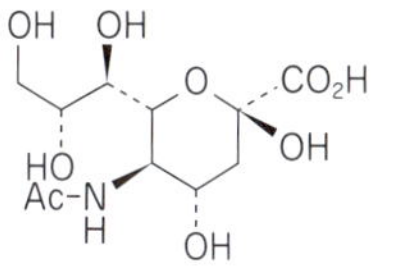

N-アセチルノイラミン酸

X=OH(DANA)
X=NH$_2$
X=NH—CH(=NH)NH$_2$

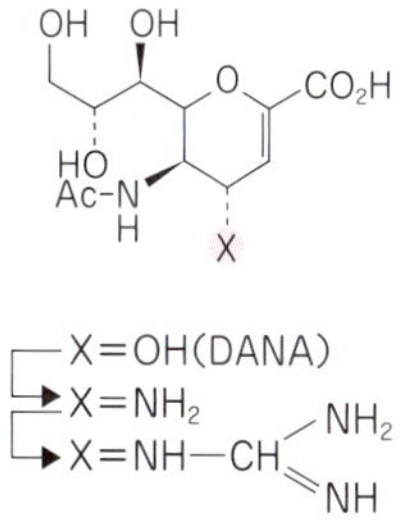

ザナミビル（リレンザ®）

● 図 11-19
ザナミビルの開発

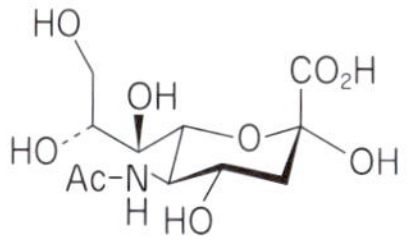

N-アセチルノイラミン酸

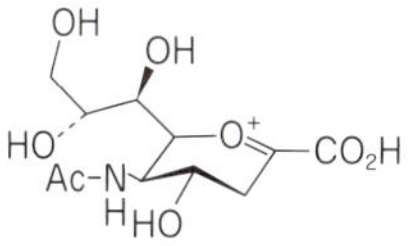

オニウム塩構造をとる DANA
(2-deoxy-2, 3-dehydro-N-acetylneuramin acid)

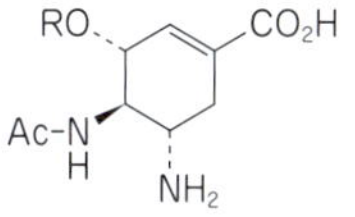

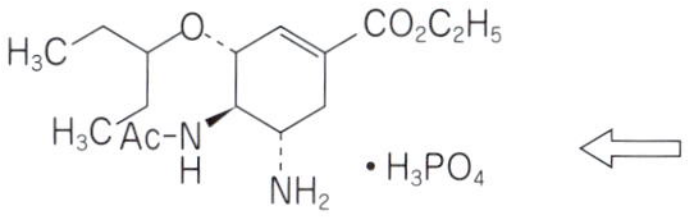

R	NA 阻害活性*
H	6.3
—CH$_2$CH$_3$	2000
—CH$_2$CH(CH$_3$)$_2$	200
—CH(CH$_2$CH$_3$)CH$_3$	10
—CH(CH$_2$CH$_3$)$_2$（オセルタミビルカルボキシレート）	1

*IC$_{50}$（μmol L^{-1}）．

オセルタミビルリン酸塩（タミフル®）

● 図 11-20　**オセルタミビルリン酸塩の開発**

11-20 表)．その結果，3-ペンチルエーテル基をもつ化合物(オセルタミビルカルボキシレート)が高い NA 阻害活性をもつことが確かめられた．ただ，この化合物は遊離のカルボキシ基をもち経口吸収性が悪かったため，エチルエステル化したプロドラッグ(オセルタミビルリン酸塩，タミフル®)として開発された．

(b) ノイラミニダーゼとの複合体構造解析

インフルエンザウイルスの NA は，ウイルス表面にキノコ型の突出部をもつ膜タンパク質である．キノコ頭部にあたる膜外部分は，同一の構造をもつモノマーの四量体からなる(図 11-21a)．モノマーは約 400 残基のアミノ酸からなり，それぞれ 4 本の逆並行βシートからなる六つの部分構造がプロペラ様に組み合わさった構造をもつ．基質結合部位はモノマーの大きなくぼみの底にあり，シアル酸との結合状態では 3 残基の Arg(Arg292, 371, 118)がシアル酸カルボキシ基と水素結合を形成しうる(図 11-21b)．また，シアル酸側鎖グリセロール部分のヒドロキシ基は Glu276 との水素結合距離に位置している．これらの原子レベルでの相互作用解析が上述のザナミビルやオセルタミビルの構造設計の基礎となった．

NA 阻害薬ザナミビルの側鎖部分はシアル酸と同じグリセロール構造をも

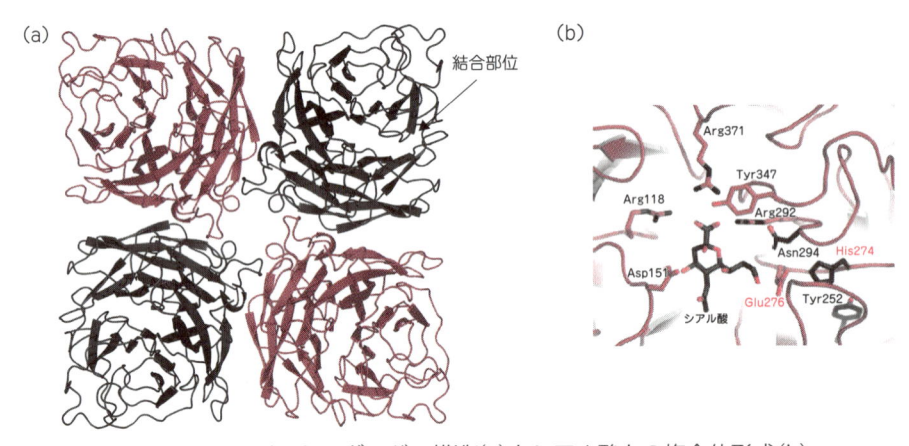

●図 11-21 ノイラミニダーゼの構造(a)とシアル酸との複合体形成(b)
(a) (PDB：4HZV)．(b) (PDB：2BAT)．

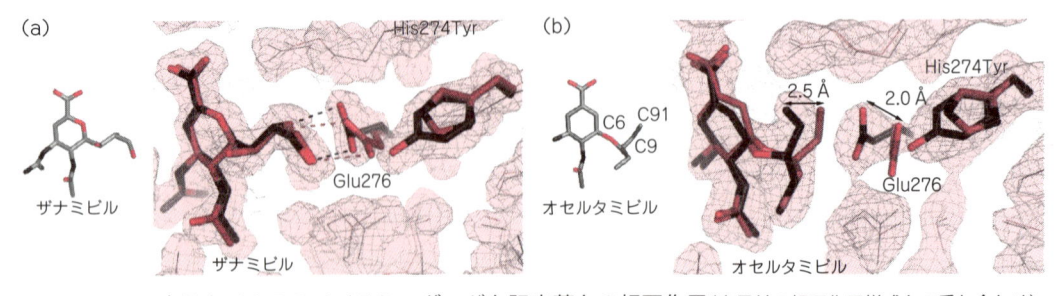

●図 11-22 変異ウイルスのノイラミニダーゼと阻害薬との相互作用(変異前の相互作用様式との重ね合わせ)
(a) (PDB：2BAT, 3CKZ)．(b) (PDB：2BAT, 3CL0)．

つため，シアル酸とほぼ同じ水素結合様式で NA と相互作用できる（図 11-22a）．一方，オセルタミビルではこの側鎖構造が疎水性の 3-ペンチルエーテル基に変換されている．このため，Glu の側鎖カルボキシ基の代わりに側鎖メチレン基がこの疎水性基と疎水性相互作用できるように Glu 側鎖の方向が移動している（図 11-22b）．

　オセルタミビルの服用を続けると抗生物質の連用時と同じようにオセルタミビル耐性ウイルスが出現するが，この変異ウイルスがもつ NA では 274 位の His が Tyr に変異（His274Tyr）している場合が多く見られる．この変異が起こると，Glu276 がオセルタミビル結合部に押しやられ，オセルタミビルと変異 NA との結合力が弱められる．このため，オセルタミビルは結合できるもののその結合強度が大きく低下し，この変異ウイルスに対する効果が減弱する．一方，このようなオセルタミビル変異ウイルスに対してもザナミビルは効果を示すことが多い．これはこの変異によっても Glu276 とザナミビル側鎖グリセロール部分との水素結合がほとんど変化を受けないためと推測されている．

　新型インフルエンザの流行に備え，ザナミビルやオセルタミビルに続くノイラミニダーゼ阻害薬としてラニナミビルとペラミビルが 2010 年に承認された．ラニナミビルはプロドラッグ（カプリル酸エステル）吸入剤として用いられ，上気道に付着後加水分解によって活性型となる．ペラミビルは点滴注射剤として用いられ，経口での服用が困難な患者にも投与可能である．

ラニナミビル
（イナビル™）

ペラミビル
（ラピアクタ®）

11.3.2　抗エイズ薬

　後天性免疫不全症候群（acquired immunodeficiency syndrome；**AIDS**）は，免疫系のヘルパー T 細胞が破壊され免疫機構が働かなくなることで感染症などを併発し死にいたる疾患である．性的接触や汚染された血液に由来する血液製剤などによる**ヒト免疫不全ウイルス**（human immunodeficiency virus；**HIV**）の感染が原因（第 1 章，薬害の項参照）で，長い潜伏期（平均 13 年）を経て発症する．HIV は一本鎖 RNA をもつレトロウイルス*で，感染後宿主細胞中で DNA に逆転写され，宿主 DNA に組み込まれる．ウイルス増殖のため翻訳されたウイルス前駆体タンパク質は，ウイルスプロテアーゼに

レトロウイルス
遺伝物質として一本鎖 RNA の＋鎖をもち，感染細胞（宿主細胞）内で逆転写によって DNA を合成するウイルスの総称．肉腫ウイルス，白血病ウイルス，乳がんウイルスなどがある．

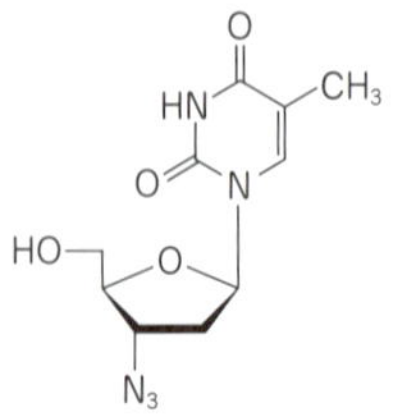

ジドブジン

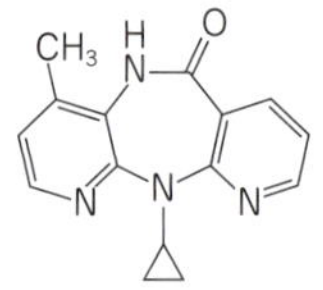

ネビラピン

● 図 11-23
逆転写酵素阻害薬の構造

よるプロセシングによって機能性タンパク質に変換され複製ウイルスに組み込まれる．したがって，これらのウイルス生活環のいずれかを止めることができれば，ウイルスの増殖を抑えることができる．

最初に開発された抗エイズ薬は**ヌクレオシド系逆転写酵素阻害薬**（nucleoside analog reverse transcriptase inhibitors；NRTI）ジドブジンで，その後**非ヌクレオシド系逆転写酵素阻害薬**（non-nucleoside reverse transcriptase inhibitor；NNRTI）ネビラピンが開発された（図11-23）．しかし，これら逆転写阻害薬に対しては耐性ウイルスが出現しやすいという難点があった．

ついで開発されたのが **HIV プロテアーゼ阻害薬**（protease inhibitor；PI）である（図11-24）．HIV プロテアーゼは，レニン阻害薬（第8章，p.95）の項で述べたアスパルテックプロテアーゼであり，活性中心の二つの Asp 残基がペプチド結合の加水分解に必須である．HIV プロテアーゼ阻害薬はこの基質切断反応の遷移状態によく似た構造をもち，プロテアーゼと強く結合す

COLUMN　感染症の分類

感染症は法律上いくつかに分類されている．概要は以下のとおりである．

一類感染症　感染力・重篤度・危険性がきわめて高く，早急な届出が必要になる．その発生とまん延の予防がとくに重要とされるエボラ出血熱，クリミア・コンゴ出血熱，天然痘（痘瘡），南米出血熱，ペスト，ラッサ熱，マールブルグ熱など．

二類感染症　感染力・重篤度・危険性がきわめて高く，早急な届出が必要になる．急性灰白髄炎，結核，ジフテリア，重症急性呼吸器症候群（SARS，コロナウイルスに限る）など．

三類感染症　感染力・重篤度・危険性は高くはないものの，集団発生を起こす可能性が高いため，早急な届出が必要になる．コレラ，細菌性赤痢，腸管出血性大腸菌感染症（O-157 など），腸チフス，パラチフスなど．

四類感染症　ヒトどうしの感染はないが，動物や飲食物などを介してヒトに感染するため，早急な届出が必要になる．E 型肝炎，ウエストナイル熱，A 型肝炎，エキノコックス症，黄熱，オウム病，鳥インフルエンザ（H5N1 は除外）など．

五類感染症　国家が感染症発生動向を調査し，国民・医療関係者・医療機関に必要な情報を提供・公開し，発生および蔓延や伝染を防止する必要がある感染症．インフルエンザ（鳥および新型インフルエンザなどの感染症を除く），ウイルス性肝炎（A 型および E 型を除く），後天性免疫不全症候群（HIV・エイズ），風疹，麻疹，破傷風など．

新型インフルエンザ等感染症　新たにヒトからほかのヒトに伝染するようになったウイルスを病原体にするインフルエンザ．

指定感染症　既知の感染症のなかで，上記の 1～3 類に分類されない感染症で，1～3 類に準じる対応が必要な感染症（新型インフルエンザ）．

新感染症　感染したヒトからほかのヒトに伝染すると認められる疾病で，既知の感染症，症状などが明らかにそれまでのものとは異なり，その感染力と罹患したときの重篤性から判ずるに，きわめて危険性が高い感染症．

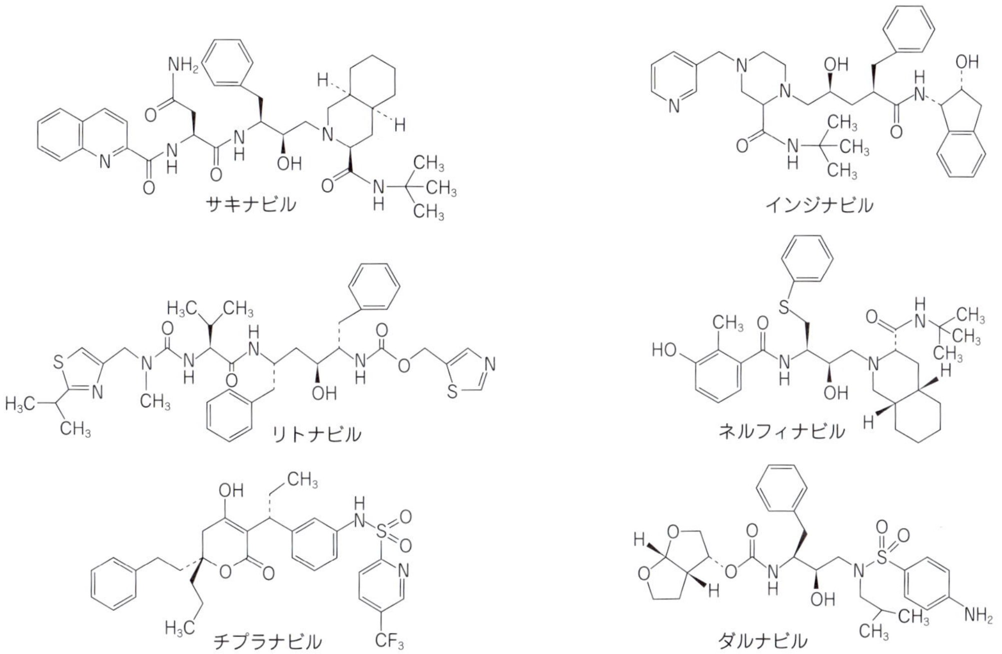

●図 11-24　各種 HIV プロテアーゼ阻害薬の構造

ることで競合阻害作用を示す．

　HIV プロテアーゼ阻害薬開発の一例として，リード化合物からネルフィナビルへの構造変換の概略を説明する（図 11-25）．最初のリード化合物（**1**）は，基質類似配列にペプチド結合切断の遷移状態を模したヒドロキシエチル構造を組み込んだ構造をもつ．ついで切断部位のアミノ末端側の疎水性基の構造変換および HIV プロテアーゼとの水素結合が可能な官能基（アミノ基あるいはヒドロキシ基）の組込みで化合物（**2**）が得られた．この変換で酵素阻害活性は向上したが，水に溶けにくく細胞に対する効果が弱かった．このため，切断部位のカルボキシ基側構造をデカヒドロイソキノリン構造に変え，切断部位にあたるナフチル基をフェニル基に変換することでメシル酸ネルフィナビルへと導いた．ネルフィナビルを含めた一連の HIV プロテアーゼ阻害剤の開発は，候補化合物と標的タンパク質との複合体構造解析にもとづく論理的な創薬設計の最初の成功例となった．

　これらの逆転写酵素阻害薬（NRTI や NNRTI）やプロテアーゼ阻害薬（PI）を単独で用いると耐性ウイルスが出現しやすいため，いくつかの薬剤を組みあわせた**多剤併用療法**（highly active antiretroviral therapy；HAART）がよく用いられる．前述したネルフィナビルはプロテアーゼ阻害活性が強く既存の PI との交差耐性も部分的であるため，HAART の薬剤として使用されることが多い．また，初期に開発された PI であるリトナビルも HAART の成分としてよく用いられる．ただ，本来のプロテアーゼ阻害活性よりも副作用

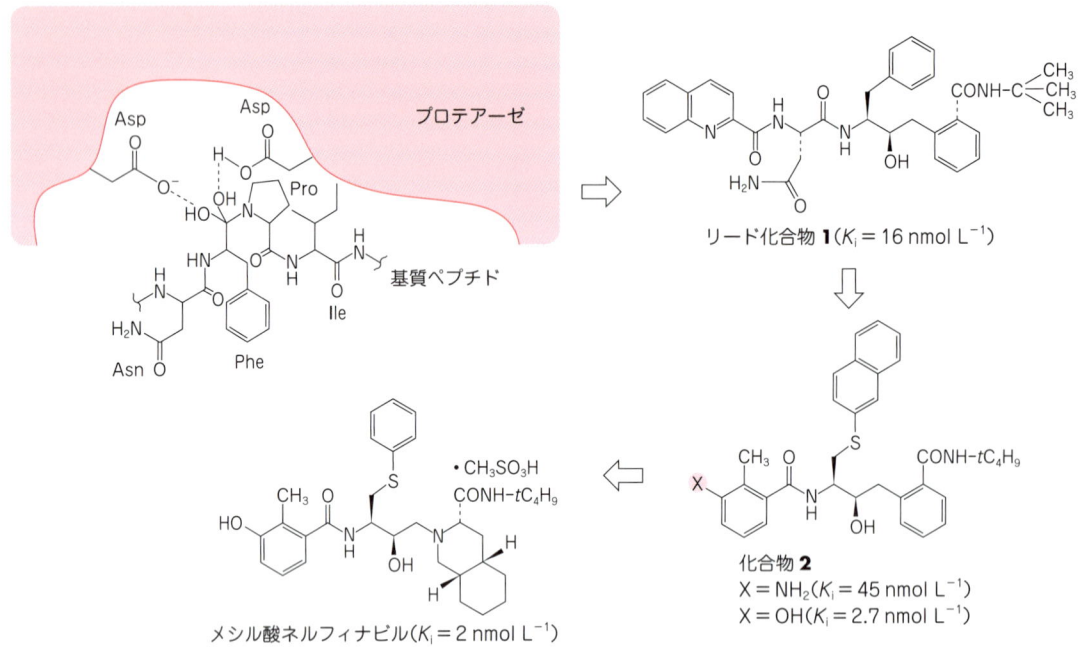

● 図 11-25　リード化合物からネルフィナビルへの構造変換

とされた肝臓の薬物代謝酵素 CYP3A4 の阻害活性を利用し，併用剤の代謝不活性化を抑えてその投与量を下げる目的で使われることが多い．

第12章 抗がん剤

12.1 がんと抗がん剤

　高齢化社会の到来によって「がん*」は日本における死因の第1位となり，有効な治療法が強く望まれる Unmet Medical Needs の高い疾患の一つとなった．がんあるいは悪性腫瘍の細胞では正常な増殖コントロールができなくなっており，無制限で自律的な増殖，正常組織への浸潤・転移が起こる．がん細胞が無制限に栄養を消費するため急速な消耗が生じるとともに，臓器組織への圧迫や内分泌異常による機能障害，転移による多臓器障害などが引き起こされ，死に至る．がんは，細胞増殖にかかわる遺伝子や自発的な細胞死（アポトーシス）にかかわるがん抑制遺伝子などの多くの遺伝子に生じた異常の蓄積によって発症すると考えられている．がんの治療（寛解*）には，外科手術や化学療法，放射線療法がおもに用いられる．

　がん化学療法剤の開発は，第二次世界大戦で毒ガスとして使用されたマスタードガスからはじまった．1942年，このガスから化学誘導されたナイトロジェンマスタードが悪性リンパ腫の治療にはじめて使われた．その後，天然あるいは化学合成された有機化合物をもとに，細胞増殖にかかわる酵素や細胞骨格タンパク質の機能を阻害したり，DNA の複製阻害や DNA 鎖を切断したりする作用によって，がん細胞を殺すことができる薬剤が開発された．しかし，これらの薬剤はがんへの特異性が低く正常な細胞に対しても強い毒性を示すため，治療における患者の QOL や予後に悪影響を与えることが多かった．

　この問題に対処するため，これまでのがん遺伝子やがん抑制遺伝子の研究成果をもとに，がん細胞に多く発現する遺伝子産物を標的とする分子標的薬の開発が進められた．分子標的薬はがん細胞の増殖や転移にかかわる原因分子を標的とし，古典的抗がん剤にみられるような副作用が少ないため，がん治療薬の主流となりつつある．おもな分子標的薬には，がん細胞に特異的に

がん (cancer)
一般に悪性腫瘍（malignant tumor）の同義語として用いられる．漢字の「癌」は悪性腫瘍のなかでもとくに上皮由来の癌腫（上皮腫，carcinoma）をさす．平仮名の「がん」は，「癌」のみならず「肉腫（sarcoma）」や血液悪性腫瘍（白血病，leukemia など）も含めた悪性腫瘍をさすときに使われる．

寛解
がんの完治は困難であり，とりあえず病変が見えなくなった状態を寛解とよんでいる．

発現するキナーゼの阻害薬やがん細胞を特異的に認識できる抗体医薬品などがある．本章では，がん細胞の増殖抑制あるいは死滅を目的とした化学療法に用いられる代表的薬剤について触れたのち，分子標的薬の概要について説明する．

12.2 抗がん化学療法剤

12.2.1 アルキル化剤

アルキル化剤（図 12-1）は，DNA 塩基のアルキル化（化学修飾）により，2本の DNA 鎖を共有結合で結びつける（鎖間クロスリンク）．これにより，DNA の二重らせんを異常な形で架橋させることで，DNA の複製を妨げ細胞機能を障害する．正常細胞に比べて増殖スピード（細胞分裂頻度）が速いがん細胞の DNA を高頻度に障害することで，抗がん剤として機能させることを狙っている．なお，DNA と 1 か所でしか共有結合できないアルキル化剤は，制がん剤よりもむしろ発がん物質となる場合が多い．

(a) シクロホスファミド

シクロホスファミド（cyclophosphamide）は，ナイトロジェンマスタードから創製された抗がん剤で，プロドラッグとして機能する．肝臓の CYP2B6 で代謝され 4-ヒドロキシシクロホスファミドとなったのち，加水分解によって活性本体であるホスホラミドマスタードを生じる．ホスホラミドマスタードあるいはノルナイトロジェンマスタードには同じ官能基が二つ存在するため，DNA 中の 2 か所でグアニジンとの共有結合をつくり架橋構造を形成する（図 12-2）．これにより DNA 複製が阻害され，がん細胞の増殖が抑制される．

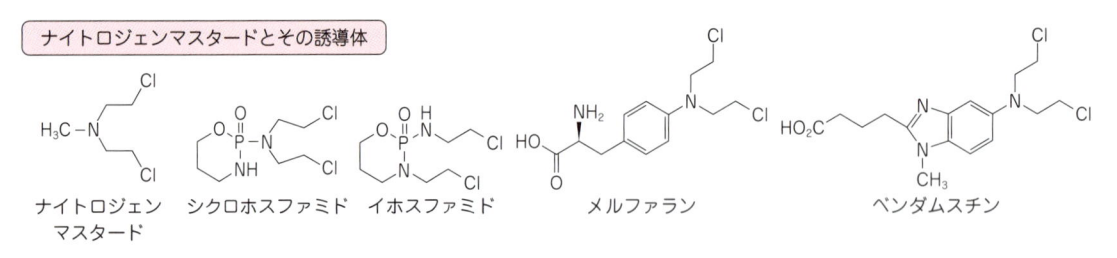

● 図 12-1 アルキル化剤

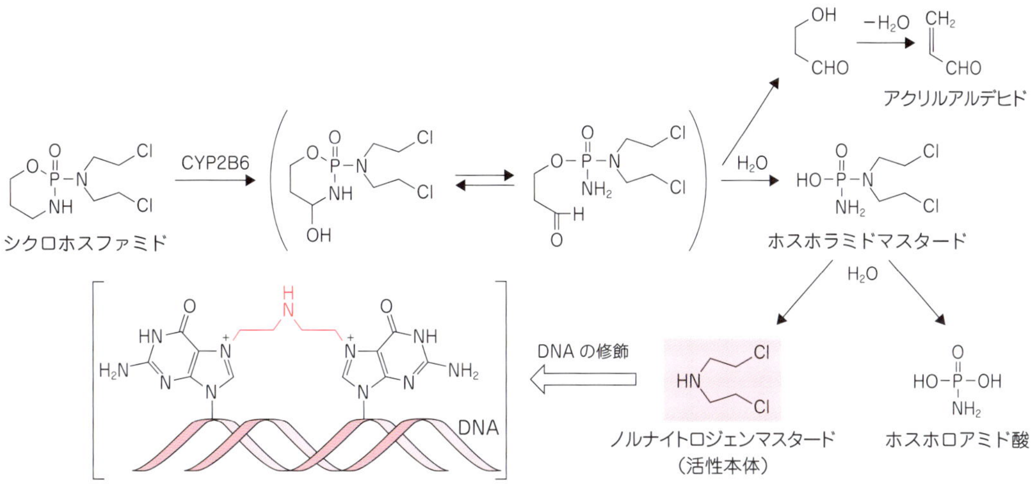

●図12-2 シクロホスファミドによるDNAのアルキル化

ホスホラミドマスタードあるいはノルナイトロジェンマスタードによるアルキル化は，反応性の高い三員環構造をもつエチレンイミニウムイオンを経て進行する．エチレンイミニウムイオンの三員環構造はその大きなひずみのため容易に開環し，DNAのグアニジン7位窒素をアルキル化する（図12-3）．白血病，悪性リンパ腫，肉腫などのがん治療に用いられる．

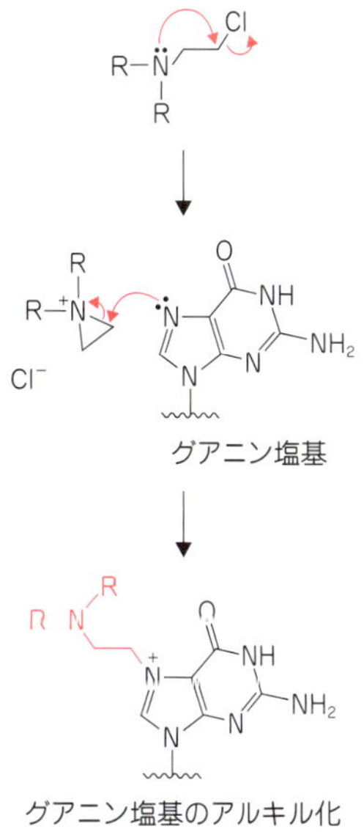

(b) ニトロソウレア誘導体

ニトロソウレア誘導体であるニムスチンやラニムスチンは，非酵素的な分解により反応性の高いカルボカチオンを生じ，これがアルキル化剤として作用する（図12-1）．DNA塩基のクロロエチル化と続く求核置換反応によりクロルイオンが脱離することで，二つの塩基が架橋され，DNAの複製が阻害される．

(c) マイトマイシンC

天然物であるマイトマイシンCは，DNA中のグアニン窒素を架橋することで抗がん作用を示す．マイトマイシンCのキノン環は生体内でヒドロキノンに還元され，メタノールが脱離することでより安定な芳香環（インドール環）に戻り，マイトセンという構造になる．このマイトセンがアジリジン環の開環およびカルバモイルオキシ基の脱離によってDNAを2か所でアルキル化し，架橋を形成することでDNAの複製を阻害する（図12-4）．

12.2.2 白金製剤

白金製剤は，白金原子による一本鎖DNA内あるいは二本鎖DNA間における塩基間架橋形成により，DNAの複製を阻害する（図12-5）．白金製剤はグアニン塩基の7位窒素にもっとも結合しやすく，アデニン塩基の7位窒素にもわずかに結合する．薬剤としては，無機化合物のシスプラチン，有機化

●図12-3 エチレンイミニウムイオンを介したアルキル化反応

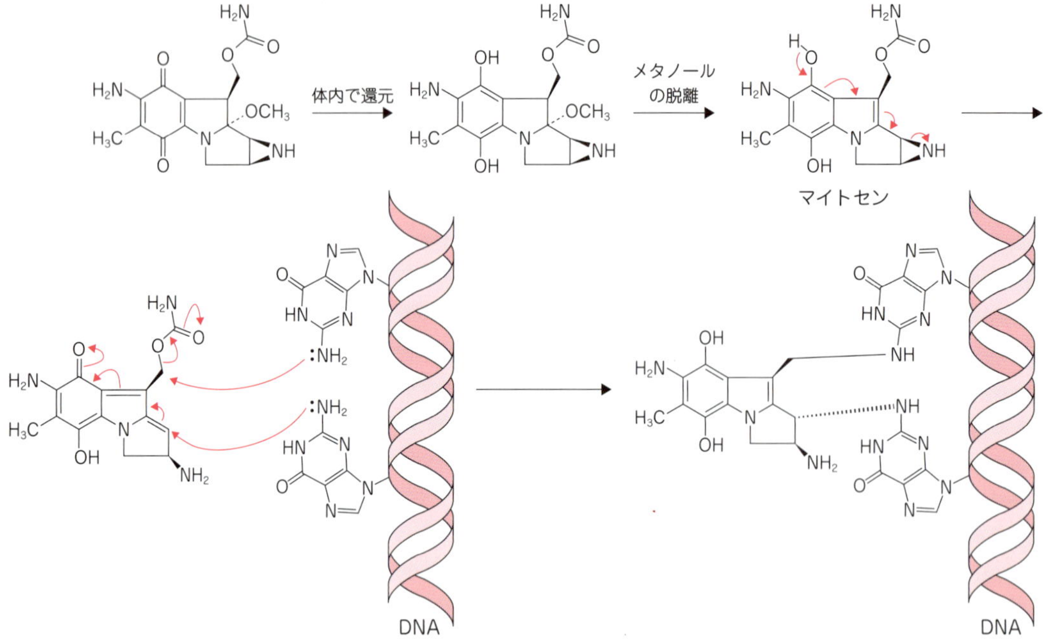

● 図12-4 マイトマイシンCのDNAアルキル化機構

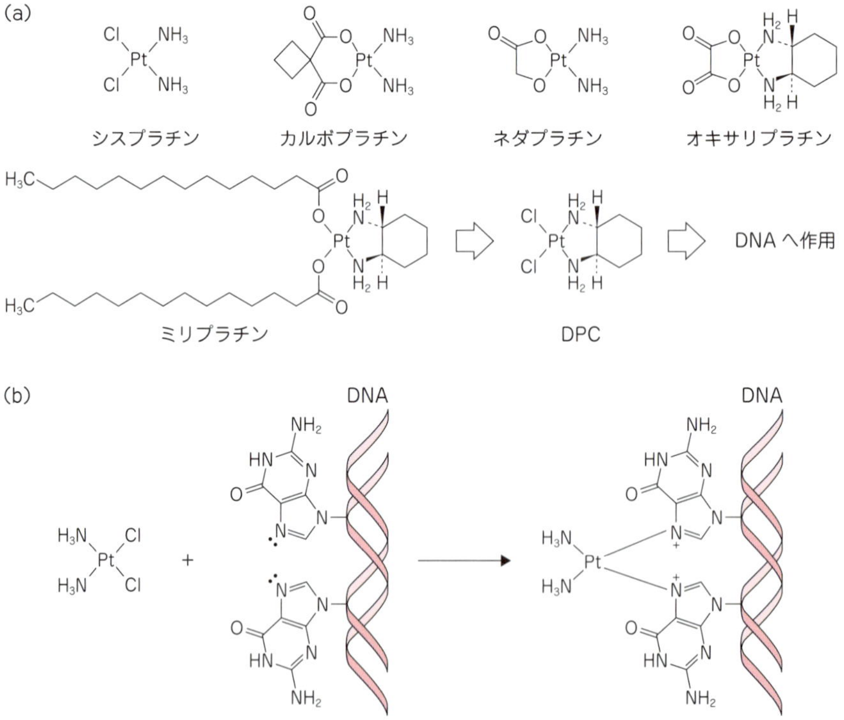

● 図12-5 白金製剤とその作用機序

合物のカルボプラチン，ネダプラチン，オキサリプラチン，ミリプラチンがある．有機系の白金製剤は，シスプラチンの毒性（腎臓毒性・悪心・嘔吐など）を軽減する目的で開発されたプロドラッグである．たとえばミリプラチ

ンは脱離基がおもに塩素イオンに置換されたジクロロ-1,2-ジアミノシクロヘキサン白金（DPC）に変換され，これががん細胞内のDNA鎖へ共有結合し，がん細胞のアポトーシスを誘導する．

12.2.3 代謝拮抗薬

代謝拮抗薬は，がん細胞の増殖に必要な生体内代謝反応の鍵となる酵素を阻害したり，異なった基質を核酸などの生体高分子に取り込ませたりすることで細胞機能（DNA合成など）を阻害し，抗がん作用を発現する．薬剤によってその分子標的や作用機序は異なるが，酵素反応生成物や補酵素に類似した構造をもつ薬剤が多い．

(a) プリンを母核とする代謝拮抗薬

フルダラビンリン酸エステル（2F-ara-AMP）は，プリン環にフッ素を導入したアデニンヌクレオシド誘導体である（図12-6）．ハロゲンを導入することで白血病細胞の増殖抑制効果が増強されている．また，水溶性を向上させるためモノリン酸エステルとなっている．血漿中で脱リン酸化されて2F-ara-Aとなり，腫瘍細胞内に取り込まれたのち，デオキシシチジンキナーゼにより段階的にリン酸化され，活性代謝物2F-ara-ATPとなる．2F-ara-ATPは，DNAポリメラーゼおよびRNAポリメラーゼを阻害し，DNAおよびRNAの合成を阻害することで抗がん効果を示す．リンパ球減少を伴う免疫抑制作用ももつ．

ネララビンは，抗がん作用のある9-β-D-アラビノフラノシルグアニン（ara-G）の水溶性を改善したプロドラッグである（図12-6）．ネララビンは，末梢血中でアデノシンデアミナーゼ（ADA）によってすみやかにara-Gに脱メチル化されたのち，活性本体である三リン酸化体ara-GTP（9-β-D-アラビ

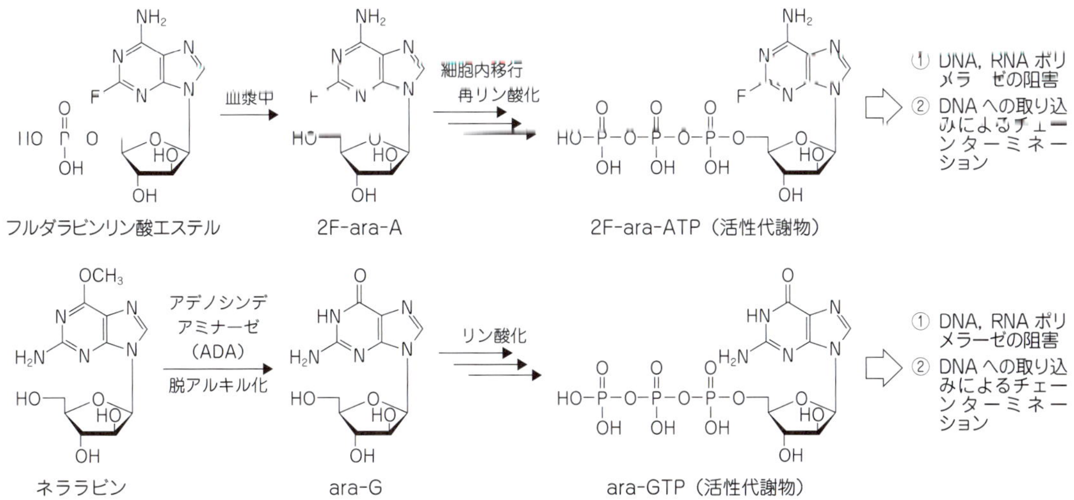

● 図12-6　プリンを母核とする代謝拮抗薬

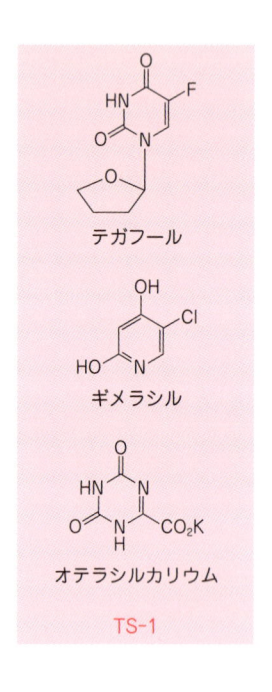

ノフラノシルグアニン三リン酸)に段階的にリン酸化される．ara-GTP は d-GTP と競合拮抗することで DNA ポリメラーゼを阻害するとともに，DNA に取り込まれチェーンターミネーターとして DNA 合成を阻害し細胞死を誘導する．

(b) ピリミジンを母核とする代謝拮抗薬

5-フルオロウラシル(5-FU)は，腫瘍細胞内でウラシルと同様の代謝経路で 2-デオキシ-5-フルオロウリジン一リン酸(FdUMP)に変換される(図12-7)．FdUMP はチミジル酸合成酵素を競合阻害することによって，本来の基質であるデオキシウリジン一リン酸(dUMP)のメチル化を妨げ，dTMP 合成を阻害する．また，ウラシルと同じ経路で RNA にも取り込まれ，フッ素化された RNA を生成する．これにより，タンパク質および核酸の合成，リボソーム RNA の生合成が阻害される．

5-FU についてもテガフールやカペシタビンなどのプロドラッグが開発されている(図12-8)．テガフールは，おもに肝臓の P450(おもに CYP2A6)による酸化によりテトラヒドロフラン部分が脱離し，5-FU に変換される．カ

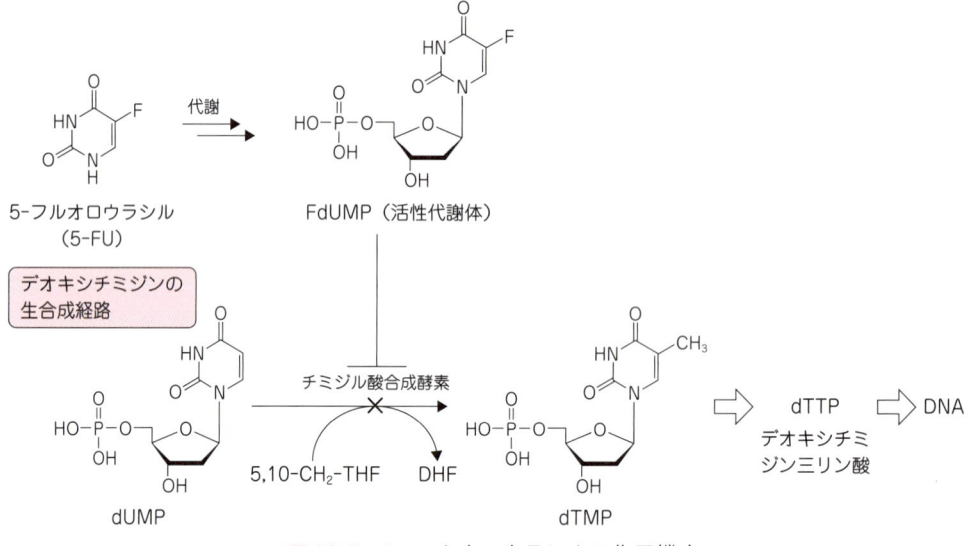

●図 12-7　5-フルオロウラシルの作用機序

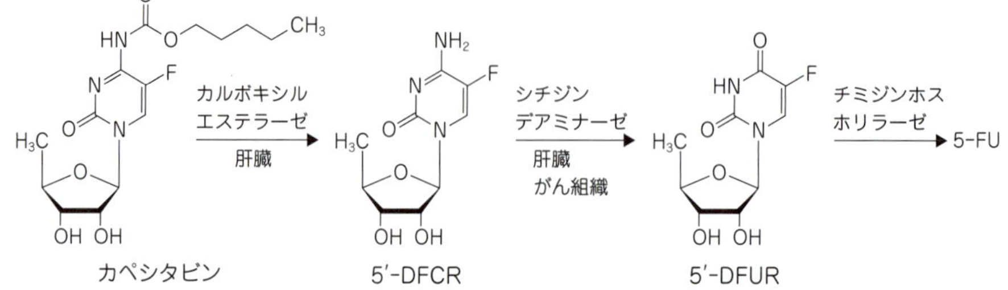

●図 12-8　フッ化ピリミジン系代謝拮抗薬

ペシタビンは消化管や骨髄細胞では活性体になりにくく，全身の暴露を最小限に抑えつつ高用量の 5-FU を腫瘍に供給することを目的にデザインされている．経口摂取後消化管より未変化体のまま吸収され，肝臓で 5′-deoxy-5-fluorocytidine(5′-DFCR)に代謝される．ついで，肝臓や腫瘍組織に存在するシチジンデアミナーゼにより 5′-deoxy-5-fluorouridine(5′-DFUR)に変換された後活性体 5-FU に変換される．

TS-1(ティーエスワン)は，テガフール(TF)に 5-FU の分解阻害薬ギメラシル(CDHP)とリン酸化阻害薬オテラシルカリウム(Oxo)を配合(モル比で FT：CDHP：Oxo＝1：0.4：1)した経口抗がん剤である．テガフールより生成した 5-FU は，おもに肝臓の dihydropyrimidine dehydrogenase(DPD)によって分解され，不活性化される．ギメラシルはこの分解系の酵素を阻害し，血中や腫瘍組織内の 5-FU を長時間持続させる．一方，オテラシルカリウムは経口投与後消化管に高濃度に分布し，消化管での 5-FU 活性化酵素 orotate phosphoribosyltransferase(OPRT)を拮抗的に阻害し，5-FU による消化管障害を軽減する．

> テガフール＋ギメラシル＋オテラシルカリウム＝ TS-1

(c) 葉酸代謝拮抗薬

葉酸はビタミンとして摂取されたのち，ジヒドロ葉酸を経て補酵素テトラヒドロ葉酸およびその誘導体に変換される．テトラヒドロ葉酸類は，体内で C1 単位*(メチル基，メチレン基，メテニル基，ホルミル基，ホルムイミノ基)の転移反応を触媒する酵素の補酵素として働き，核酸塩基の生合成などに重要な役割をはたしている．メトトレキサートはジヒドロ葉酸還元酵素を可逆的に阻害し，ジヒドロ葉酸からテトラヒドロ葉酸の生合成を抑制する(図 12-9)．抗がん剤あるいは免疫抑制薬，抗リウマチ薬として利用されている．一方，ペメトレキセドはジヒドロ葉酸レダクターゼ(DHFR)のみならず，チミジル酸シンターゼ(TS)，グリシンアミドリボヌクレオチドホルミルトランスフェラーゼ(GARFT)などの葉酸が関与するチミンおよびプリンヌクレオチド生合成経路の酵素を阻害する．

> C1 単位の転移反応
> デオキシウリジン 一リン酸(dUMP)からデオキシチミジンーリン酸(dTMP)への転換(図 12-7)，メチオニンの生合成などがある．

12.2.4 トポイソメラーゼ阻害薬

DNA トポイソメラーゼは二本鎖 DNA の切断と再結合により，DNA の高次構造を変換する酵素である．Ⅰ型およびⅡ型に分類され，Ⅰ型は二本鎖 DNA の「片方」の鎖を，Ⅱ型は「両方」の鎖を切断および再結合する酵素である．この酵素を阻害すると DNA 合成が阻害され，殺細胞活性が示される．

(a) トポイソメラーゼⅠ阻害薬

植物由来のアルカロイド「カンプトテシン」から創製されたイリノテカンやノギテカン(トポテカン)が臨床で使用されている(図 12-10)．カンプトテシンは，中国原産植物「喜樹(キジュ)」(旱蓮木(カンレンボク)ともよばれる)より単離・同定されたキノリンアルカロイドである．カンプトテシンには血液毒性や膀胱内出血な

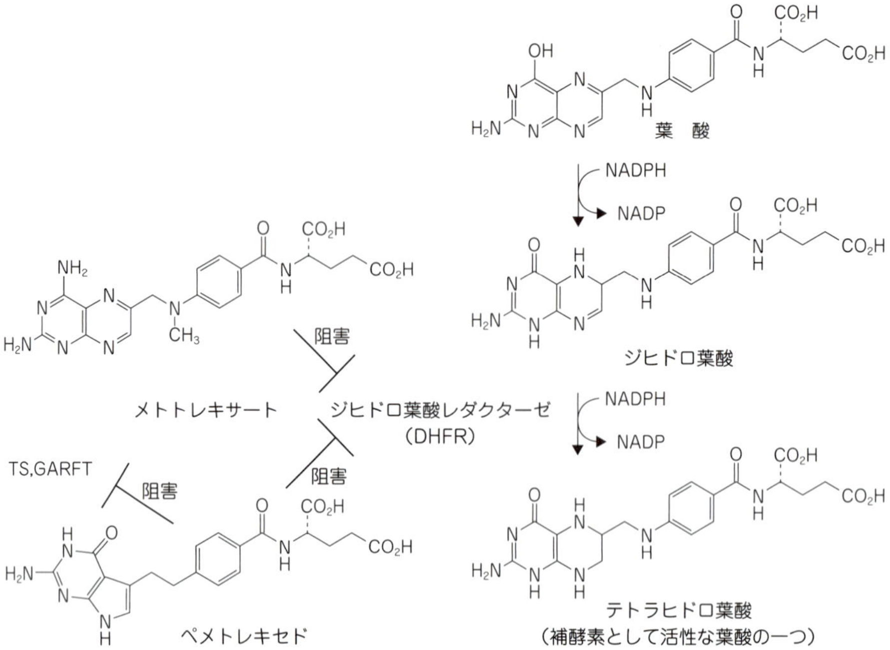

● 図12-9　葉酸代謝拮抗薬とその作用

テトラヒドロ葉酸類は，体内でC1単位（メチル基，メチレン基，メチニル基，ホルミル基，ホルムイミノ基）の転移反応を触媒する酵素の補酵素として働き，おもに細胞の複製に必要な核酸塩基の生合成に重要な役割を担っている．ペメトレキセドはチミジル酸合成酵素阻害薬でもある．

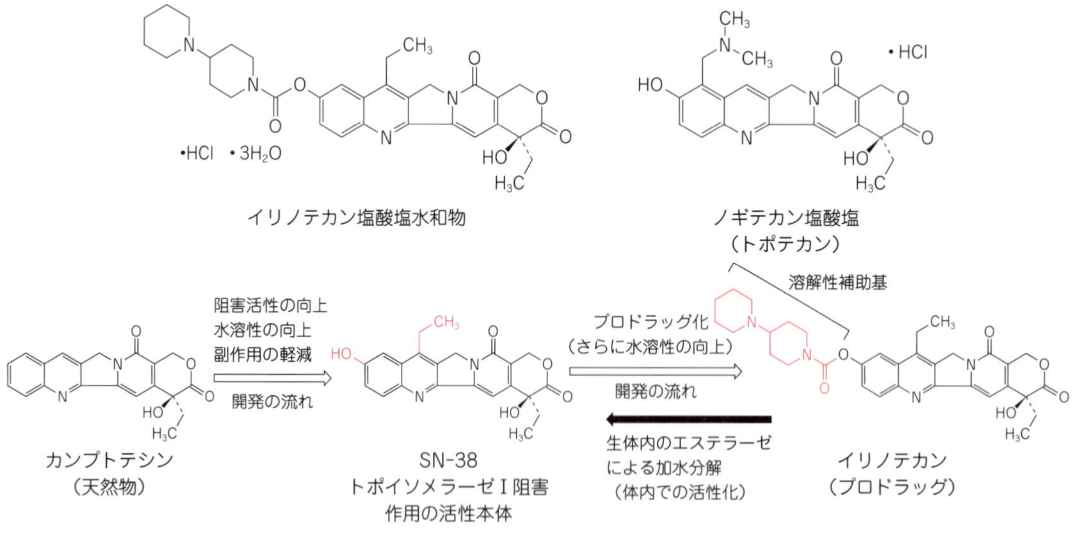

● 図12-10　トポイソメラーゼⅠ阻害薬とその開発

どの副作用が臨床試験で認められたため，毒性を軽減しつつ抗がんスペクトルを広げたイリノテカンやノギテカンが開発された．いずれもカンプトテシンから半合成されている．

イリノテカンは，生体内でエステラーゼによりピペリジノピペリジノカルボニルオキシ基が加水分解されSN-38に変換され，これがDNAトポイソメラーゼIに結合し，その酵素活性を阻害する（図12-10）．イリノテカン活性体SN-38は，生体内で開環体と閉環体との平衡構造をとっており，通常の生理的条件では六員環ラクトン部が開環した不活性型に偏っている（図12-11）．一方，固形がん組織などでは酸素分圧が低下し，pHが酸性側（pH＝6.48）に傾いている．このため，細胞透過性に優れた活性体構造（ラクトン体）側に平衡が移動することで選択的な抗がん作用が期待できる．

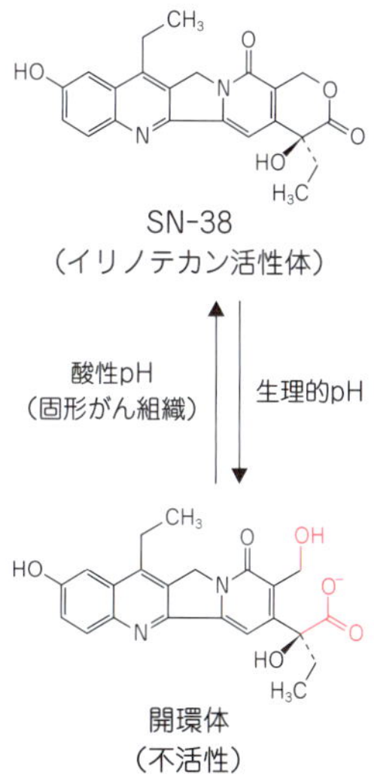

DNAトポイソメラーゼI（Topo-1）は，二本鎖DNAの一方の鎖の3′位でリン酸エステル結合を切断し，生じた5′位のリン酸基と活性中心Tyrのフェノール性ヒドロキシ基とのあいだでエステル結合による共有結合を一時的に形成する．カンプトテシンはこの複合体に対してのみ非共有結合で会合し，DNA-Topo-1-カンプトテシンからなる安定な複合体を形成する（図12-12）．この複合体形成に重要なのは，カンプトテシン20位のヒドロキシ基，D環のピリドン部分，E環のラクトン構造と五つの環の平面性である．20位のヒドロキシ基がDNAトポイソメラーゼIのAsp533の側鎖カルボキシ基と，E環のラクトン部分がArg364の側鎖グアニジノ基と，D環のカルボニル酸素が複合体を形成するDNA鎖（切断されないほうの鎖）の切断部位から1塩基ずれた部位（+1）にあるシトシンのアミノ基と，それぞれ水素結合を形成し，複合体を安定化させる．したがって，C環，D環，E環の構造を改変すると，阻害活性は低下する．一方，A環，B環は構造改変が可能で，A環の9,10,11位やB環の7位の構造変換により活性が向上することが多い．イリノテカンの創製では，この7位をエチル基に，10位をヒドロキシ基に置換した．さらに水溶性を改善するため，この10位ヒドロキシ基にピペリジノピペリジノカルボニルオキシ基を導入することでプロドラックとされた．

(b) トポイソメラーゼII阻害薬

エトポシドはトポイソメラーゼII（Topo-II）を阻害する抗がん剤である（図12-13）．後述するアントラサイクリン系抗生物質であるドキソルビシンやダウノルビシンなどもトポイソメラーゼIIに対する阻害作用をもつ．な

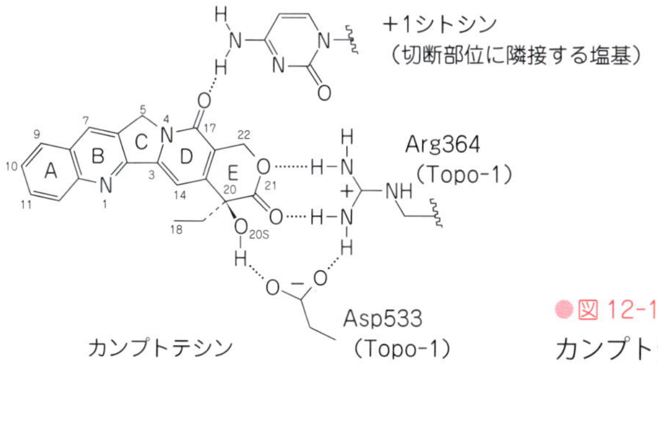

●図12-11 イリノテカンの構造変化

●図12-12 カンプトテシンのDNA-Topo-1複合体への結合様式

ポドフィロトキシン
（天然物）

開発の流れ

エトポシド
（半合成誘導体）

● 図 12-13　トポイソメラーゼⅡ阻害薬の構造

お，細菌などのトポイソメラーゼⅡはDNAジャイレースともよばれ，キノロン系合成抗菌薬の標的タンパク質となっている（p.132, 11.2.3項参照）．エトポシドは，メギ科植物のアメリカミヤオソウなどの根茎に含まれるポドフィロトキシンから半合成された抗がん剤である（図12-13）．DNAの二本鎖を切断後のTopo-Ⅱと安定な複合体を形成することで，DNAの再結合を阻害し，DNAの複製阻害を引き起こす．直接DNAに作用せず，間接的にDNA鎖切断を誘起する．

12.2.5　微小管阻害薬（脱重合剤および重合安定化剤）

微 小 管
αチューブリンとβチューブリンからなる以下のような高分子重合タンパク質．

αチューブリン
βチューブリン
プロトフィラメント
断面
微小管

微小管*は細胞骨格を形成する繊維状高分子タンパク質で，αチューブリンとβチューブリンのヘテロ二量体からなる基本単位が規則正しく重合して形成される．細胞分裂における紡錘体の形成，細胞骨格の形成・維持，細胞内の物質輸送，神経細胞での軸索輸送などの機能を担っている．αチューブリンおよびβチューブリンと微小管との相互変化は動的に制御されており，チューブリンから微小管が形成される過程を重合，微小管がチューブリンに戻る過程を脱重合とよぶ．さまざまな有機化合物がβチューブリンに結合し微小管重合の動的平衡状態に影響をおよぼすことで，チューブリンの重合を阻害したり，微小管を安定化させたりする．

　パクリタキセルは太平洋イチイ（*Taxus brevifolia*）の樹皮から単離されたジテルペン化合物で，三環性のタキサン環に四員環（オキセタン環）が縮合した構造をもつ（図12-14）．微小管に結合し，脱重合を阻害することで有糸分裂を阻害する．当初は天然品が用いられたが，その後ヨーロッパイチイ（*Taxus baccata*）の葉からパクリタキセルの母核に相当する10-デアセチルバッカチンⅢが容易に得られることがわかった．これにより，この母核からのタキサン系化合物の半合成法が確立され，より強力な抗がん作用を示すドセタキセルが開発された．一方，キョウチクトウ科ニチニチソウ由来のビンブラスチン，ビンクリスチンやその構造を基に合成されたビンデシン，ビノレルビンなどのビンカアルカロイド系化合物は，チューブリンの重合を阻害

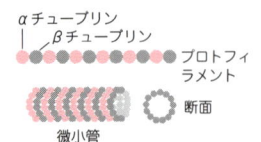

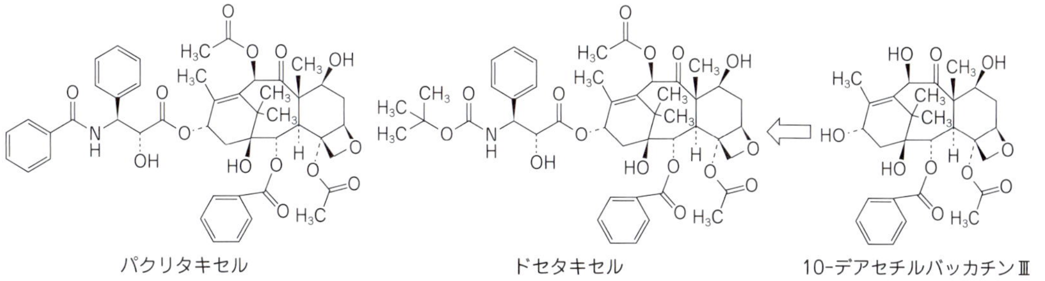

●図 12-14 タキサン系化合物の構造とその半合成

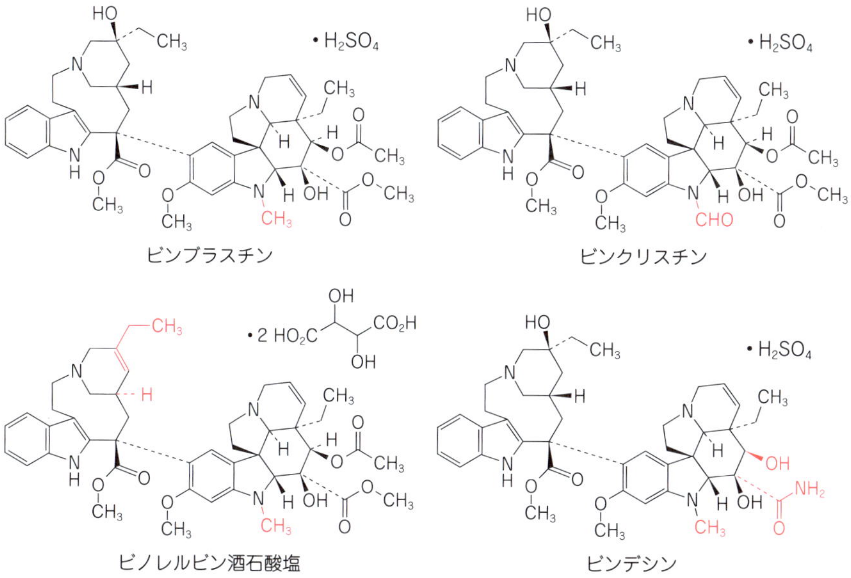

パクリタキセル　　ドセタキセル　　10-デアセチルバッカチンⅢ

ビンブラスチン　　ビンクリスチン

ビノレルビン酒石酸塩　　ビンデシン

●図 12-15 ビンカアルカロイド系化合物

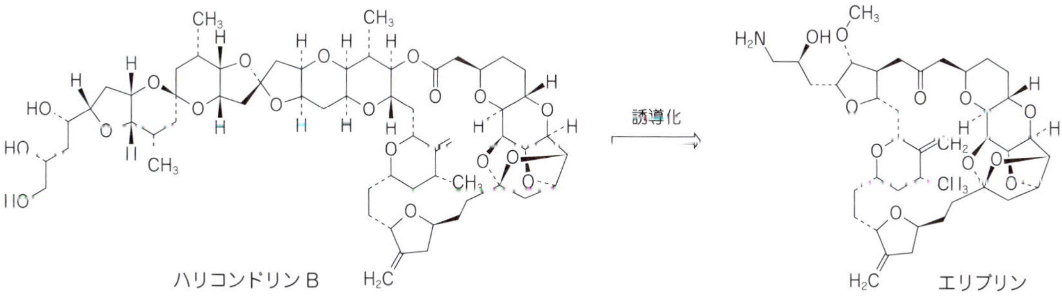

ハリコンドリン B　→誘導化→　エリブリン

●図 12-16 エリブリンの開発

する（図 12-15）．

　クロイソカイメン（*Halichondria okadai* Kadota）から単離された海洋産天然物ハリコンドリン B をもとに開発されたエリブリン（図 12-16）は，チューブリンの重合を阻害し微小管の伸長を抑制する．微小管の特定の部位に結合し微小管の伸長を阻害することで正常な紡錘体形成を妨げ，アポトーシスに

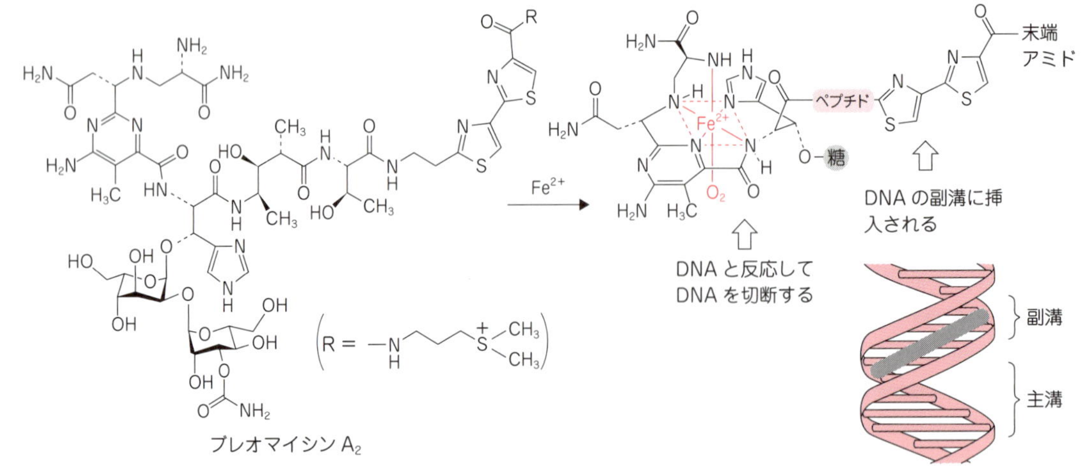

●図 12-17　ブレオマイシンとその活性化
がん細胞中で 2 価鉄イオンと結合し，酸素を活性化させることで，ヒドロキシルラジカルを発生させ，DNA 鎖を切断する．

よる細胞死を誘導し，がん細胞の増殖を抑える．

12.2.6　抗腫瘍性抗生物質

　抗腫瘍性抗生物質は，微生物代謝産物の探索から創製された一連の抗がん剤をさす．抗腫瘍性抗生物質の一種ブレオマイシンは，放線菌 *Streptomyces verticillus* から得られたグリコペプチドで DNA 合成阻害および DNA 鎖切断作用をもつ．ブレオマイシン構造中の隣接する二つのチアゾール環部分は，DNA の副溝に挿入するための構造である（図 12-17）．2 価鉄イオンがキレート結合して活性本体である 2 価鉄ブレオマイシン錯体が生成し，これが溶存酸素を活性化してヒドロキシルラジカルを発生させ DNA を切断する．一方，ダウノルビシンやドキソルビシンなどのアントラサイクリン系抗生物質は，二本鎖 DNA の塩基対間に**インターカレート**し RNA ポリメラーゼおよび DNA ポリメラーゼを阻害することで細胞増殖を抑制する（図 12-18）．

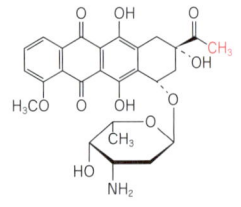

●図 12-18　アントラサイクリン系抗生物質

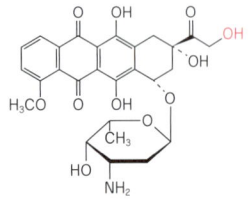

III　12.3　分子標的薬

　分子標的抗がん剤は，細胞の増殖や浸潤転移などにかかわるがん細胞特有の分子を標的とする薬剤である．正常細胞への作用が抑えられるため，これまで述べてきた化学療法の抗がん剤で見られる典型的な副作用は少ないが，それぞれの薬剤に特有の副作用が発現することがある．分子標的抗がん剤の阻害機序は，ⅰ）シグナル伝達系の阻害，ⅱ）血管新生阻害，ⅲ）細胞周期阻害の三つに大きく分けられる．本節では，多くの薬剤が開発されているシグナル伝達阻害薬を中心に説明する．

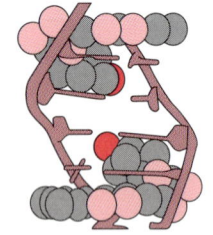

12.3.1 シグナル伝達とキナーゼ阻害薬

キナーゼは，基質にリン酸基を転移させる反応を触媒する酵素である．ATP などの高エネルギーリン酸結合をもつヌクレオチド三リン酸をリン酸源として利用する．タンパク質を基質とするキナーゼはプロテインキナーゼとよばれる．キナーゼによってタンパク質がリン酸化されるとタンパク質中の特定の残基に負電荷が導入され，タンパク質全体の立体構造が大きく変化する．生じた構造変化が新たなタンパク質機能発現を引き起こせば，連鎖的反応も可能になる．細胞内の情報伝達や機能調節は，細胞内の複数のタンパク質が連鎖的にリン酸化されるカスケードを通じて行われることが多い．このことから細胞内キナーゼは，がんの発症と深くかかわっていると推測されていた．

キナーゼとがんとのかかわりは，ⅰ）発がん因子であるホルボールエステルは**プロテインキナーゼC**(protein kinase C；PKC)を活性化し，ホルボールエステルの作用を抑える天然物**スタウロスポリン**(staurosporin)は PKC を阻害する，ⅱ）最初に見つけられた発がん遺伝子である Rous Sarcoma Virus の *v-Src** は正常細胞中のチロシンキナーゼ(cellular tyrosine kinase；*c-Src*)の変異体で，二番目に見つけられた発がん遺伝子 *ErbB** は活性化された受容体型チロシンキナーゼ(ヒト上皮細胞増殖因子受容体，epidermal growth factor receptor；EGFR)である，ⅲ）慢性骨髄性白血病の原因タンパク質はフィラデルフィア変異によって生成する活性化キナーゼである(後述)，などによって支持された．さらに，上記ⅲ）の慢性骨髄性白血病の分子標的治療薬として 2001 年にアメリカで承認された**イマチニブ**(Imatinib, グリベック®)の劇的な効果により，キナーゼ阻害薬はがん細胞の増殖を抑制するのみならず，がんを縮小させる効果を示すことが明らかになった．この項では，まず標的となるキナーゼのタンパク質化学を簡単に説明したのち，代表的なキナーゼ阻害型分子標的薬について概説する．

(a) キナーゼのタンパク質化学

プロテインキナーゼは，ATP のリン酸基を基質タンパク質中の Ser あるいは Thr 残基のヒドロキシ基に移動させるセリン／トレオニンキナーゼと，Tyr のフェノール性ヒドロキシ基に移動させるチロシンキナーゼとに大きく分けられる．チロシンキナーゼはセリン／トレオニンキナーゼに比べて数は少ないものの，がん発症に大きくかかわることが多い．典型的キナーゼの一つである protein kinase A (PKA)の活性ドメインは，N 末端側ドメインと C 末端側ドメインのあいだに形成されるクレフト部に ATP と基質を結合させる活性部位をもつ(図 12-19)．

一般に，キナーゼは不活性型で存在し必要な場合にリン酸基転移能を発揮できる活性型に変換される．この活性型では，ATP はマグネシウムイオンとキナーゼの Asp184 (DFG) 側鎖カルボキシ基によって，ATP 結合部位に

ホルボール

スタウロスポリン

***Src* がん遺伝子**
ニワトリにがんをつくるラウス肉腫ウイルスから見つけられた世界最初のがん遺伝子．肉腫 sarcoma を縮めて *Src* と命名された(サークと発音される)．

ErbB2
"*v-erb-b2*, avian erythroblastic leukemia viral oncogene homolog 2" の遺伝子を表す公式名称．ヒト EGFR に類似した受容体型チロシンキナーゼで，ヒト EGFR 関連物質 2 (human EGFR-related 2)の略より HER2 ともよばれる．

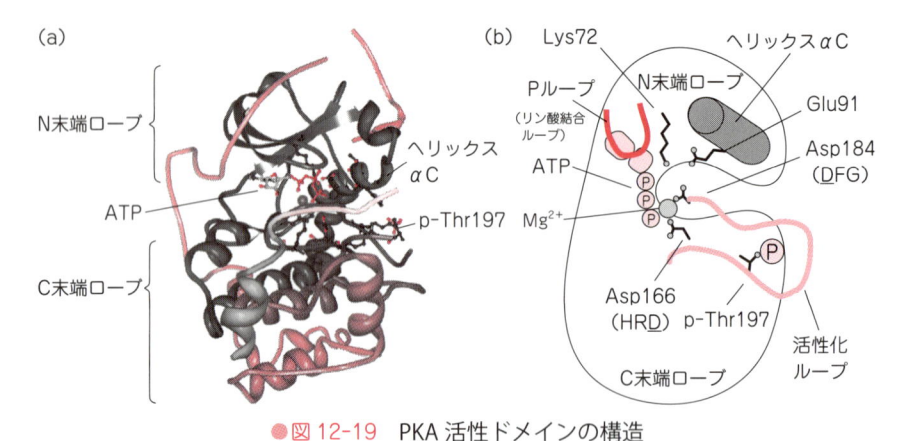

●図12-19 PKA活性ドメインの構造
(a) PKAのキナーゼドメインの構造（PDB：1ATP），(b) 模式図．

固定される．基質は，活性化ループとよばれる構造でATP結合部位近傍に保持されることでリン酸基の転移を受ける．この転移反応は，Mg^{2+}とキナーゼのLys168との水素結合で固定されたATPのγリン酸無水結合の反対側から基質ヒドロキシ基が求核攻撃する遷移状態を経て進行する（図12-20a）．このため，ATP保持に重要なAsp184の方向がリン酸化反応の進行を大きく左右する．リン酸基転移を起こす活性型構造ではAsp184がATP結合部位となる方向（内側）を向くため，Asp184に続くアミノ酸配列DFG（Asp-Phe-Gly）にちなんでDFG-in型とよばれる．不活性型では，この鍵となる

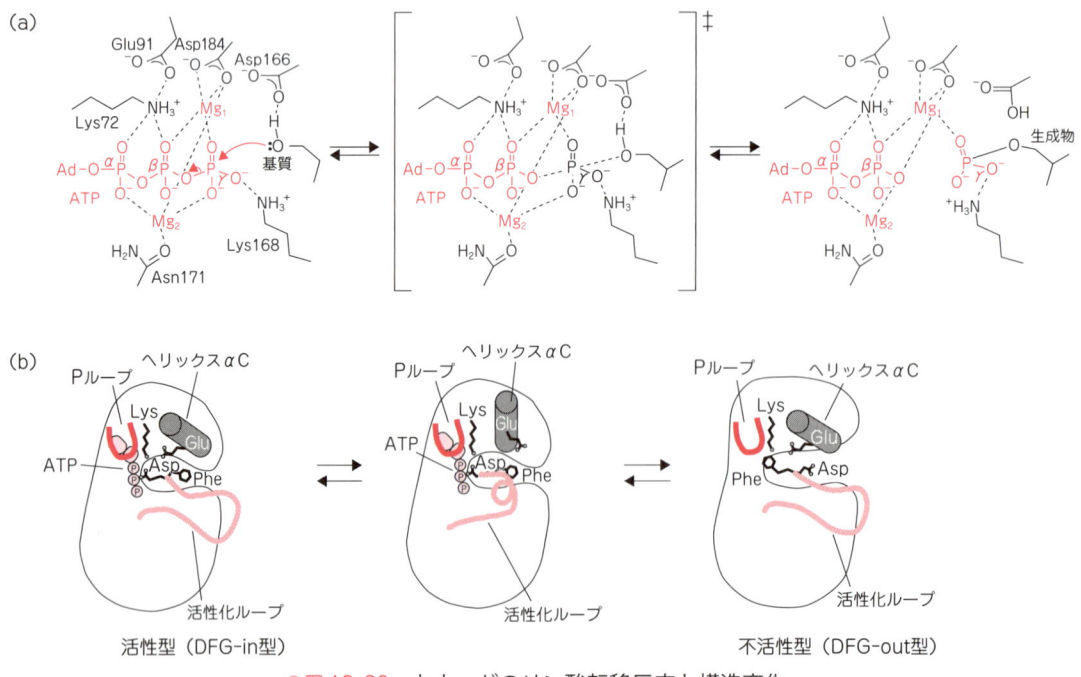

●図12-20 キナーゼのリン酸転移反応と構造変化

Asp が外側を向くため DFG-out 型とよばれる（図 12-20b）.

　キナーゼはヒトゲノム中に 518 種類存在し，細胞の分化および増殖や免疫反応，炎症反応における細胞内シグナル伝達を制御している．このため，標的以外のキナーゼを同時に阻害してしまうと，副作用を引き起こす．キナーゼ阻害剤を分子標的薬として成立させるには高い標的選択性が必要とされるが，キナーゼの ATP 結合部位構造は各種キナーゼ間で高度に保存されている．実際，前述のスタウロスポリンやその誘導体を選択的キナーゼ阻害薬とすることは困難であった．以下で説明する分子標的薬開発では，DFG-out 型では各キナーゼに特徴的な疎水性ポケットが出現するというタンパク質コンホメーション変化をうまく利用してこの問題を解決している．

(b) イマチニブと関連分子標的薬

　イマチニブは**慢性骨髄性白血病**（chronic myelogenous leukemia；CML）の分子標的薬として開発され，2001 年にアメリカで承認された．慢性骨髄性白血病 CML は，9 番染色体の *abl* 遺伝子*と 22 番染色体の *bcr*（breakpoint cluster region）遺伝子のあいだに転座が起こり，融合遺伝子 *bcr-abl* が生じることによって引き起こされる（図 12-21）．正常な *abl* 遺伝子産物である ABL タンパク質は同一分子内のドメインによってキナーゼ活性が不活性化されているが，融合遺伝子産物では ABL 中のキナーゼ部分が BCR との融合によりつねに活性化されている．このキナーゼは強力なチロシンキナーゼ活性をもち，増殖シグナルを恒常的にだし続け，細胞をがん化させる．CML 患者の 95％ にこの融合遺伝子 *bcr-abl* をもつ異常染色体（フィラデルフィア染色体）が認められる．異常キナーゼ BCR-ABL は正常細胞には存在しないため，白血病細胞にのみ作用する抗がん薬の格好の分子標的と考えられた．

　イマチニブは，既知のプロテインキナーゼの ATP 結合部位の空間構造をもとに設計された一連の 2-フェニルアミジノピリジン誘導体のスクリーニングにより見いだされた（図 12-22）．イマチニブは ABL タンパクドメイン

---

abl 遺伝子
Abl1 は Abelson murine leukemia viral oncogene homolog ともよばれ，よく似た構造のタンパク質をもつ leukemia virus の名前〝Abelson〟に由来する.

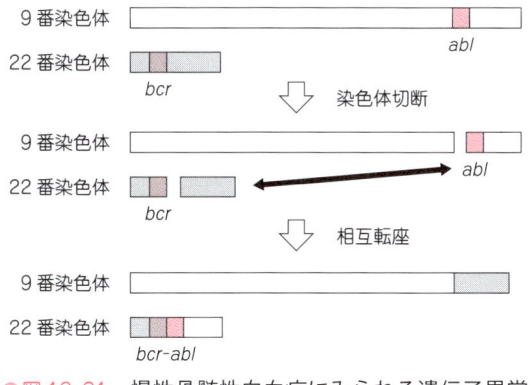

● 図 12-21　慢性骨髄性白血病にみられる遺伝子異常

● 図 12-22
異常キナーゼ BCR-ABL に作用する分子標的薬

の不活性型 DFG-out 型構造の疎水性部にうまくはまり込み，このキナーゼが活性型へと変換（flip in）することを阻害することで抗がん作用を発揮している（図 12-24）．CML 患者の平均生存年数は 3.5 年であったが，イマチニブ投与群の BCR-ABL 陽性 CML 患者では，5 年生存率が 89％に向上した．イマチニブの成功は，キナーゼを標的とする分子標的薬開発を世界的に加速させ，上皮成長因子受容体（EGFR）のチロシンキナーゼ活性を阻害するゲフィチニブやエルロチニブの開発につながった（後述）．

しかし，イマチニブの投与によって異常キナーゼ BCR-ABL にさらに変異が生じ，薬剤抵抗性を獲得したがん細胞の出現が認められるようになった．このようなイマチニブ抵抗性のがんにも効果を示す分子標的薬として開発されたのが**ダサチニブ**（Dasatinib，スプリセル®）や**ニロチニブ**（Nilotinib，タシグナ®）である（図 12-23）．ダサチニブは ABL キナーゼの ATP 結合部位に結合するが，イマチニブとは異なる結合様式をもつ．このため，ABL キナーゼドメインの活性化ループが不活性型（DFG-out）から活性型（DFG-in）に変わる過程で生じるさまざまな立体構造と結合でき，イマチニブに勝る結合親和性を示すと推測されている．一方，ニロチニブは変異による構造

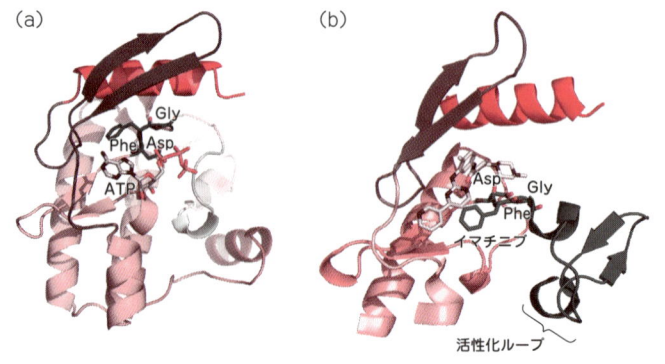

● 図 12-23　イマチニブと ABL キナーゼドメインとの結合様式
（a）DFG-in 活性型における ATP の結合様式（PDB：1ATP），（b）DFG-out 活性型におけるイマチニブ（グリベック®）の結合様式（PDB：1IEP）．

変化の影響を受けにくい疎水性相互作用によってABLキナーゼのATP結合部位にうまくはまり込む．

(c) 上皮成長因子受容体チロシンキナーゼ阻害薬——ゲフィチニブおよび関連薬

上皮成長因子受容体（EGFR）は固形がん細胞などに過剰発現しており，がん細胞における増殖シグナル伝達の起点となっている．不活性型EGFRは約600残基のアミノ酸からなる細胞外タンパク質部分と細胞内チロシンキナーゼドメインをもつ一回膜貫通型タンパク質である．細胞外タンパク質は大きく四つのドメインからなり，それぞれがコンパクトに折りたたまれた構造をもつ（図12-24）．リガンドEGFが結合するとその構造を大きく変化させ，同一分子からなる二量体を形成する．これにより細胞内キナーゼドメインが会合しキナーゼが活性化され，シグナル伝達のカスケードが始まる．

ゲフィチニブ（Gefitinib，イレッサ®）は，ATPのアデニン類似構造である4-アミノキナゾリン骨格をもとに開発された（図12-25）．EGFR細胞内ドメ

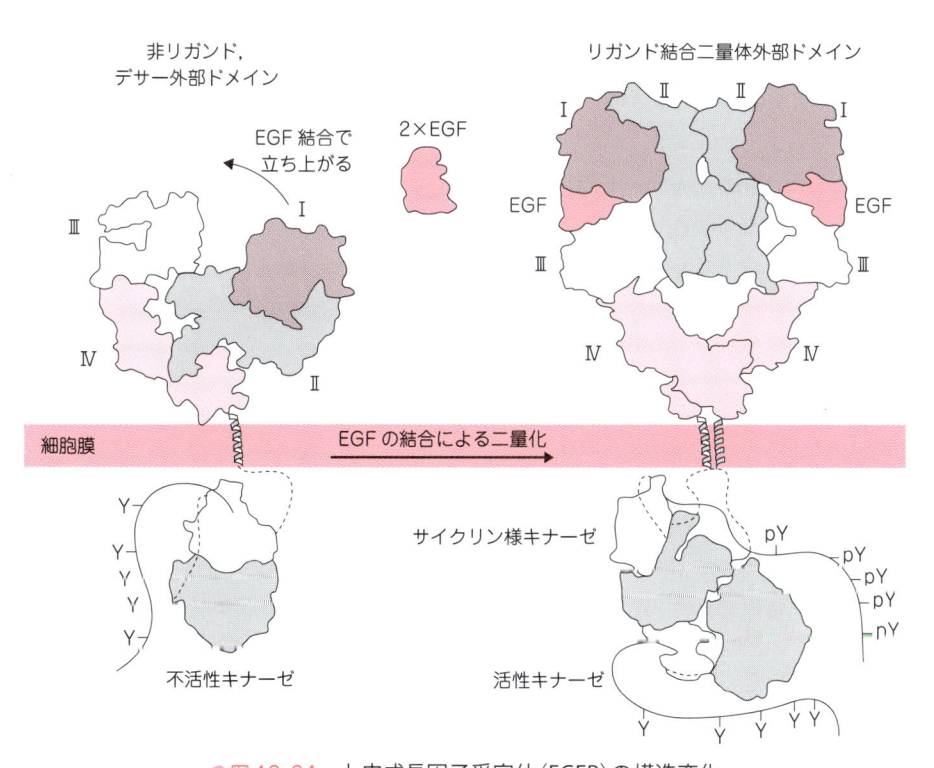

● 図12-24 上皮成長因子受容体（EGFR）の構造変化

● 図12-25 上皮成長因子受容体（EGFR）チロシンキナーゼ阻害薬

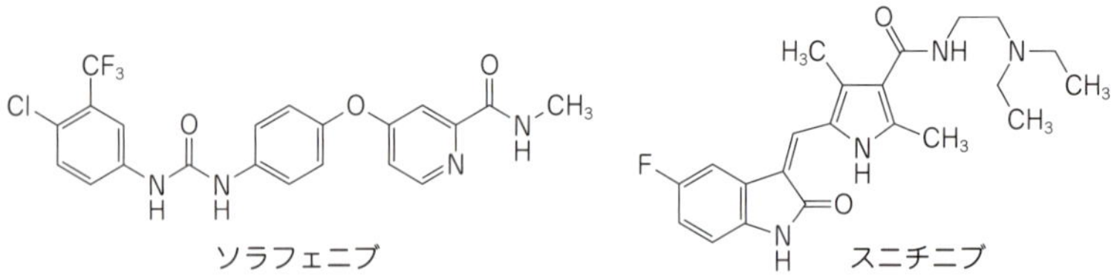

●図 12-26　マルチキナーゼ阻害薬

インのチロシンキナーゼ領域にある ATP 結合部位に競合的に結合し，自己リン酸化を阻害することでシグナル伝達を遮断する．**ゲフィチニブ***は正常な EGFR よりも変異型 EGFR に対してより低濃度で阻害作用を示し，EGFR 発現が高頻度に見られる**非小細胞肺がん**（non-small cell lung cancer；NSCLC）などに有効である．**エルロチニブ**（Erlotinib，タルセバ®）も，ゲフィチニブと同様に EGFR チロシンキナーゼを阻害する．**ラパチニブ**（Lapatinib，タイケルブ®）は，EGFR とその関連受容体 HER2（ErbB2，p.153 マージン参照）のチロシン自己リン酸化を選択的かつ可逆的に阻害する．乳がんに多い HER2 を阻害できるため，乳がん治療の経口分子標的薬として用いられている．

(d) **マルチキナーゼ阻害薬**

マルチキナーゼ阻害薬は，複数のキナーゼを選択的に阻害する．代表的薬剤に**ソラフェニブ**（Sorafenib，ネクサバール®）がある（図 12-26）．ソラフェニブは，腫瘍細胞増殖と血管新生にかかわる複数のキナーゼを阻害し，根治切除不能または転移性の腎細胞がんおよび肝細胞がんに有効とされている．細胞増殖のシグナル伝達経路にかかわるセリン／トレオニンキナーゼと，腫瘍の増殖と転移に必要とされる血管新生にかかわる受容体型チロシンキナーゼ（**血管内皮細胞増殖因子受容体**，vascular endothelial growth factor receptor；VEGFR）を阻害する．**スニチニブ**（Sunitinib，スーテント®）も腫瘍の増殖や血管新生に関与する複数の受容体型チロシンキナーゼを阻害し，腫瘍血管新生と腫瘍細胞の増殖抑制によって抗腫瘍効果を発揮する．

12.3.2　抗体医薬を利用した抗がん剤

抗体は標的分子への特異的な結合によりその作用を中和する（第 13 章の免疫抑制薬を参照）．標的分子が受容体であれば，抗体の結合により受容体へのリガンド結合を阻害できる．抗がん剤としての抗体医薬品は，がん細胞表面に発現している標的分子（抗原）と特異的に結合するのみならず，細胞傷害活性を担う補体や Fc 受容体*と結合することでもがん細胞を殺す．**抗体依存性細胞傷害**（antibody dependent cellular cytotoxicity；ADCC）と**補体依存性細胞傷害**（complement dependent cytotoxicity；CDC）とよばれる作用である．ADCC では細胞表面に存在する標的分子と結合した抗体が Fc 受容体

ゲフィチニブの副作用

ゲフィチニブ（イレッサ®）は，2002 年 7 月に申請から 5 か月という異例のスピードで世界にさきがけて日本で承認された．しかし，イレッサ®が原因と考えられる間質性肺炎（肺線維症）や急性肺障害などの薬剤性肺炎が多発し，がんに特異的と考えられていた分子標的薬にも重篤な副作用があることが明らかになった．イレッサ®が効きやすいのは，EGFR（上皮細胞成長因子受容体）にイレッサ®と結合しやすい構造変異がある場合で，女性，アジア人，非喫煙者および腺がんに高頻度で見られた．一方，間質性肺炎，喫煙歴，体力低下をもつ人には，副作用の危険性がある．投与前に EGFR 遺伝子変異の有無を調べるとともに腺がんの病理診断を行うことがイレッサ®使用の指標となる．

Fc 受容体

免疫グロブリン（抗体）分子の Fc 部位（第 4 章の抗体医薬を参照）に対する受容体タンパク質をいう．ほとんどの Fc 受容体は免疫を活性化させる方向に働く．

COLUMN　ホルモン療法薬

　女性あるいは男性に特有のがんでは，その増殖が性ホルモンに依存している場合がある．このようながんでは，性ホルモンの作用拮抗薬や抑制物質が有効である．乳がんなどに用いられる抗エストロゲン薬は，核内受容体であるエストロゲン受容体に結合することでその作用を示す（第2章，核内受容体，p.25）．非ステロイド系のタモキシフェン，トレミフェン，ステロイド系のメピチオスタンのような選択的エストロゲン受容体調節薬（SERM）である（図①）．女性ホルモンであるエストロゲンはおもに卵巣で合成されるが，卵巣機能が低下する閉経後は内因性アンドロゲン（男性ホルモン）から合成される．この変換では，男性ホルモン構造中の脂肪族六員環を芳香環に変換するための酵素アロマターゼが必要となる．このため，アロマターゼ阻害薬はエストロゲン合成を阻害し，乳腺組織内のエストロゲン濃度を低下させ，閉経後乳がんに対して効果がある．アロマターゼの可逆的阻害薬アナストロゾールや基質結合部位に不可逆的に結合するエキセメスタンなどがある．一方，抗アンドロゲン薬は，がん細胞のアンドロゲン受容体に拮抗しアンドロゲン（男性ホルモン）の働きを抑える．前立腺がんの治療に用いられる非ステロイド性フルタミドやビカルタミドや，エストロゲンとナイトロジェン・マスタード（アルキル化剤）を架橋させたハイブリッド型のエストラムスチンリン酸エステルナトリウムがある．

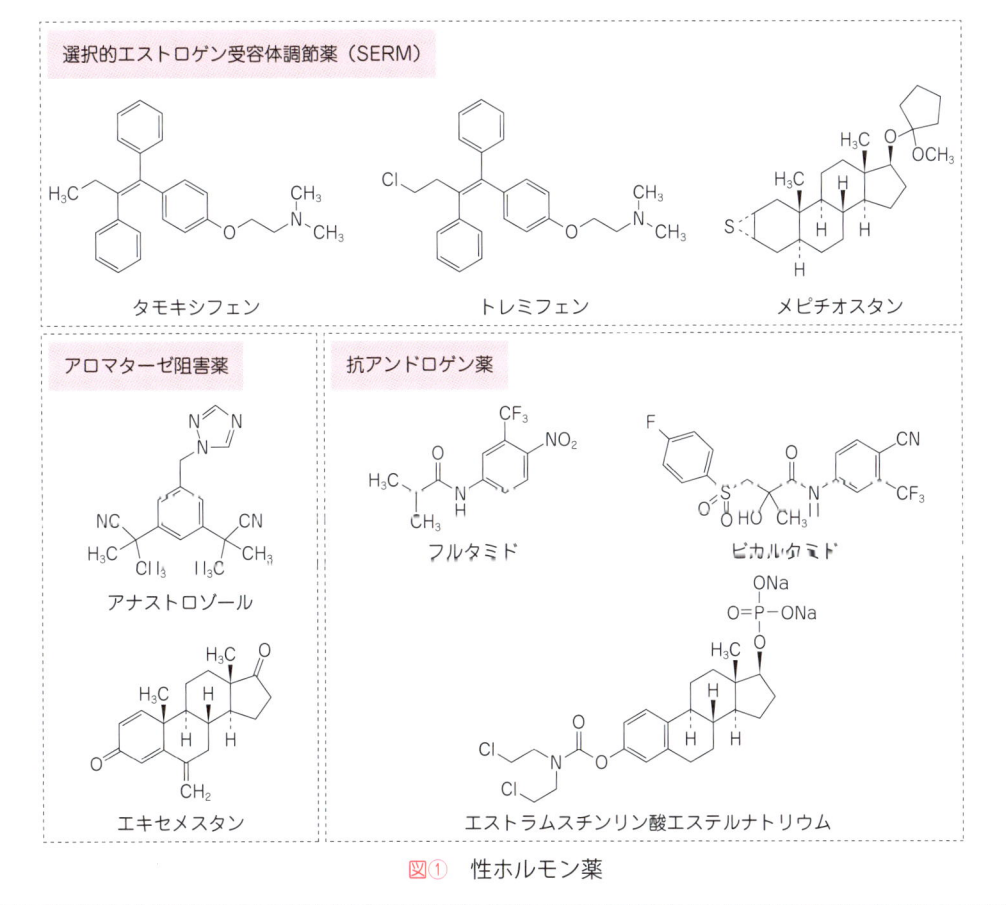

図①　性ホルモン薬

を活性化してがん細胞を傷害する．CDCでは，抗体が補体と結合することでがん細胞を傷害する．遺伝子組み換えによってつくられた抗がん分子標的薬を表12-1にまとめた．

トラスツズマブ(Trastuzumab，ハーセプチン®)は，細胞表面に存在するHER2受容体に特異的に結合する．HER2受容体の細胞外領域に特異的に結合するヒト化モノクローナル抗体(IgG_1)である．ナチュラルキラー細胞(NK細胞)などによる抗体依存性細胞傷害(ADCC)作用により抗腫瘍効果を発揮する．予後不良であるHER2陽性乳がんに効果を示すとともに，胃がんに対する最初の分子標的治療薬となった．

セツキシマブ(Cetuximab；アービタックス®)は，ヒト上皮細胞増殖因子受容体(EGFR)を標的とするキメラ型モノクローナル抗体(IgG_1)である．EGFRに特異的に結合し内因性リガンドの結合を阻害することにより，細胞増殖，腫瘍内血管新生，細胞浸潤などのがん細胞機能を抑制する．EGFR陽性で治癒切除不能な進行・再発の結腸・直腸がん・頭頸部がんに使用される．同様な抗体医薬として，ヒト型のパニツムバブがある．

ベバシズマブ(Bevacizumab，アバスチン®)は，ヒト血管内皮増殖因子(VEGF)に対するヒト化モノクローナル抗体で，世界ではじめて血管新生阻害薬の臨床的有用性を示した薬剤である．VEGFは，血管内皮細胞を増殖させ血管新生を促す主要な調節因子で，ほとんどのヒト腫瘍でその発現が亢進している．ベバシズマブはVEGFと選択的に結合することにより，VEGFとその受容体(VEGFR-1およびVEGFR-2)との結合を阻害する．これにより，VEGFのシグナル伝達が遮断され，VEGFによる腫瘍組織での

●表12-1　遺伝子組換えによってつくられた抗がん抗体医薬

一般名(販売名)	標的	種類	用途	備考
トラスツマブ(ハーセプチン®)	HER2	ヒト化	乳がん	
セツキシマブ(アービタックス®)	EGFR	キメラ	大腸がん，頭頸部がん，非小細胞肺がん	キメラ型 IgG_1 モノクローナル抗体
パニツムバブ(ベクティビックス®)	EGFR	ヒト	結腸・直腸	ヒト IgG_2 モノクローナル抗体
リツキシマブ(リツキサン®)	CD20	キメラ	B細胞性非ホジキンリンパ腫	
イブリツマブ(ゼバリン®)	CD20	マウス	B細胞非ホジキンリンパ腫，骨髄増殖性疾患	RI内用療法
ベバシズマブ(アバスチン®)	VEGF	ヒト化	大腸がん，非小細胞肺がん，乳がん，加齢黄斑変性症	VEGF：血管内皮細胞増殖因子
ゲムツズマブオゾガマイシン(マイロターグ®)	CD33	ヒト化	CD33陽性の急性骨髄性白血病	カリケアマイシン誘導体を架橋した抗悪性腫瘍剤
モガムリズマブ(ポテリジオ®)	CCR4	ヒト化	成人T細胞白血病(ATL)	POTELLIGENT®(ポテリジェント)技術

血管新生が抑制される．

リツキシマブ(Rituximab，リツキサン®)および**イブリツモマブ**(Ibritumomab tiuxetan，ゼバリン®)は，B細胞表面に発現するCD20*抗原を標的とした抗体医薬品である．CD20抗原陽性のB細胞非ホジキンリンパ腫に用いられる．リツキシマブはキメラ型モノクローナル抗体で，抗体依存性細胞傷害(ADCC)と補体依存性細胞傷害(CDC)による殺細胞効果により作用を示す．イブリツモマブは，マウスモノクローナルIgG_1抗体(イブリツモマブ)にキレート剤のチウキセタン(DTPA誘導体)を架橋した抗体医薬である(図12-27)．ADCCおよびCDCによる殺細胞効果とともに，キレート結合させた放射性同位体(^{90}Yまたは^{111}In)からの放射線(大半はβ線)によって抗体結合細胞と周辺細胞を死滅させる(RI内用療法)．がん化した細胞を含むB細胞をいったん消滅させ，リンパ系幹細胞からの新たなB細胞の産生を促す効果をもつ．

ゲムツズマブオゾガマイシン(Gemtuzumab Ozogamicin，マイロターグ®)は，ヒト化抗CD33*抗体(ゲムツズマブ)に抗腫瘍性抗生物質であるカリケアマイシンの誘導体を結合したミサイル型抗がん剤である(図12-28)．CD33抗原を発現する白血病細胞に結合し，細胞内に取り込まれたあと遊離したカリケアマイシン誘導体が殺細胞活性を発揮して抗腫瘍作用を示す．モノクローナル抗体を抗がん剤のキャリヤーとして利用した(ミサイル療法)世界最初の薬剤である．カリケアマイシンのエンジイン構造が非酵素的に炭素ラジカルを形成し，二重鎖DNAを切断することにより細胞傷害作用を発揮する．

モガムリズマブ(Mogamulizumab，ポテリジオ®)は，白血球遊走に関与するケモカイン*受容体CCR4を標的抗原とするヒト化モノクローナル抗体(IgG_1)である．CCR4は成人T細胞白血病リンパ腫(ATL)の約90%の患者に発現していることから，再発または難治性のCCR4陽性成人T細胞白血病*リンパ腫に適用される．抗体結合によるADCC活性を高めるためにPOTELLIGENT®(ポテリジェント)技術が使われた世界初の抗体医薬品である．ポテリジェントは，抗体糖鎖のフコース含量を低下させることにより，ADCC活性を100倍以上高める抗体作製技術である．CDC活性や中和活性はもたない．

CD20
糖鎖をもたない4回膜貫通型の膜タンパク質でヒトB細胞にのみ発現するため，B細胞マーカーとして知られている．大部分の悪性B細胞にも発現している．

CD33
単鎖の膜貫通型糖タンパク質(分子量67 kDa)で，シアル酸依存性の接着分子．ヒト末梢血の単球で強く発現しており，急性骨髄性白血病(AML)細胞の80〜90%に発現している．

ケモカイン
Gタンパク質共役受容体GPCR(ケモカイン受容体)を介してその作用を発現する塩基性タンパク質の総称．白血球などの遊走を引き起こし，炎症の形成に関与する．

成人T細胞白血病
(adult T-cell leukemia，ATL)
ヒトT細胞白血病ウイルス1(HTLV-1)感染により発症する末梢性T細胞腫瘍．とくに九州南部などで多くみられる地域性の高いウイルス性腫瘍．

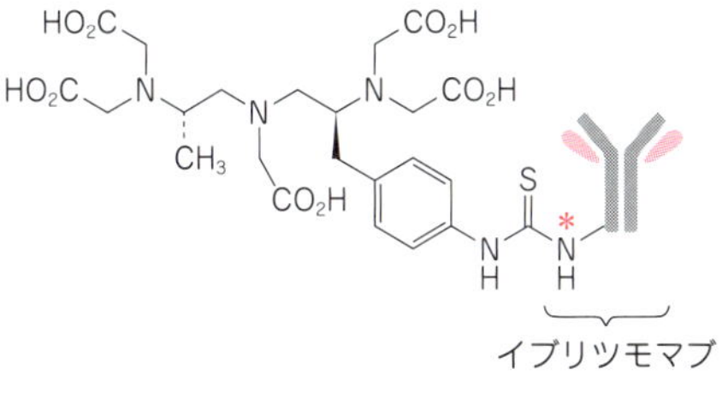

●図12-27
イブリツモマブにおけるキレート剤チウキセタン(DTPA誘導体)との架橋構造
複数のカルボキシ基を利用して放射性インジウム〔塩化インジウム(^{111}InCl$_3$)〕や放射性イットリウム〔塩化イットリウム(^{90}YCl$_3$)〕がキレートする．＊：イブリツモマブ側のアミノ基．

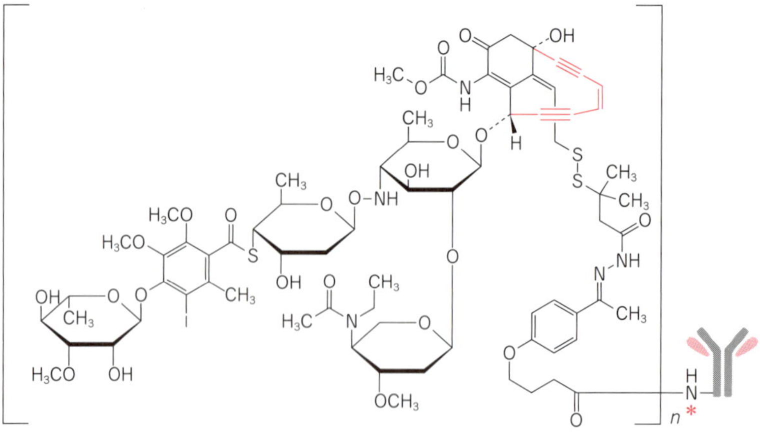

162 ● 12章 抗がん剤

● 図 12-28
ゲムツズマブオゾガマイシンにおけるカリケアマイシンとの架橋構造

＊ ゲムツズマブ側のアミノ基.

第13章 免疫系に作用する薬剤

13.1 免疫と免疫抑制薬

　免疫は，体内に入り込んだ「自分（自己）とは異なる異物（非自己）」を排除する機構の一つである．免疫系はおもに高分子タンパク質の毒や体内に侵入した病原体を排除するための感染防御機構として働き（図13-1），薬物や化学物質などの低分子化合物の排除にはおもに肝臓の代謝系が働く．病原体が侵入すると，マクロファージと顆粒球（とくに好中球）が病原体を取り込んで排除するとともに，ナチュラルキラー（NK）細胞が感染細胞を破壊する．ま

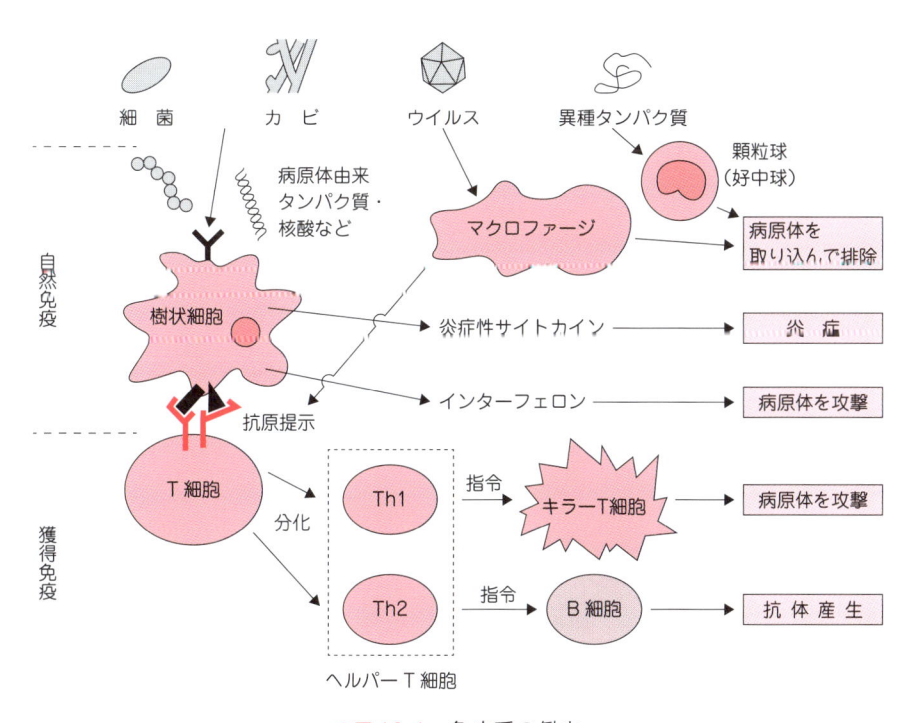

●図13-1　免疫系の働き

たマクロファージや樹状細胞が抗原提示によってヘルパーT細胞へ病原体侵入の信号を発する．ヘルパーT細胞はキラーT細胞にこの情報を伝達するとともに，病原体に対する抗体をB細胞に生産させる．同時にT細胞，B細胞がこの病原体の情報を記憶し，再侵入してきたときに備える．

このような免疫系の働きは，自己分子と非自己分子を区別する能力に依存している．免疫系が異常を起こしその活動性が低下すると免疫不全病が起こり，感染の繰返しや生命を脅かす感染につながる．免疫不全病には，重症複合免疫不全症のような遺伝病やレトロウイルスの感染による後天性免疫不全症候群（AIDS），医薬品に起因するものなどがある．反対に免疫系の活性亢進が起こると，自分自身の正常組織に対しあたかも外来病原体に対するような攻撃が加えられる．このような自己免疫疾患には，関節リウマチ，1型糖尿病，アトピー性皮膚炎などがある．また，臓器などの移植では，非自己である移植臓器に対する宿主側の免疫反応（拒絶反応）が生じる．このような好ましくない免疫機能亢進が生じた場合に免疫抑制薬が使われる．免疫抑制薬には，第6章で述べた糖質コルチコイドに加え，カルシニューリン阻害薬，抗体医薬などの生物学的製剤，免疫系の受容体機能調節薬，さらに非特異的免疫抑制薬（細胞毒薬，代謝拮抗薬，抗細胞増殖薬）などがある．

13.2　カルシニューリン阻害薬

カルシニューリンは，免疫系の機能亢進にかかわるインターロイキン-2（IL-2）遺伝子の**転写促進因子**（タンパク質，nuclear factor of activated T-cells；NFAT）を活性化し免疫系を賦活化する酵素である（図13-2）．カルシニューリンは，Ca^{2+}/カルモジュリンによりその活性が調節されるセリン／スレオニンホスファターゼ（タンパク質脱リン酸化酵素）で，ホスファターゼ

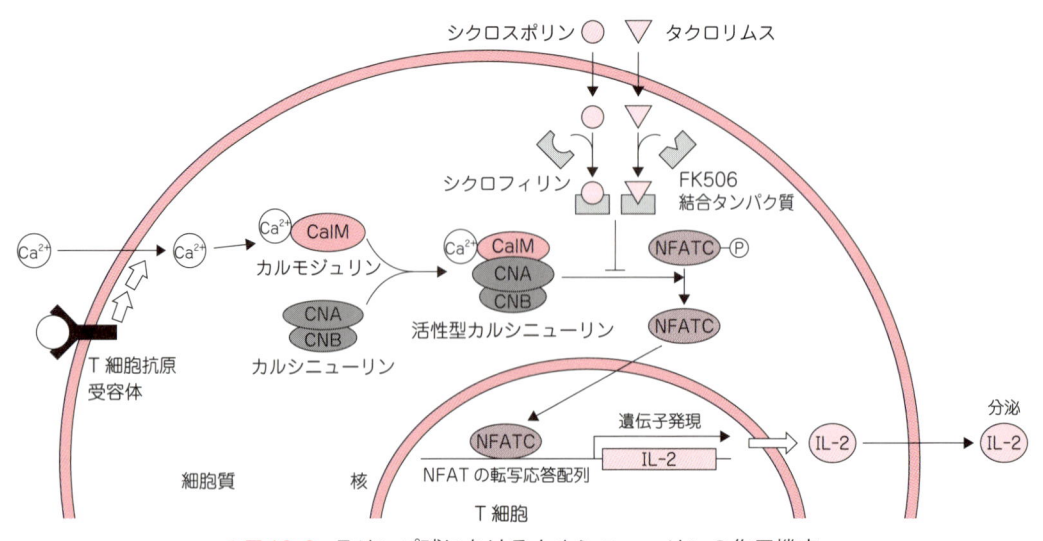

●図13-2　Tリンパ球におけるカルシニューリンの作用機序

活性をもつ触媒サブユニットとカルシウム結合（調節）サブユニットから構成される．

　Tリンパ球上の受容体と抗原との結合によるシグナルが細胞内に入ると，細胞質内のカルシウムイオン濃度が上昇しカルモジュリンに結合することでカルモジュリンの活性化が起こる．活性化されたカルモジュリンがカルシニューリンの触媒サブユニットに結合することでカルシニューリンのホスファターゼ活性がオンとなり，NFATとよばれる複数の転写因子を細胞質内で脱リン酸化する．脱リン酸化されたNFATは核内に移動し，IL-2遺伝子の上流にある**転写応答配列**(responsive element)に結合し，IL-2の転写を促進する．産生されたIL-2はヘルパーT細胞を活性化し，ほかのサイトカイン類の産生を促しキラーT細胞やNK細胞の機能を亢進させ免疫系を賦活化する．したがって，カルシニューリンの作用を抑制すれば脱リン酸化による転写因子NFATの核内移行が阻止され，IL-2などの発現抑制と細胞傷害性T細胞の分化・増殖抑制によって免疫系が抑制される．

　カルシニューリン阻害薬には，微生物由来のシクロスポリンやタクロリムス(FK506)がある．これらの阻害薬は直接カルシニューリンに結合するのではなく，イムノフィリンとよばれるタンパク質にまず結合する．ついで，生成した複合体がカルシニューリンに結合することで，その脱リン酸化活性を阻害する（図13-2）．シクロスポリンが結合するイムノフィリンはシクロフィリン，タクロリムスが結合するイムノフィリンはFK506（タクロリムス）結合タンパク質(FKBP)とよばれるそれぞれ異なるタンパク質である．

　シクロスポリンやタクロリスムは，もともと移植臓器に対する宿主側の拒絶反応を防ぐ免疫抑制薬として開発された．その後適応症が拡大され，シクロスポリンは再生不良性貧血やベーチェット病，タクロリスムはアトピー性皮膚炎にも適用されている．シクロスポリンは，1970年に真菌の一種である *Tolypocladium inflatum* Gamsの培養液中より得られた疎水性の環状ペプチドで，11個のアミノ酸からなっている（図13-3）．*N*-メチル化されたアミノ酸を7残基含み，さらにD-アラニンおよびオレフィン鎖をもつ異常アミノ酸をそれぞれ1残基もっている．最初に臨床応用されたカルシニューリン阻害薬で，腎移植および骨髄移植における第一選択薬として用いられている．

　タクロリスムは，1984年に日本で放線菌 *Streptomyces tsukubaensis* の代謝産物から発見された．シクロスポリンとはまったく異なる化学構造をもつ大環状化合物（マクロライド）で，シクロスポリンより約10～100倍強い活性を示す（図13-4）．結合タンパク質であるシクロフィリンの違いがタクロリスムとシクロスポリンの作用強度の違いに関与していると考えられている．

13.3　抗体医薬

　従来，ヒト血漿から精製された免疫グロブリン製剤が感染症治療などに用

Abu：L-2-amiobutanoic acid

●図 13-3　シクロスポリンの構造

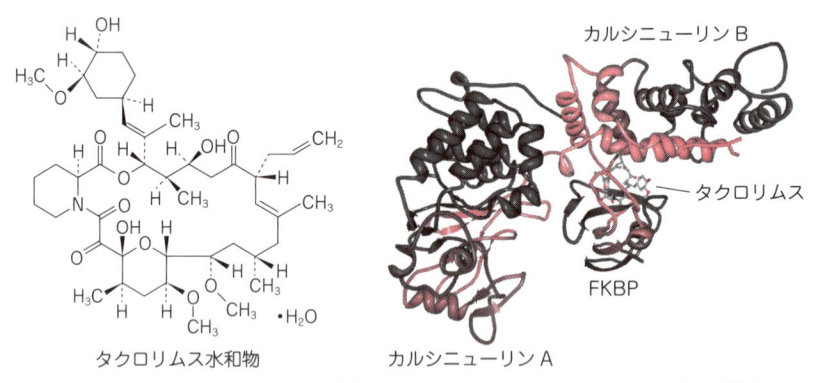

●図 13-4　タクロリムスの構造と FKBP-カルシニューリン複合体の構造
（PDB：1TCO）

いられてきたが，1975年ごろに細胞融合によるマウスモノクローナル抗体の作製技術が確立され，標的分子に対して特異的に結合する抗体を作製することが可能になった．この細胞融合技術と遺伝子組換え技術を利用することにより，抗体（免疫グロブリン）が病原体や異物中の抗原を特異的に認識するしくみを利用した抗体医薬品が免疫抑制薬として用いられるようになった．抗体の標的とならない正常な組織や細胞を障害することがないので，副作用は少ないとされている．

13.3.1　抗体の構造と抗体医薬品

　抗体は糖鎖を含む高分子タンパク質で，ヒトでは5種類のクラス（IgG, IgM, IgA, IgD, IgE）がある．抗体医薬品には，分子量約160,000のIgGが利用される．IgG分子は2本のポリペプチド鎖（重鎖，軽鎖）の二量体として，

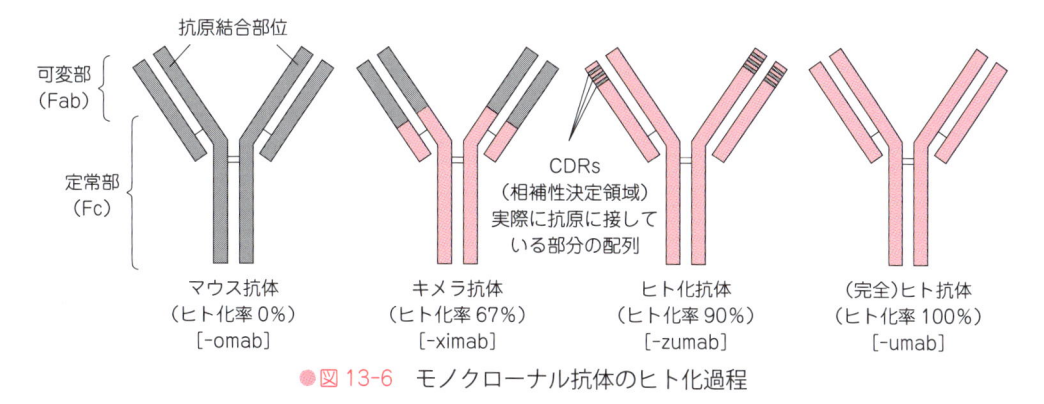

●図 13-6　モノクローナル抗体のヒト化過程

マウス抗体（ヒト化率0%）[-omab]
キメラ抗体（ヒト化率67%）[-ximab]
ヒト化抗体（ヒト化率90%）[-zumab]
（完全）ヒト抗体（ヒト化率100%）[-umab]

計4本のポリペプチド鎖から構成される（図13-5）．各ペプチド鎖はジスルフィド結合でつながり，全体としてY字型をしている．抗原を認識するY字先端部は可変部（Fab）とよばれ，そのほかの部分は定常部（Fc）とよばれる．マウス由来のモノクローナル抗体はヒトに対し抗原性を示すため，ヒトに何度も投与すると免疫応答を生じさせる危険性が高くなる．そこで，遺伝子組換え技術によりマウスモノクローナル抗体のFc部分をヒトFc配列へ変換したキメラ型抗体が開発された．最近では可変部（Fab）でもヒト型配列への変換が進められたヒト化抗体，さらに，染色体工学を応用することで（完全）ヒト抗体の作製法が開発されている（図13-6）．これらの抗体は，遺伝子工学や細胞融合の技術を利用して，細胞や動物で生産される．

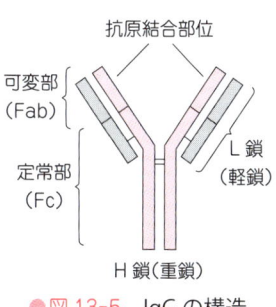

●図 13-5　IgG の構造

モノクローナル抗体は，標的分子のエピトープに特異的に結合することで，標的分子の生物活性を中和する．標的分子が受容体やそのリガンドの場合，抗体医薬品の結合が受容体とリガンドとの結合を妨げ細胞内へのシグナル伝達を阻止する．一方，抗がん活性をもつ抗体医薬は，がん細胞表面に特異的に発現する標的タンパク質に結合した後，Fc領域により引き起こされる「エフェクター機能」を利用して標的がん細胞を傷害する．引き起こされるエフェクター機能には，**抗体依存性細胞傷害作用**（antibody dependent cellular cytotoxicity；ADCC），**補体依存性細胞傷害作用**（complement dependent cytotoxicity；CDC）などがある．

13.3.2　免疫系を標的とする抗体医薬品

免疫抑制薬としての抗体医薬品は，一般に免疫機能を増悪させる因子をモノクローナル抗体で補足することによって効果を現す．**インフリキシマブ**（infliximab；inf-li（免疫調節）-xi（キメラ抗体）-mab，レミケード®）は，抗ヒト**TNFα**（tumor necrosis factor α，腫瘍壊死因子）モノクローナル抗体（遺伝子組換え）である．TNFαは当初腫瘍の壊死を引き起こす物質として同定されたが，現在では炎症性サイトカインとしていろいろな炎症性疾患に関与していることが知られている．TNFαはNF-κBなどの転写因子誘導による

IL(インターロイキン)-1,IL-6,IL-8などの炎症性サイトカインの産生,あるいはIL-1受容体,IL-6受容体の発現を誘導する.このため,TNFαは炎症性サイトカインネットワークのもっとも上流を支配する因子となっている.インフリキシマブは,TNFαに対して特異的なマウスモノクローナル抗体由来の可変領域とヒトIgG1の定常領域をもつキメラ抗体医薬で(1990年創製),ヒトTNFαに特異的に結合して可溶性TNFαの生理活性を中和する.また,膜結合型TNFα発現細胞をCDC(補体依存性細胞傷害)あるいはADCC(抗体依存性細胞傷害)により傷害するとともに,受容体に結合したTNFαを解離させることによりTNFαの作用を阻害すると考えられている.キメラ抗体とすることで抗原性が低下したため,クローン病治療薬(1998年)や,関節リウマチ,乾癬,強直性脊椎炎,潰瘍性大腸炎などの治療薬として利用されている.

　TNFαを分子標的とする抗体医薬には,インフリキシマブのほかにヒト抗体である**ゴリムマブ**(golimumab,シンポニー®)や**アダリムマブ**(adalimumab,ヒュムラ®)がある.インフリキシマブはマウスタンパク質を含むキメラ抗体であるため単独で投与すると高い確率で中和抗体を生じるが,ヒト抗体であるアダリムマブは中和抗体による効果減弱が起こりにくい.このため,インフリキシマブでは,中和抗体の産生を抑制するメトトレキサート(MTX)の併用が必須であるのに対し,アダリムマブは単独でも有効性が高く,MTXの併用は必須ではない(ただしMTXの併用でさらに有効性が高まることが確認されている).また,**トシリズマブ**(tocilizumab,アクテムラ®)は,炎症に関与するIL-6の受容体を認識するヒト化抗体で,

---

COLUMN　抗体医薬品の名称

　抗体医薬品の一般名の命名では,「-mab」ステムが使われる.これに,薬効や抗体の由来を示すサブステムを組み合わせる(接頭語,サブステムA,サブステムB,ステム「-mab」)ことで一般名が決められる.サブステムAは抗体医薬品の標的部位を示し,サブステムBはモノクローナル抗体の種類を示す.マウス抗体は「-omab」,キメラ抗体は「-ximab」,ヒト化抗体は「-zumab」,ヒト抗体は「-umab」である.モノクローナル抗体が,ポリエチレングリコールで修飾されている場合や薬物と架橋している場合は,それぞれ語尾に「pegol」および「薬物名」を追加する.このように,一般名を見ればどのような抗体医薬品かを読み取ることができる.

表① サブステムAの意味

標的部位	2009年以前	2009年以降
腫瘍	-tu(m)-	-t(u)-
免疫調節	-li(m)-	-l(i)-
インターロイキン類		-k(i)-
心臓血管系	-ci(r)-	-c(i)-
骨	-os-	-o(s)-
ウイルス	-vi(r)-	-v(i)-
細菌類	-ba(c)-	-b(a)-

可溶性および膜結合性のIL-6受容体に結合し，IL-6の活性発現を抑制する．

一方，**エタネルセプト**(etanercept，エンブレム®)は，TNF(TNFαおよびTNFβ)を認識する完全ヒト型可溶性TNF受容体とヒト抗体(IgG1)のFc領域からなる融合タンパク質である(図13-7)．おとり受容体としてTNFを補足し，細胞表面の本来の受容体との結合を阻害する関節リウマチ薬として使われている．なお，語尾の「-cept」は，受容体分子を表すステムであり，「-nercept」は，TNFα受容体に共通のステムである．**アバタセプト**(abatacept，オレンシア®)は，T細胞からのIL-2産生を抑制する因子をヒト抗体(IgG1)のFc領域に融合させた抗体医薬で，抗原提示細胞の受容体に結合することで免疫抑制作用を示す．関節リウマチの発症に関与するT細胞の活性化などを抑制し，関節リウマチの治療に用いられる．これら遺伝子組換え技術でつくられた抗体医薬を表13-1にまとめた．

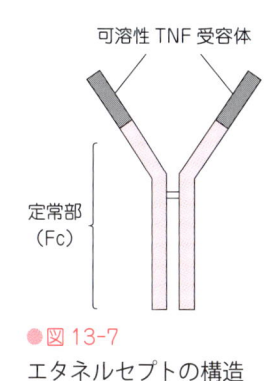

●図13-7 エタネルセプトの構造

13.4 スフィンゴシン 1-リン酸受容体調節薬

リンパ球(lymphocyte)は末梢血の白血球に含まれる成分で，NK細胞，B

●表13-1 遺伝子組換えによってつくられた免疫抑制薬

一般名	分子標的	生物製剤の種類	用途	作用
インフリキシマブ	TNFα	キメラ抗体	関節リウマチ クローン病など	可溶性TNFαの生理活性の中和 膜結合型TNFα発現細胞の障害
アダリムマブ	TNFα	ヒト抗体	関節リウマチ クローン病など	インフリキシマブに同じ
ゴリムマブ	TNFα	ヒト抗体	関節リウマチ	インフリキシマブに同じ
エタネルセプト	TNFα/LTα (LTα=TNFβ)	可溶性TNF受容体とヒトIgG1のFc領域の融合タンパク質	関節リウマチ	完全ヒト型可溶性TNF受容体-Fc融合タンパク質で，TNFαおよびLTαをおとり受容体として補足し，細胞表面の本来の受容体との結合を阻害する
トシリズマブ	IL-6受容体	ヒト化抗体	関節リウマチ キャッスルマン病	IL-6受容体に結合し，IL-6の活性発現を抑制する
アバタセプト	CD80/CD86	CTLA-4の細胞外ドメインとヒトIgG1のFc領域の融合タンパク質	関節リウマチ	抗原提示細胞のCD80/CD86に結合し，CD28を介した共刺激シグナルを阻害する．T細胞選択的共刺激調節薬
カナキヌマブ	IL-1β	ヒト抗体	クリオピリン関連周期性症候群など	IL-1βに結合し，受容体への結合を阻害する
バシリキシマブ	IL-2	キメラ抗体	腎移植後の急性拒絶反応の抑制	IL-2の受容体への結合の阻害

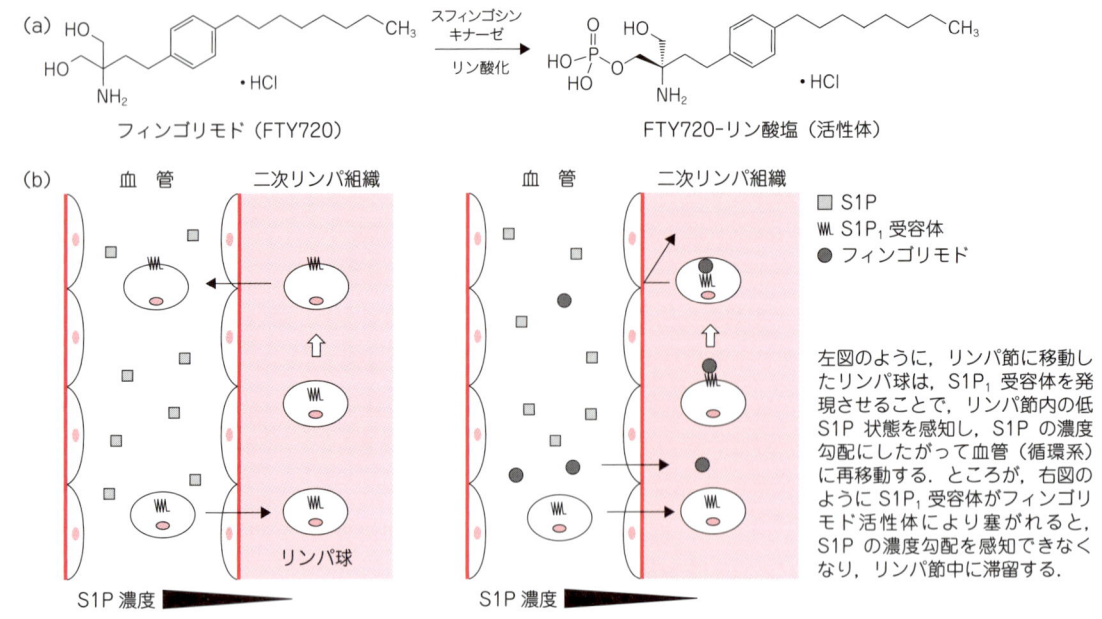

● 図13-8 フィンゴリモドの活性化(a)とその作用(b)

細胞（Bリンパ球），T細胞（Tリンパ球）などがある．抗体産生やT細胞がかかわる細胞性免疫に携わり，免疫系の中心的機能を担っている．骨髄で未熟な状態で産出された後，胸腺（T細胞）や骨髄など（B細胞）で成熟し，リンパ節に移動する．フィンゴリモドは，スフィンゴシン 1-リン酸(S1P)受容体を調節することで，リンパ球をリンパ節に閉じ込めて末梢血のリンパ球数を下げる免疫抑制薬である．日本で創製され，2010年に多発性硬化症治療薬として承認された．

スフィンゴシン 1-リン酸(S1P)受容体は $S1P_1 \sim S1P_5$ の5種類のサブタイプからなるGタンパク質共役受容体で，サブタイプ $S1P_1$ 受容体はリンパ節などの二次リンパ組織からのリンパ球放出に深くかかわっている．リンパ節ではS1Pの濃度が血液中よりも低く保たれており，血液からリンパ節に移行したリンパ球はこのS1Pの濃度勾配にしたがってリンパ節から循環系に再移送される．リンパ球上のS1P受容体の機能が低下すれば，リンパ球はS1Pの濃度勾配を感知できなくなりリンパ節から放出されなくなる．その結果，末梢血中の循環リンパ球数は著しく減少し，免疫機能が抑制される．フィンゴリモドは生体内でスフィンゴシンキナーゼによりリン酸化体に変換され，これが $S1P_1$ 受容体にアゴニストとして結合し，$S1P_1$ 受容体の内在化と分解を誘導する「機能的アンタゴニスト」として作用する（図13-8）．

フィンゴリモド塩酸塩は，冬虫夏草の一種である *Isaria sinclairii* 由来の天然物であるマイリオシン（Immunosuppressive Principle-1；ISP-1）の構造変換により創製された（図13-9）．冬虫夏草菌類の培養液上清の免疫抑制活性試験（MLR，同種リンパ球混合反応）によって見つけられたマイリオシン

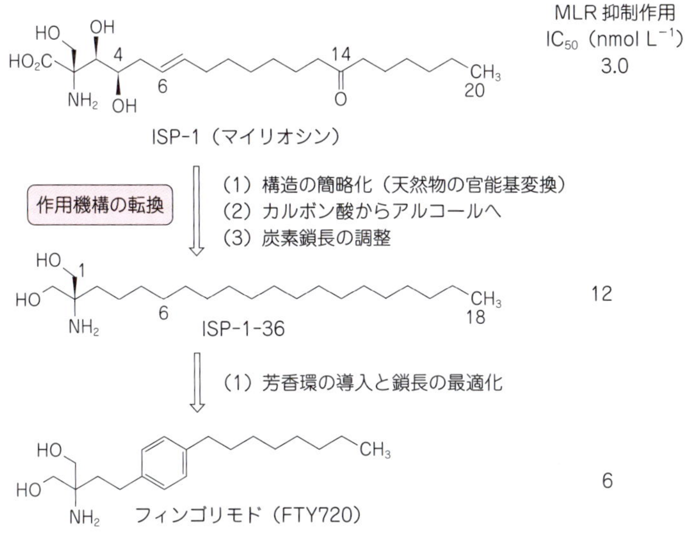

●図 13-9 フィンゴリモドの開発経緯

は，シクロスポリンよりも強力な免疫抑制活性を示した．しかし，その構造最適化を進める過程で合成された化合物（IPS-1-36 など）はシクロスポリンとは異なる作用機構——S1P 受容体アゴニスト作用——によって免疫抑制作用を示すことがわかった．これらの化合物は低毒性でありながら強力な免疫抑制作用を示し，立体配座を固定できる芳香環の導入などによってフィンゴリモドへと誘導された．なお，フィンゴリモドの二つのヒドロキシ基のうち，Pro-(S)配置のヒドロキシ基がスフィンゴシンキナーゼにより選択的にリン酸化され，そのリン酸化体が免疫抑制活性に重要である．

13.5 非特異的免疫抑制薬

非特異的免疫抑制薬は，免疫系の細胞の増殖・分化に必要な核酸合成を阻害したり核酸自体へ作用したりすることにより免疫系の活性を抑制する（図13-10）．この作用機序から，抗がん剤として使われるものもある．しかし，これらの薬剤の作用は非特異的であり，副作用も多い．

シクロホスファミドは DNA アルキル化剤であり，増殖が盛んな免疫細胞系のグアニン塩基を修飾して核酸の機能を阻害する．その活性化にシトクロム P450（CYP）のサブタイプ（CYP2B6）による代謝活性化が必要なプロドラッグである（第 12 章を参照）．細胞の核酸合成には，新たに生合成を行う *de novo* 経路と分解によって生じる遊離塩基を再利用するサルベージ経路があるが，レフルノミドは *de novo* 核酸合成経路を阻害する（図 13-11）．レフルノミドはイソキサゾール系の抗リウマチ薬として用いられ，*de novo* ピリミジン生合成にかかわる酵素ジヒドロオロテートデヒドロゲナーゼ（DHODH）を阻害し，自己反応性活性リンパ球の増殖抑制作用を示す．この

シクロフォスファミド　　レフルノミド　　アザチオプリン

ミゾリビン　　メトトレキサート

●図 13-10　非特異的免疫抑制薬

薬剤もプロドラッグであり，活性代謝物 A771726 へ変換されて活性を発現する．

　アザチオプリンは生体内で 6-メルカプトプリン（6-MP）に分解され，これがチオイノシン酸を経て 6-チオグアニンヌクレオチド（6-TGN）に変換され，DNA へ取り込まれて細胞障害作用を発揮する．また，チオイノシン酸およびそのメチル化体は，プリンヌクレオチド合成に不可欠な反応を阻害する（図 13-12）．

　ミゾリビンは糸状菌 *Eupenicillium brefeldianum* 由来のイミダゾール系核酸関連分子で，リンパ球内での核酸の *de novo* プリン合成系を阻害する代謝拮抗物質である．腎移植における拒否反応の抑制，ループス腎炎や関節リウマチに使用される．ミゾリビンはリンパ球細胞内でモノリン酸体にリン酸化された後，プリン合成系のイノシン酸（IMP）をキサントシン 1-リン酸（XMP）に変換する IMP デヒドロゲナーゼを特異的に競合阻害する（図 13-13）．これにより GMP 合成が阻害され細胞周期の S 期における DNA 合成の抑制が生じ，T リンパ球および B リンパ球の分裂および増殖が阻害され

レフルノミド　→　A771726（活性体）

de novo 経路
グルタミン + 2ATP + HCO_3^-　⇒⇒　→　阻害 DHODH　→　⇒⇒　ピリミジンヌクレオチド　⇒　DNA, RNA 合成

サルベージ経路
ピリミジン塩基
ピリミジンヌクレオチド

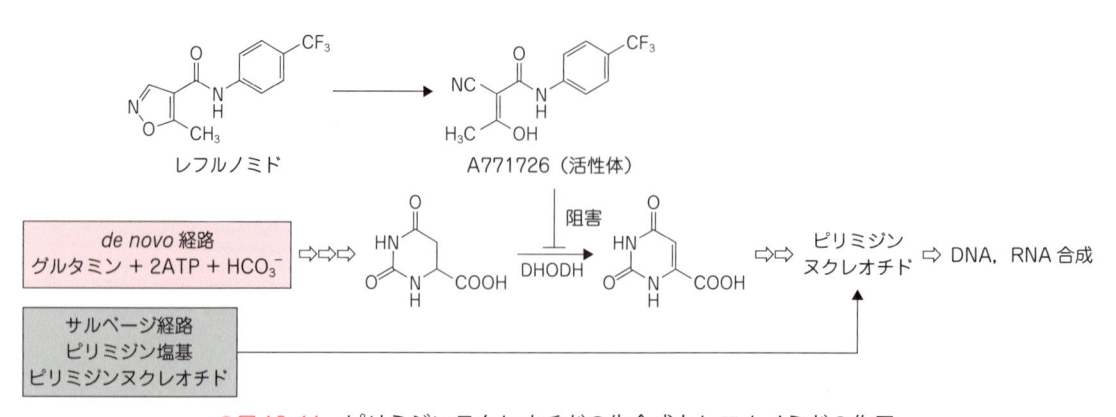

●図 13-11　ピリミジンヌクレオチドの生合成とレフルノミドの作用

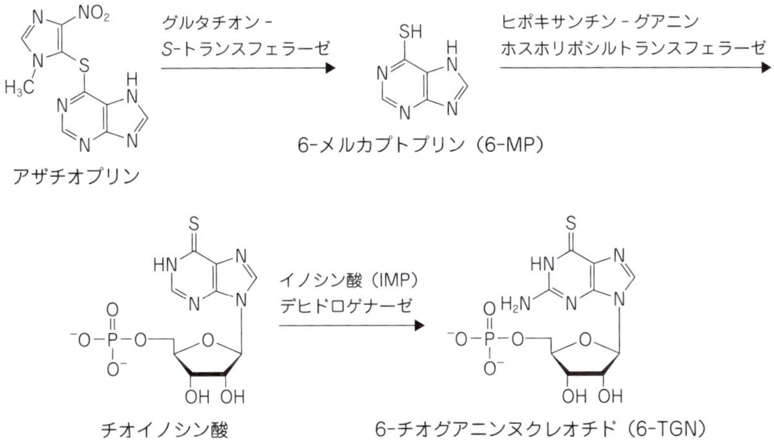

●図 13-12　アザチオプリンの活性化と代謝拮抗

る．しかし，リンパ球以外の細胞では核酸合成にサルベージ経路も利用できるため，ミゾリビン作用の影響が少ない．メトトレキサートは，葉酸から，核酸合成に必須な活性型葉酸への還元を司るDHFR（dihydrofolate reductase）の活性を阻害し，チミジル酸およびプリン合成を阻害する（第12章を参照）．

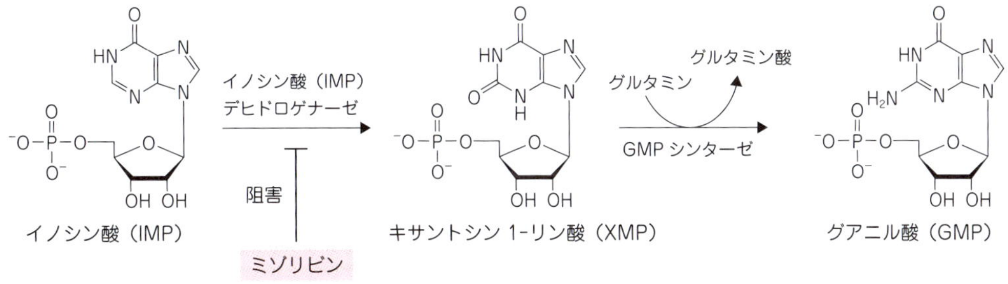

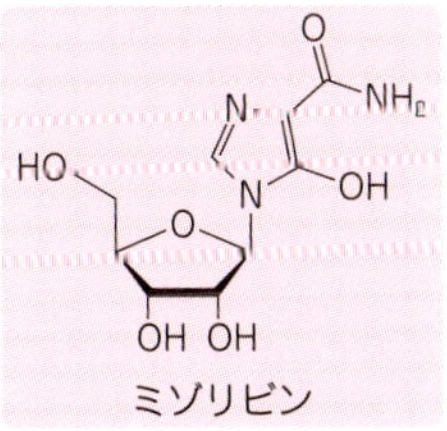

●図 13-13　ミゾリビンの作用機序

第14章 中枢系に作用する薬剤

　中枢系に作用する薬剤にはさまざまな化合物があるが，本章では脳内の神経伝達系を標的とした薬剤に焦点を絞って説明する．対象疾患として認知症と統合失調症を取り上げ，その治療薬開発の経緯について述べる．

14.1 認知症治療薬

　認知症とは，何らかの理由による損傷や機能低下により脳の精神活動に障害が起こり，おおよそ6か月以上生活上の支障が継続する状態をさす．物忘れなどの記憶障害，着替えや道具を使った作業や目的にかなった行動がうまくできない（失行），言葉がでない・相手のいっていることが理解できない（失語），物事を計画し順序立てて行うことができない（実行機能障害）などの症状がある．さらに，徘徊や攻撃的行動，焦燥，抑うつ，幻覚・妄想などの症状を伴うことや人格そのものの崩壊に至ることもある．日本における認知症の患者数は，2010年ではおよそ250万人と推定されているが，高齢化が進むにつれてその患者数は2020年には348万人，2030年には420万人に達するといわれている．

　認知症の原因疾患でもっとも多いのは，脳の細胞がゆっくり死んでいく「変性疾患」とよばれる病気であり，アルツハイマー病型認知症，前頭・側頭型認知症，レビー小体型認知症がこれにあたる．ついで，脳梗塞や脳出血，脳動脈硬化などによって神経細胞に栄養や酸素が行き渡らなくなり，その部分の神経細胞が死んだり神経のネットワークが壊れてしまったりする脳血管性認知症がある．本節では，**アルツハイマー病型認知症**（Alzheimer disease；AD）の対処療法治療薬について述べる．

14.1.1 アルツハイマー病とコリン作動神経

　1907年に発見された最初のアルツハイマー病（AD）患者は，50代で記憶

障害ならびに自分がどこにいるかわからないという障害を起こし，4年後に死亡した．この患者を発見したアロイス・アルツハイマー博士は，患者の萎縮した脳に，神経原線維の変性と大脳皮質表面の老人斑を見いだした．ADは，大脳皮質を中心として脳の広い領域で神経細胞が失われ多数の老人斑と神経原線維の変性が出現し，記銘力障害，見当障害，精神障害などが起こる疾患とされている．

　1970年代半ばに，AD患者の大脳皮質あるいは海馬ではアセチルコリン(ACh)の生合成酵素であるアセチルコリントランスフェラーゼ(ChAT)の活性が顕著に低下していると報告された．一方で，脳内のコリン作動系神経の活動を阻害すると認知障害や精神攪乱を生じることが薬理学の分野で知られていた．また，ACh受容体遮断薬であるスコポラミンを健常人に投与すると老年期にみられる健忘症とよく似た症状が引き起こされること，スコポラミンはヒトを含むいろいろな動物で一過性の学習障害を引き起こすことなどが多くの研究で確認されるようになった．こうして，コリン作動性神経が学習記憶を含む認知機能に深くかかわっていると考えられるようになり，1980年代には，脳内コリン作動性神経の障害が本質的な病態であるとするコリン仮説が提唱されるに至った．

　副交感神経節の化学伝達物質であるAChはChATによりAc-CoAとコリンから合成され，シナプス前膜からシナプス間隙に放出される．放出されたAChはシナプス後膜上のACh受容体と結合し，脱分極による神経伝達を起こす．続く神経伝達に対応するためにはすみやかな再分極が必要であり，受容体に結合したAChはアセチルコリンエステラーゼ(AChE)によってすみやかにコリンに加水分解される(図14-1)．

　コリン仮説では，ACh系神経を賦活化しシナプス間隙のACh濃度を高めれば，AD症状を改善できるとしている．そのためには，ⅰ) シナプス前膜からのAChの放出を促進する，ⅱ) AChEを阻害してシナプス間隙のACh濃度を高める，ⅲ) シナプス後膜上のACh受容体にアゴニストを結合させる，といったアプローチが考えられる．AD治療薬の開発では，まず上記

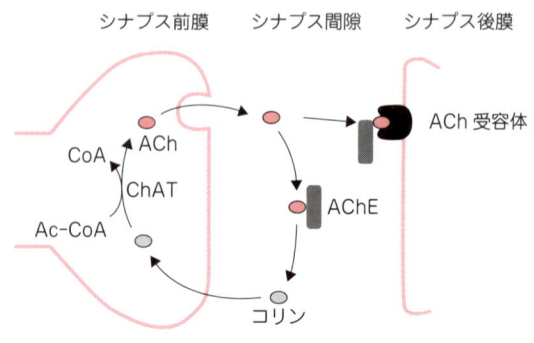

●図14-1　アセチルコリン(ACh)の生成と分解

ⅱ) の AChE 阻害薬の開発が試みられた.

14.1.2 アセチルコリン系神経賦活薬

記憶機能の改善効果が確認されている AChE 阻害剤にフィゾスチグミンがある. しかし, 効果が現れるのに時間がかかり, コリン作動性物質が蓄積して悪心・嘔吐・下痢などの副作用を伴うため, 臨床利用には至らなかった. タクリン塩酸塩は抗菌薬開発の過程で見いだされた化合物で, 全般的臨床スコアと認知機能, 日常機能において有意な改善効果が確認された. コリン作動性の副作用や肝毒性の問題はあったが, 最初の AD 治療薬として用いられた. 現在, ACh 系神経賦活薬として, AChE 阻害薬であるドネペジル塩酸塩(アリセプト®), リバスチグミンラクテート(リバスタッチ　パッチ®), ガランタミン(レミニール®)が開発されている(図 14-2).

(a) ドネペジルの開発

ドネペジルは日本の研究者により開発された AChE 阻害薬である. 高脂血症研究の過程で得られた化合物を動物に投与したところ, 中枢性コリン作動性神経の賦活により生じる症状「振戦」を示したことが開発のきっかけになった. この化合物(**1**)は弱いながらも AChE 阻害を示したため, 化合物(**1**)をもとに AChE 阻害活性を指標とした開発が進められた(図 14-3). まず化合物(**1**)のピペラジンをピペリジンに変換することにより, AChE 阻害活性は 37 倍と飛躍的に上昇した(化合物 **2**). ついで, ピペリジン環側鎖部分の構造活性相関研究から, ① ベンズアミドのパラ位にかさ高い官能基を導入する, ② アミド基の窒素にメチル基またはエチル基を導入することなどで, 大きく活性を向上できることがわかった. こうして得られた化合物(**3**)は, ベンズアミドのパラ位にベンジルスルホニル基をもちアミド窒素原子にメチル基を導入した誘導体で, スタート化合物(**1**)と比べると阻害活性は約 21,000 倍に向上している. しかし, 化合物(**3**)の生物学的利用率は 2%

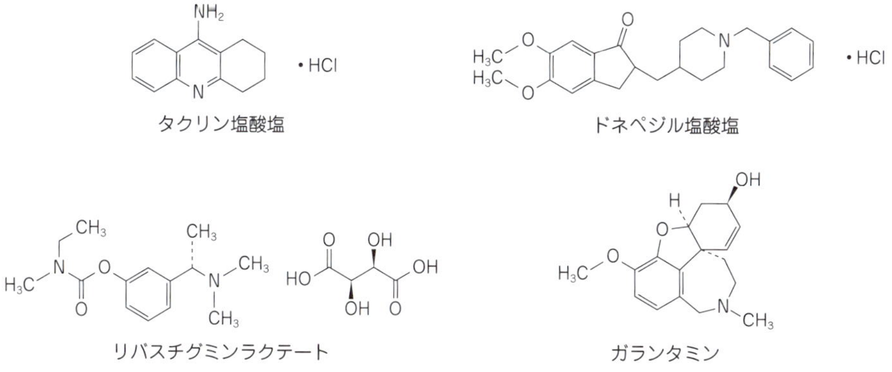

●図 14-2　アセチルコリン系神経賦活薬

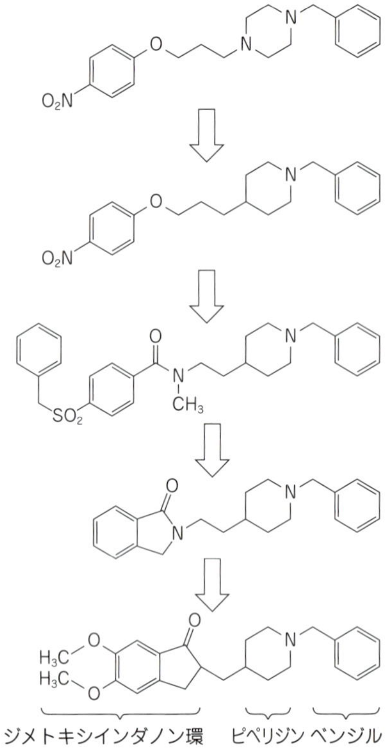

化合物（**1**）：IC$_{50}$ = 12,600 nmol L^{-1}

化合物（**2**）：IC$_{50}$ = 340 nmol L^{-1}

化合物（**3**）：IC$_{50}$ = 0.6 nmol L^{-1}

化合物（**4**）：IC$_{50}$ = 98 nmol L^{-1}

ドネペジル：IC$_{50}$ = 6.7 nmol L^{-1}

ジメトキシインダノン環　ピペリジン　ベンジル

●図 14-3　ドネペジル開発の経緯
IC$_{50}$ 値はラット脳由来の AChE を使用した値．

にとどまり，作用時間が短いなどの薬物動態上の課題もあって臨床導入は見送られた．そこで，薬物動態の改善を目的とした再度の構造変換とスクリーニングを行い，薬物動態での改善がみられたインダノン環をもつ化合物（**4**）を経てドネペジルに到達した．ドネペジルは化合物（**1**）と比べると阻害活性が約 1,880 倍改善され，優れた薬理作用，薬物動態，安全性を示した．AD 治療薬として 1996 年にアメリカで，1996 年に日本で認可され，現在も全世界で使用されている．

(b) そのほかのアセチルコリン系神経賦活薬

リバスチグミン（図 14-2）は経口投与を目的として製剤化が行われ，1997 年にスイスでカプセル剤が承認された．しかし，リバスチグミン経口剤には悪心や嘔吐などの副作用が認められ，これら副作用の軽減を目指して経皮吸収型製剤が開発された．これは 2007 年にアメリカで承認され，その後日本や EU で承認されている．経皮吸収型にしたことで，経口的に服用することが困難な患者や介護者の服薬に関する負担が軽減することも期待されている．

ガランタミン（図 14-2）は，マツユキソウの球根から単離された第三級アルカロイドである．AChE 阻害作用により脳内 ACh 濃度を上昇させるとと

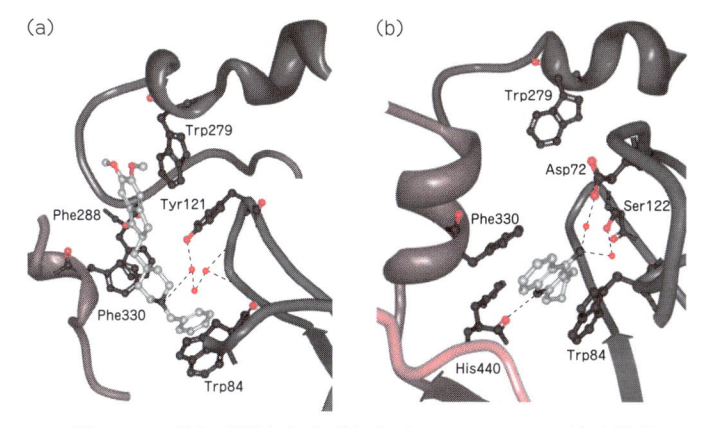

● 図 14-4　ドネペジルおよびタクリンの AChE への結合様式
(a) ドネペジルとヒト AChE の複合体（PDB：4EY7），(b) タクリンとゴマフシビレエイ AChE の複合体（PDB：2CMF）．
ただし，アミノ酸のナンバリングはゴマフシビレエイ AChE のそれによった．● は H_2O を示す

もに，ニコチン性 ACh 受容体の ACh 結合部とは異なる部位（アロステリック部位）に結合してその受容体活性を上げるという二つの薬理作用を併せもつ．日本では，錠剤に加え，嚥下機能の低下による服薬コンプライアンス低下に対応できる口腔内崩壊錠および内用液の剤形が承認されている．

(c) ACh 系神経賦活薬とアセチルコリンエステラーゼ（AChE）との相互作用

　ドネペジルはジメトキシインダノン，ピペリジン，ベンジル，という三つの環状構造からなっている（図 14-3）．これら三つの部位はすべて AChE の活性中心にすっぽりと入り込み，酵素と強く相互作用している（図 14-4a）．ベンジル部分の芳香環は AChE の Trp84 の芳香環と重なる形で相互作用*しており，ピペリジンの荷電した窒素原子は水分子との水素結合を介してTyr121 と相互作用している．ジメトキシインダノン環は Trp279 の芳香環と重なる形で相互作用しており，環上カルボニル基は AChE の主鎖アミド窒素原子と水分子を介して水素結合している．一方，非特異的コリンエステラーゼ阻害薬であるタクリンは，AChE の Trp84，Phe330 との芳香環相互作用や His440 との水素結合，水を介した Ser122 や Asp72 との水素結合が認められるが，ドネペジルのジメトキシインダノン環部分で見られた Trp279 との相互作用がない（図 14-4b）．ドネペジルがタクリンなどのほかの AChE 阻害剤に比べて高い AChE 選択性を示すのは，ドネペジルが AChE の活性中心の広い領域にわたって相互作用していることが一つの理由と考えられる．

π-π相互作用
芳香環のあいだに働く分散力（ロンドン分散力）にもとづく相互作用である．芳香族化合物はπ電子系により非局在化した電子が豊富に存在し，とくにロンドン分散力が強く発現する．二つの芳香環が積み重なる形で安定化する傾向が強いため，スタッキング（積み重ね）相互作用ともよばれる．この相互作用は普通の分子間力よりやや強く，いろいろな分子の立体配座形成やタンパク質との相互作用様式に影響を与えている．

14.1.3　グルタミン酸受容体を標的とした治療薬

　グルタミン酸は脳内における興奮性のシグナル伝達物質であり，学習や記

> **COLUMN　期待されるアルツハイマー病治療薬**
>
> 1984 年，ジョージ・グレナーとカイン・ワンにより，老人斑の主要成分は 40〜43 個のアミノ酸からなるアミロイドβペプチド（Aβ）であることが報告された．Aβはその前駆体タンパク質である APP（amyloid precursor protein）から β-セクレターゼ（β-site APP cleaving enzyme 1；BACE 1）とγ-セクレターゼの作用により産生される．APP 遺伝子は 21 番染色体上にあり，家族性 AD では APP 上の変異のため神経毒性の高い Aβ が過剰に産生される．孤発性 AD についても Aβ が蓄積することから，AD 発症の原因が Aβ の形成とその凝集にあるとする「アミロイド仮説」が提唱されている．BACE 1 あるいはγ-セクレターゼの阻害薬は Aβ 形成を抑える薬物になり得る．また，産生された Aβ の凝集体の形成を抑える薬物も新規薬物候補となる．Aβ 抗体を使って生成した Aβ を除去する療法の開発も進められている．一方，神経原線維変化については，タウタンパク質の異常なリン酸化により神経原線維変化やタウタンパク質が凝集するとする「タウ仮説」が提唱されている．リン酸化タウタンパク質の生成にかかわるリン酸化酵素の阻害薬も治療薬となる可能性がある．さらに，脳の変性は進行性なので，認知症を早期に発見して早期に治療を開始することを可能とする診断科学の進歩がおおいに期待されている．

憶にかかわっている．グルタミン酸受容体の一つである N-methyl-D-aspartate（NMDA）受容体は膜電位依存型のイオンチャネルであり，NMDA 受容体の過剰な活性化は，AD だけではなくパーキンソン病，ハンチントン病，筋萎縮性側索硬化症（ALS）などの神経変性疾患の発症にもかかわっていると考えられている．AD ではグルタミン酸がつねに放出されている状態にあり，これによりグルタミン酸放出にかかわる細胞が死ぬ，あるいはグルタミン酸放出による神経障害などによって記憶が困難になる，と考えられた．メマンチン（メマリー®）は選択的に NMDA 受容体と拮抗する AD 治療薬として開発され，2002 年に EU，2003 年にアメリカ，2011 年に日本で承認されている．認知機能障害の進行を抑え，言語や注意，実行および視空間能力などの悪化を抑制することが認められている．

メマンチン

14.2　統合失調症治療薬

精神疾患のため医療機関にかかる患者数は近年大幅に増加しており，2011 年には 320 万人に達している．疾患内訳は，多いものからうつ病，統合失調症，不安障害，認知症である．統合失調症は，人種や民族，性別を問わず人口の 0.7〜1%（日本では約 130 人に 1 人）の割合で罹患するといわれている．その症状には，幻覚および妄想，神経性興奮などの陽性症状と，情動の平板化・感情的引きこもりや運動減退などの陰性症状がある．青年期に発病することが多く，病状が進行すると人格だけでなく感情・行動などの点でも荒廃状態に陥ることがある．統合失調症治療薬の進展に伴い，統合失調症は脳の神経伝達物質による神経伝達の過剰な活性化もしくは不活性化に原因がある

ことが明らかにされてきた．本節では，神経伝達物質によるシナプス間隙での神経伝達メカニズムに基づく統合失調症治療薬の開発について述べる．

14.2.1 クロルプロマジンの発見と展開

抗ヒスタミン薬の一つにフェノチアジン化合物がある．この化合物が示す眠気を催したり乗り物酔いを起こしにくくしたりする作用は，本来の抗ヒスタミン薬の作用の強さとは無関係であることがわかってきた．また，フランスの外科医であるアンリ・ラボリ(1914～1995)は，外科手術時のショック予防のために麻酔薬や鎮痛薬に少量のメピラミンやプロメサジンなどの抗ヒスタミン薬を併用するうちに，プロメサジンがショック死予防のみならず手術に対する不安感を減らすのにも有効であることに気づいた．この作用は抗ヒスタミン薬に伴う特異な中枢神経安定作用によるものと考えられたため，フェノチアジン系化合物の中枢作用についてのスクリーニングが行われた．そのなかから抗ヒスタミン作用がきわめて弱いプロマジン，さらにクロルプロマジンが見いだされた(図14-5)．クロルプロマジンはプロメサジンより不安を低減する作用(神経遮断作用)が強く，催眠や抗ヒスタミン作用はほとんどなかった．クロルプロマジンは実際に統合失調症に優れた効果をもつと証明され，日本では1955年に抗精神病薬として販売が承認され開始された．

クロルプロマジンの発見以降，数多くのフェノチアジン化合物が合成され，抗精神病薬としての有用性が証明されている．それらの薬理作用と構造には次のような相関が見いだされている(図14-6)．

① 10位にメチレン3個を介した第三級アミンの構造が必須である．
② 第三級アミンの窒素原子は，第三級アルキルアミン型，ピペリジン型，ピペラジン型の三つの型が有効であり，活性の強さはおおむね，ピペラ

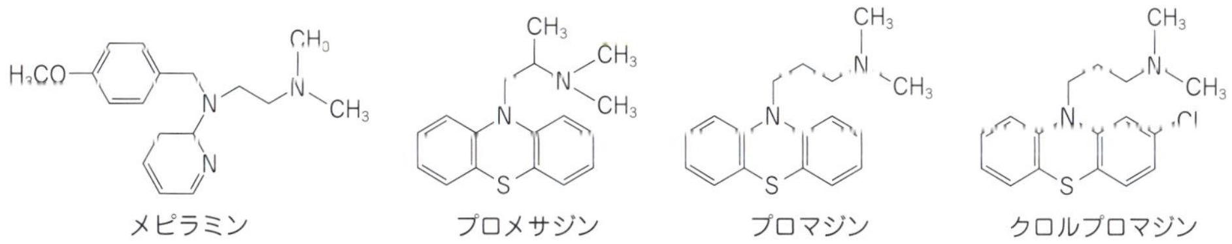

●図14-5　クロルプロマジンに至る化合物の構造

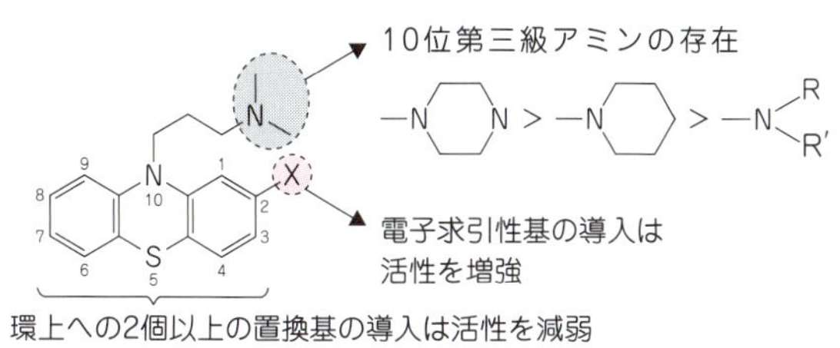

●図14-6　フェノチアジン化合物の基本構造と活性

ジン型＞ピペリジン型＞第三級アルキルアミン型の順である．置換基の型により異なった抗精神病薬としての特性を示す．
③ フェノチアジン環の2位への電子求引性基の導入は，活性を増強する．
④ フェノチアジン環への2個以上の置換基の導入は，活性を減弱する．

14.2.2 ハロペリドールの発見

ブチロフェノン系誘導体であるハロペリドールは，ポール・ヤンセン(1926～2003)により発見され，クロルプロマジンにつぐ抗精神病薬として1958年に発売された．ヤンセンは鎮痛薬であるペチジンのN-メチル基を変換してより強力な鎮痛薬を開発することをめざし，プロピオフェノン誘導体，ブチロフェノン誘導体(図14-7)を合成していた．この過程でブチロフェノン誘導体がモルヒネ様鎮痛効果に加えてクロルプロマジン様の中枢作用を示したため，鎮痛作用のない抗精神病薬開発に方針を変え，ハロペリドールに至った．ハロペリドールは，鎮痛作用がまったくなくクロルプロマジンよりはるかに効果が強力であった．さらに，作用発現が速いうえに持続性があり，かつ自律神経系にほとんど影響を及ぼさないという特性を示した．

ブチロフェノン系誘導体の合成研究から見いだされた薬理作用と構造との相関をまとめると以下のようになる(図14-8)．

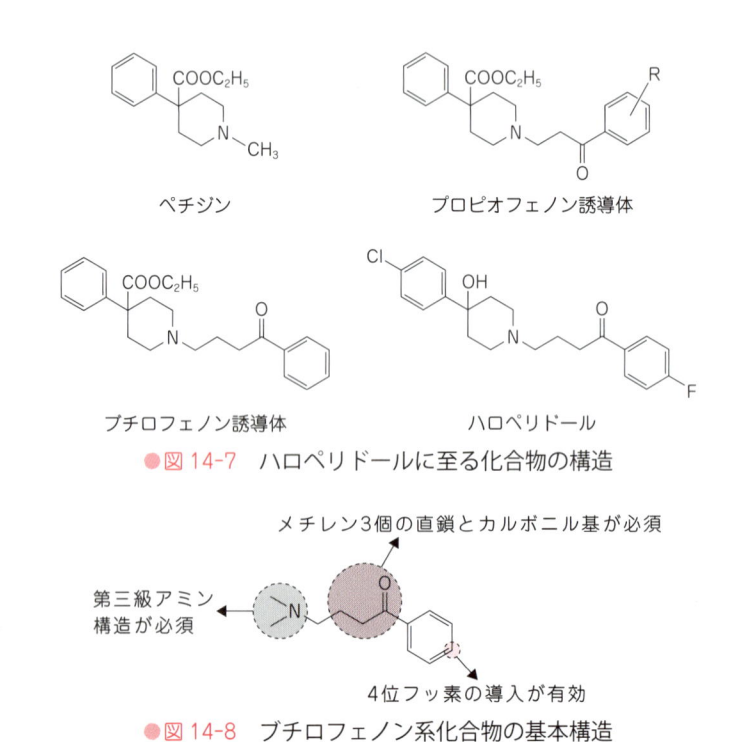

● 図14-7 ハロペリドールに至る化合物の構造

● 図14-8 ブチロフェノン系化合物の基本構造

① メチレン3個の直鎖構造とカルボニル基が必須であり，ブチロフェンが基本構造である．カルボニル基はフェニル基で置換することができる．
② ブチロフェンの末端炭素原子に第三級アミンの構造が必須である．通常はピペリジン環であり，ピペリジン環の4位へのフェニル基，ヒドロキシ基などの導入は，活性を増強する．
③ フェニル基の4位へのフッ素の導入は，活性を増強する．

14.2.3 定型抗精神病薬

1960年代になると，クロルプロマジン，ハロペリドールなどの抗精神病薬がドパミン受容体に対する拮抗作用をもつとわかり，統合失調症にかかわる受容体の作用と神経伝達機構に関する理解が深まった．ドパミンはカテコールアミンの一種で，中枢神経系の伝達物質および末梢のシグナル伝達物質として働く．生体内のドパミンはチロシンから合成され(図14-9)，トランスポーターにより細胞内の小胞に取り込まれる．シナプス前部からシナプス間隙に遊離されたドパミンはシナプス後膜に存在する受容体に結合する．ドパミン作動性神経系はおもに中脳に認められ，黒質，腹側被蓋野のドパミン神経が線条体および辺縁系へ投射している．線条体は中枢神経に含まれる全ドパミンの約80％を含み，中脳-辺縁系は動物の行動や情動に関与するといわれている(図14-10)．

ドパミン受容体には $D_{1〜5}$ の五つのサブタイプが存在し，すべてGタンパク質共役型である．アデニル酸シクラーゼを活性化する D_1 様受容体(D_1, D_5)と，アデニル酸シクラーゼを抑制する D_2 様受容体(D_2, D_3, D_4)に大きく分かれる．このうち，抗精神病薬の作用には D_2 受容体が深くかかわっており，ドパミン受容体の活性化によって精神的症状が引き起こされるとする「統合失調症におけるドパミン過剰仮説」が提唱されている．辺縁系のドパミン神経伝達が異常に亢進すると感情や外部感覚情報などが正常に処理されなくなり，陽性症状が現れる．一方，大脳皮質の前頭葉に分布するドパミン

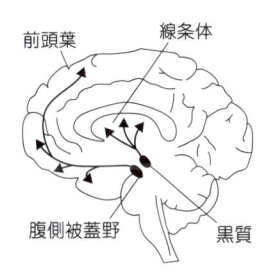

● 図14-10
脳のドパミン作動性神経系

● 図14-9 カテコールアミンの生合成経路

神経の活性が低下すると，感情の平板化や思考力低下による陰性症状が現れる．D_2受容体を遮断するクロルプロマジン，ハロペリドールを代表とする抗精神病薬は，定型抗精神病薬といわれている．

14.2.4 神経伝達機序にもとづく新たな抗精神病薬の開発（非定型抗精神病薬）

クロルプロマジンおよびハロペリドールは陽性症状を効果的に改善したが，陰性症状に対する効果は不十分だった．また，信号伝達が正常に行われている運動機能や内分泌を制御するD_2受容体にも結合し，アカシジア（着座不能），ジストニア（コントロールできない筋痙攣），パーキンソン様運動障害などの症状が現れる．これらの症状はその機能を制御する部分にちなんで，錐体外路症状（Extra-Pyramidal Symptoms；EPS）とよばれている．このような定型抗精神病薬のもつ問題点を解決するため，新たな抗精神病薬の開発が進められた．

(a) 選択的セロトニン 5-HT_{2A} 受容体アンタゴニスト

セロトニンはドパミンと並んで神経伝達に深くかかわっている神経伝達物質で，トリプトファンから生合成される（図14-11a）．セロトニン神経は脳幹にある縫線核から軸索を伸ばして，大脳皮質，線条体，海馬などに神経終末を投射している．ドパミン神経系と深い関係にあるのはセロトニン 5-HT_{2A} 受容体と考えられている．セロトニン 5-HT_{2A} 受容体はドパミン神経のシナプス前部と細胞体に豊富に存在し，ドパミンの生合成とシナプス間隙への放出を抑制している．このため，セロトニン 5-HT_{2A} 受容体アンタゴニストはドパミンのシナプス間隙への放出を促し，ドパミン神経の神経発火を増大させる方向に働く（図14-11b）．

選択的セロトニン 5-HT_{2A} 受容体アンタゴニストであるリタンセリンは抗精神病薬と併用することにより，統合失調症の陰性症状を改善し錐体外路系副作用を軽減する．強力なD_2受容体アンタゴニストであるリスペリドンは，同時にセロトニン 5-HT_{2A} 受容体のアンタゴニストでもある（serotonin-dopamin antagonist；SDA）．陽性症状だけでなく陰性症状も改善し，錐体外路系副作用が少ない．

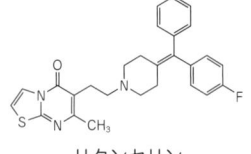

リタンセリン

リスペリドン

(b) 多元作用型受容体標的抗精神病薬

クロザピン（図14-12）は三環系抗うつ薬の開発中に合成され，その臨床効果が確認された．クロザピンは陽性症状，陰性症状ともに効果的に改善する．錐体外路系副作用をほとんど伴わないが，無顆粒球症という重篤な副作用があった．しかし，クロザピンは既存薬が反応しない治療抵抗性統合失調症に有効だったため，この治療薬として承認された．その後，クロザピンの構造修飾により無顆粒球症を伴わないオランザピンが発見された（図14-

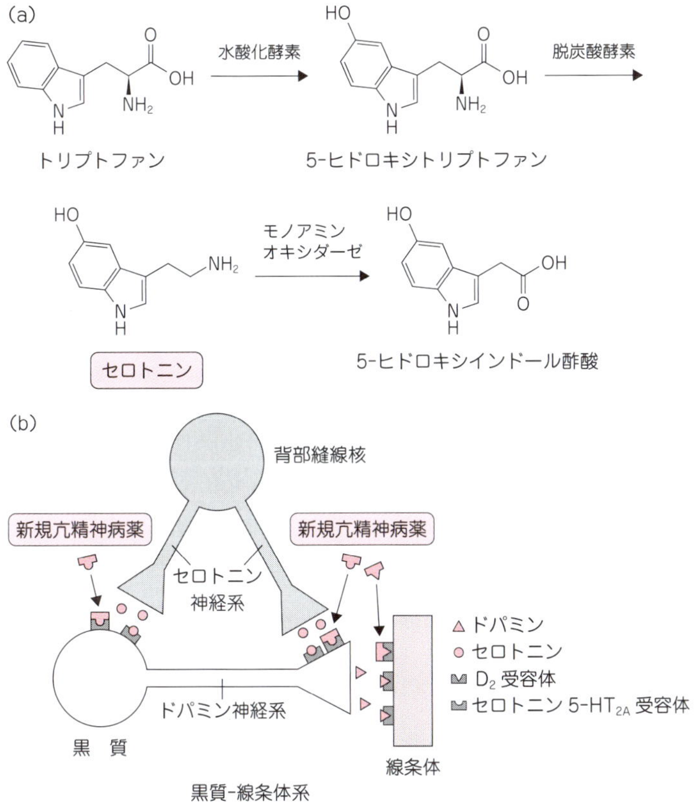

●図14-11 セロトニンの生合成経路およびアンタゴニスト作用
(a) セロトニンの生合成, (b) セロトニン 5-HT$_{2A}$ 受容体アンタゴニストの作用.

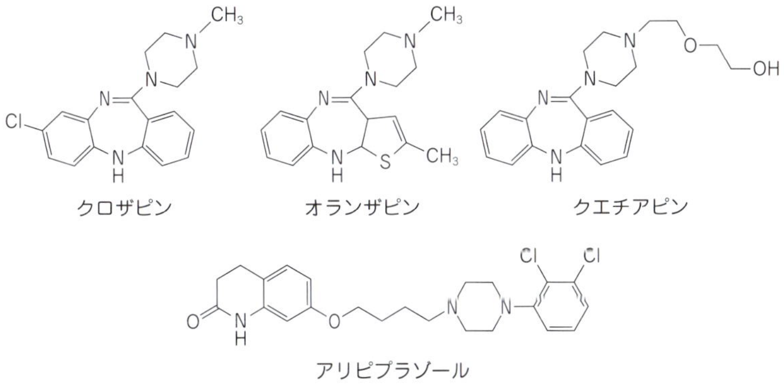

●図14-12 多元作用型受容体標的抗精神病薬の構造

12). オランザピンはSDA系薬剤と同様のプロファイルをもち, そのほかの受容体にも比較的高い親和性を示すことから, **多元作用型受容体標的抗精神病薬**(multi-acting receptor-targeting antipsychotic; MARTA)とよばれている. クエチアピンもMARTAに分類される抗精神病薬である.

神経伝達にかかわる受容体はそのほとんどがシナプス後部に存在するが, シナプス前部にも受容体(伝達物質自己受容体, auto-receptor)が存在し,

神経伝達物質の生合成および放出を抑制的に制御していると考えられている．したがって，ドパミンの自己受容体アゴニストは ESP の少ない抗精神病薬となりうる．この仮説にもとづいて開発がすすめられたアリピプラゾールは，ハロペリドールと同等のシナプス後部位の D_2 受容体拮抗作用およびドパミン自己受容体作動作用をもち，ESP につながるカタレプシー（全身強直症）を引き起こす作用が少ないという特徴がある．アリピプラゾールは，陽性症状・陰性症状だけでなく認知機能も改善し，錐体外路系の副作用が少ないことなどが証明され，世界ではじめての D_2 受容体部分作動薬抗精神病薬として承認された(2002年)．

クロルプロマジンおよびハロペリドールが定型抗精神病薬とよばれるのに対して，リスペリドンをはじめとする SDA 系薬剤や，クロザピンをプロトタイプとするオランザピン，ドパミン自己受容体作動薬であるアリピプラゾールは非定型抗精神病薬とよばれている．非定型抗精神病薬は定型抗精神病薬に比べて陰性症状を改善し，錐体外路系副作用が少ないため，統合失調症の薬物療法に用いられる抗精神薬の主流となっている．

索　引

英数字

abl 遺伝子	155
ACE	84, 89
ACh	176
──系神経賦活薬	177
AChE	176
──選択性	179
──阻害薬	177
AD（Alzheimer disease）	175
ADCC	167
ADME	7
ARB	92
AT-II 受容体	94
AUC	9
bioisoster	34
B 細胞非ホジキンリンパ腫	161
CDC	167
COX	56
── -2 選択的阻害薬	69
── -3	69
CysLTs	59
D 様受容体	183
DFG-in 型	154
DFG-out 型	155
DNA アルキル化剤	171
DNA トポイソメラーゼ	147
DPP-4	113
EPS（Extra-Pyramidal Symptoms）	184
ErbB	153
Fab	167
Fc	167
FK506 結合タンパク質	165
GIP	113
GLP-1	113
GP（good practice）	11
GPCR（G protein coupled receptor）	23
G タンパク質共役型受容体	23
H_2 受容体拮抗薬	72
HAART	139
HbA1c	109
HDL	100
H^+/K^+-ATP アーゼプロトンポンプ	72
HMG-CoA	101
──還元酵素	103
HTS	9
in silico スクリーニング	9
LDL	100
lead optimization	36
Lineweaver-Burk プロット	21
Lipinski 則	38
MARTA（multi-acting receptor-targeting antipsychotic）	185
Michaelis-Menten 式	21
ML-236B	104
NFAT	165
NMDA 受容体（*N*-methyl-D-aspartate 受容体）	180
NSAID	66
PGD_2 受容体	59
PGG_2	56
PGH_2	56
PGI_2	58
PK	10
PLA_2	61
PMS	13
POTELLIGENT® 技術	161
PPARγ	112
RAA 昇圧系	84
rule of five	38
S1P 受容体	169
SERM（selective estrogen receptor modulator）	27
SN-38	149
SNP（single nucleotide polymorphism）	39
structure-based drug design	17
SU 薬	112
T_{max}	9
TNFα	167
t-PA（tissue plasminogen activator）	41
TS-1	147
unmet medical need	7
VLDL	100
β ブロッカー	84
β ラクタマーゼ	127
β ラクタム	124
──系抗生物質	123
1 型糖尿病	110
2 型糖尿病	111
5-FU	15, 146
5-リポキシゲナーゼ	58
6-アミノペニシラン酸	126
6-メルカプトプリン	172

あ

アゴニスト	25
アザチオプリン	172
アシクロビル	133
アジソン病	61
アジリジン環	143
アスパルティックプロテアーゼ	95
アスピリン	3, 66
アズロシリン	128
アセチルコリン	71, 176
──エステラーゼ	176
アセチルサリチル酸	67
アセトアミノフェン	69
アセブトロール	48, 50
アセメタシン	68
アダリムマブ	42, 168
アテノロール	48
アトピー性皮膚炎	165
アトルバスタチン	106

アドレナリン	46, 109
アナストロゾール	159
アバタセプト	169
アミノピリン	69
アムシノニド	64
アラキドン酸	56
——酸化酵素	58
アリスキレン	95
アリピプラゾール	186
アルキル化剤	142
アルツハイマー病型認知症	175
アロマターゼ阻害薬	159
アンジオテンシンⅠ変換酵素	84
アンジオテンシンⅡ受容体拮抗薬	92
安全域	15
アンタゴニスト	25
アントラサイクリン系抗生物質	152
アンピシリン	128
イソプレナリン	46, 47
イソプロピルアンチピリン	69
一塩基多型	39
イブプロフェン	36, 69
イブリツモマブ	161
イホスファミド	142
イマチニブ	153, 155, 156
イムノフィリン	165
イリノテカン	147
インクレチン	113
インスリン	41, 109
陰性症状	184
インターカレーション	18, 152
インターカレート	152
インターロイキン-2	164
インドメタシン	36, 67
——ファルネシル	68
インドール酢酸系抗炎症薬	67
インバースアゴニスト	26
インフリキシマブ	167
エキセナチド	114
エキセメスタン	159
エキセンジン-4	114
エストラムスチンリン酸エステルナトリウム	159
エゼチミブ	102
エソメプラゾール	34, 81
エタネルセプト	169
エチレンイミニウムイオン	143
エトポシド	149
エナラプリル	89
エピトープ	167
エリスロポエチン	42
エリブリン	151
エルロチニブ	157
塩基性抗炎症薬	66
エンケファリン	32
エンジイン構造	161
オキサシリン	127
オキサセフェム	124
オキサペナム	124
オキサリプラチン	144
オザグレル	58
オセルタミビル	135
オータコイド	56
オテラシルカリウム	147
オフロキサシン	33, 132
オメプラゾール	34, 78, 79
オランザピン	184

か

カイロミクロン	100
可逆的阻害薬	20
核内受容体	25
ガストリン	71
カテコールアミン	45
カペシタビン	146
ガランタミン	178
カリケアマイシン	161
カルシウム拮抗薬	84
カルシニューリン	164
——阻害薬	164, 165
カルバセフェム	125
カルバペネム	124
カルボキシペプチターゼA	85
カルボプラチン	144
カルモジュリン	165
関節リウマチ薬	169
(完全)ヒト抗体	167
カンデサルタン	94
カンプトテシン	147
気管支喘息	55
擬似原子概念	34
拮抗薬	25
吉草酸ベタメタゾン	63
キナーゼ	153
——カスケード	25
——阻害薬	153
キニナーゼⅡ	92
キニン-カリクレイン-プロスタグランジン系	92
機能的アンタゴニスト	170
キノロン系合成抗菌薬	150
キメラ抗体	167
ギメラシル	147
逆作動薬	26
局所抗炎症作用	65
虚血性心疾患	83
グアニジルヒスタミン	73
グリコシルトランスファー	125
グリメピリド	112
グルカゴン	109
グルココルチコイド応答エレメント	61
クロキサシリン	127
クロザピン	184
クロベタゾール	64
クロルプロマジン	181
血管内皮細胞増殖因子受容体	158
ケトアシドーシス	109
ゲフィチニブ	157

ゲムツズマブオゾガマイシン	161
降圧利尿薬	84
抗エストロゲン薬	159
抗炎症薬	55
高脂血症	101
鉱質コルチコイド作用	62
抗生物質	122
構造活性相関研究	36
構造最適化	10
酵素阻害薬	122
抗体依存性細胞傷害	158
──作用	167
抗体医薬	42, 164, 165, 166
後天性免疫不全症候群	137
コキシブ系	66
ゴリムマブ	168
コリン仮説	176
コリン作動性神経	176
コルチゾール	61, 109
コルチゾン	61
コレステロール	99

さ

細胞壁合成阻害薬	122
サイレント・キラー	83
酢酸ヒドロコルチゾン	63
作動薬	25
ザナミビル	135
ザフィルルカスト	59
サリチル酸系	66
サルバルサン	122
サルファ剤	123
サルブタモール	53
サルメテロール	54
酸性抗炎症薬	66
ジアゼパム	35
シアル酸	134
ジェネリック	13
シクレソニド	65
シクロオキシゲナーゼ	56
シクロスポリン	165, 171
シクロフィリン	165
ジクロフェナクナトリウム	69
シクロホスファミド	142, 171
ジクロロイソプレナリン	47
自殺基質	20
システイニルロイコトリエン	59
シスプラチン	143
シタグリプチン	118
ジテルペン化合物	150
ジドブジン	138
市販後調査	13
ジヒドロオロテートデヒドロゲナーゼ	171
シプロフロキサシン	132
ジペプチジルペプチダーゼ	113
シメチジン	4, 76
ジャイレース	133
受容体型チロシンキナーゼ	158
受容体機能調節薬	164
シンバスタチン	105
錐体外路症状	184
スタウロスポリン	153
スタチン	102
ステム	168
ステロイド性抗炎症薬	61
スニチニブ	158
スニップ	39
スパルフロキサシン	133
スフィンゴシン 1-リン酸受容体	170
スモン	15
スリンダク	68
スルバクタム	128
スルピリン	69
スルホニル尿素薬	112
スルホンアミド	4
成長ホルモン	109
生物学的製剤	164
生物学的等価体	34
セカンドメッセンジャー	24
セツキシマブ	160
セファゾリン	129
セファレキシン	129
セファロスポリン C	129
セフィキシム	130
セフェム	124
セフォタキシム	130
セフォチアム	130
セフジニル	130
セフメノキシム	130
セフロキシム	130
セラトロダスト	58
セリンプロテアーゼ	113, 131
セレコキシブ	69
セロトニン $5-HT_{2A}$ 受容体	184
選択的エストロゲン受容体調節薬	27, 159
選択毒性	121
組織プラスミノーゲンアクチベータ	41
ソラフェニブ	158

た

大環状化合物	105
代謝拮抗薬	121, 145
ダウノルビシン	149, 152
タクロリムス	165
──結合タンパク質	165
多元作用型受容体標的抗精神病薬	185
多剤排出トランスポーター	28
ダサチニブ	156
タゾバクタム	128
タービュヘイラー	65
タモキシフェン	27, 159
タンパク質合成阻害薬	122
チアブリマミド	75
治験	12
チモプラゾール	78
チューブリン	150

チロシンキナーゼ	153	ハリコンドリン B		151
ツロブテロール	54	ハロペリドール	35,	182
定型抗精神病薬	184	ピオグリタゾン		113
ディストマー	33	ビカルタミド		159
デガフール	146	ビグアナイド系薬剤		112
デキサメタゾン	62, 63	ピコプラゾール		79
テトラヒドロ葉酸	123, 147	微小管		150
テプロタイド	85	非小細胞肺がん		158
テモカプリル	89	ヒスタミン		71
転写促進因子	164	非ステロイド性抗炎症薬		66
統合失調症治療薬	181	ピタバスタチン		106
糖質コルチコイド	62, 164	非定型抗精神病薬		186
冬虫夏草	170	ヒト化抗体		167
ドキソルビシン	149, 152	非特異的免疫抑制薬	164,	171
トシリズマブ	168	ヒト上皮細胞増殖因子受容体		153
ドセタキセル	150	ヒト免疫不全ウイルス		137
ドネペジル	178	ヒドロコルチゾン	61,	63
ドパミン作動性神経系	183	ビノレルビン		150
ドパミンの自己受容体	186	非ピリン系解熱鎮痛薬		69
トポイソメラーゼ阻害薬	147	ピペラシリン		128
トラスツズマブ	160	ピラノ酢酸系		69
トランスポーター	28	ピリン系		69
トリアシルグリセリド	99	ビルダグリプチン		119
トリアムシノロン	62, 64	ビンクリスチン		150
——アセトニド	64	ビンデシン		150
トレミフェン	159	ピンドロール		49
トロンボキサン A$_2$	56	ビンブラスチン		150
——合成酵素阻害薬	57	ファーマコフォア	10,	31

な

内因性交感神経刺激作用	48	ファモチジン		76
内因性リガンド	23	フィラデルフィア変異		153
ナイトロジェンマスタード	142	フィンゴリモド		171
ナリジクス酸	132	フェナセチン		69
二次リンパ組織	170	フェニル酢酸系		69
ニトロソウレア誘導体	143	フェニルプロピオン酸系		69
ニムスチン	142, 143	フェノチアジン化合物		181
ニロチニブ	156	フェノテロール		54
ネダプラチン	144	不可逆的阻害	19,	81
ネビラピン	138	ブチロフェノン系誘導体		182
ネララビン	145	ブデソニド		65
ネルフィナビル	139	部分作動薬		26
ノイラミニダーゼ	134	プラクトロール		48
ノギテカン	147	ブラジキニン		85
ノルアドレナリン	46	プラセボ		12
ノルフロキサシン	132	ブラック		72
		プラバスタチン		104

は

		プランルカスト		59
		プリマミド		74
		フルオシノニド		64
バイオアイソスター	34	フルオシノロン		64
バイオアベイラビリティ	8	——アセトニド		64
バイオ医薬品	41	フルオロウラシル	15,	146
バイオインフォマティクス	39	フルジアゼパム		35
ハイスループットスクリーニング	9	フルタミド		159
バカンピシリン	128	フルダラビンリン酸エステル		145
パクリタキセル	150	フルチカゾンプロピオン酸エステル		65
パーシャルアゴニスト	26, 73	フルバスタチン		106
パーシャルアンタゴニスト	26	フルルビプロフェン　アキセチル		69
白金製剤	143	ブレオマイシン		152

索　引　191

プレドニゾロン	62
プロカテロール	54
プログルメタシン	68
プロスタグランジン D_2 受容体	59
プロスタグランジン G_2	56
プロスタグランジン H_2	56
プロスタサイクリン	58
ブロックバスター	7, 8
プロテインキナーゼC	153
プロドラッグ	89, 172
——型外用抗炎症薬	63
プロトンポンプ	78
——阻害薬	78
プロネサロール	47
プロピオン酸クロベタゾール	64
プロピオン酸デキサメタゾン	63
プロファイル	10
プロブコール	102
プロプラノロール	4, 33, 47
プロペラドメイン	116
プロマジン	181
ブロムペリドール	35
プロントジル	122
分子標的薬	152
分配係数	37
ベクトロメタゾンプロピオン酸エステル	65
ベザフィブラート	102
ベタメタゾン	62
ペナム	124
ペニシリンG	126
ペニシリンV	126
ペニシリン結合タンパク質	20, 125
ペネム	124
ベバシズマブ	160
ペプチドグリカン	125
ペプチドクロスリンク	125
ヘマグルチニン	134
ペメトレキセド	147
ベンダムスチン	142
ホスホリパーゼ A_2	56, 61
補体依存性細胞傷害	158, 167
発作治療薬	55
ホルボールエステル	153
ホルモテロール	54
ホルモン療法薬	159

ま・や・ら

マイクロドーズ試験	11
マイトマイシンC	143
マクロライド	165
マルチキナーゼ阻害薬	158
慢性骨髄性白血病	155
ミゾリビン	173
ミリプラチン	144
メシクレン	127
メタロプロテアーゼ	95

メチアミド	75
メディシナルケミストリー	5
メトトレキサート	147
メトプロロール	48
メトホルミン	112
メバスタチン	104
メバロン酸	101
メピチオスタン	159
メフェナム酸系	69
メマンチン	180
メルファラン	142
免疫抑制薬	163
モガムリズマブ	161
モノバクタム	124
モメタゾンフランカルボン酸エステル	65
モルヒネ	31
モンテルカスト	59
薬物設計	17
薬物動態	10
薬効特性	10
ユートマー	33
葉酸	147
陽性症状	183
酪酸クロベタゾン	64
酪酸ヒドロコルチゾン	63
酪酸プロピオン酸ヒドロコルチゾン	63
ラセミックスイッチ	33, 82
ラニチジン	76
ラニムスチン	142, 143
ラパチニブ	157
ラベプラゾール	81
ラマトロバン	58
ラロキシフェン	27
ランソプラゾール	81
リタンセリン	184
リツキシマブ	161
リード化合物	9
リトナビル	139
リバスチグミン	178
リピンスキ則	38
リポ化静注用製剤	69
リラグルチド	115
隣接基関与	127
リンパ球	170
リンパ節	170
レスポンダー	39
レナンピシリン	128
レニン	95
——-アンジオテンシン-アルドステロン昇圧系	84
レフルノミド	171
レボフロキサシン	34, 133
ロイコトリエン受容体拮抗薬	59
ロキソプロフェン	69
ロサルタン	92, 94
ロスバスタチン	107
ロバスタチン	105

著者紹介(50音順)

赤路　健一（あかじ　けんいち）
1954年　大阪府生まれ．
1980年　京都大学大学院薬学研究科博士課程中途退学．
現在，京都薬科大学薬学部教授．薬学博士．
専門は生物有機化学，医薬品化学，タンパク質化学．

津田　裕子（つだ　ゆうこ）
1952年　熊本県生まれ．
1975年　富山大学薬学部卒業．
現在，神戸学院大学薬学部教授．薬学博士．
専門は医薬品化学，ペプチド化学，医薬品分子設計．

林　良雄（はやし　よしお）
1960年　長野県生まれ．
1986年　京都大学大学院薬学研究科博士課程中途退学．
現在，東京薬科大学薬学部教授．薬学博士．
専門はペプチド化学，創薬化学，有機合成化学．

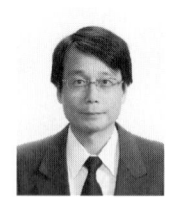

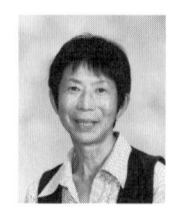

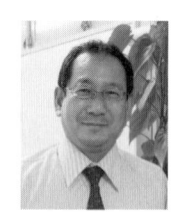

ベーシック創薬化学

第1版　第1刷　2014年4月30日　発行
　　　　第5刷　2018年3月1日　発行

検印廃止

JCOPY 〈(社)出版者著作権管理機構委託出版物〉

本書の無断複写は著作権法上での例外を除き禁じられています．複写される場合は，そのつど事前に，(社)出版者著作権管理機構（電話 03-3513-6969，FAX 03-3513-6979，e-mail: info@jcopy.or.jp）の許諾を得てください．

本書のコピー，スキャン，デジタル化などの無断複製は著作権法上での例外を除き禁じられています．本書を代行業者などの第三者に依頼してスキャンやデジタル化することは，たとえ個人や家庭内の利用でも著作権法違反です．

著　者　赤路健一
　　　　津田裕子
　　　　林　良雄
発行者　曽根良介
発行所　㈱化学同人

〒600-8074　京都市下京区仏光寺通柳馬場西入ル
編集部　Tel 075-352-3711　Fax 075-352-0371
営業部　Tel 075-352-3373　Fax 075-351-8301
　　　　振替　01010-7-5702
E-mail webmaster@kagakudojin.co.jp
URL https://www.kagakudojin.co.jp
印刷・製本　㈱太洋社

Printed in Japan © Kenichi Akaji et al. 2014　　　ISBN978-4-7598-1578-8
乱丁・落丁本は送料小社負担にてお取りかえします．無断転載・複製を禁ず